U0196954

ECGs by Example

心电图实例精解

（第 3 版）

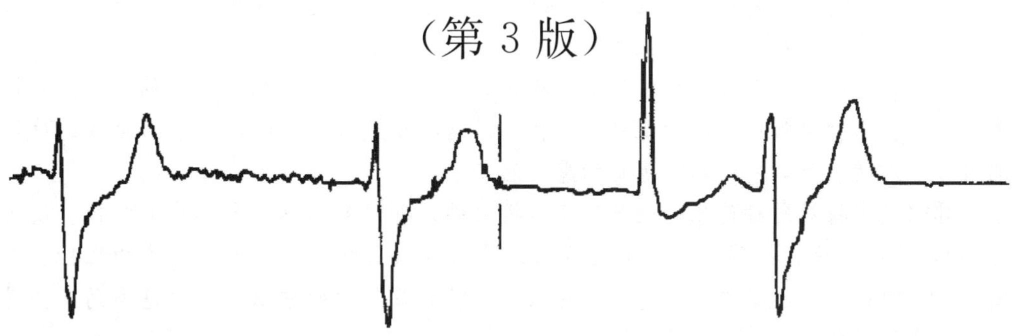

ECGs by Example

心电图实例精解

（第 3 版）

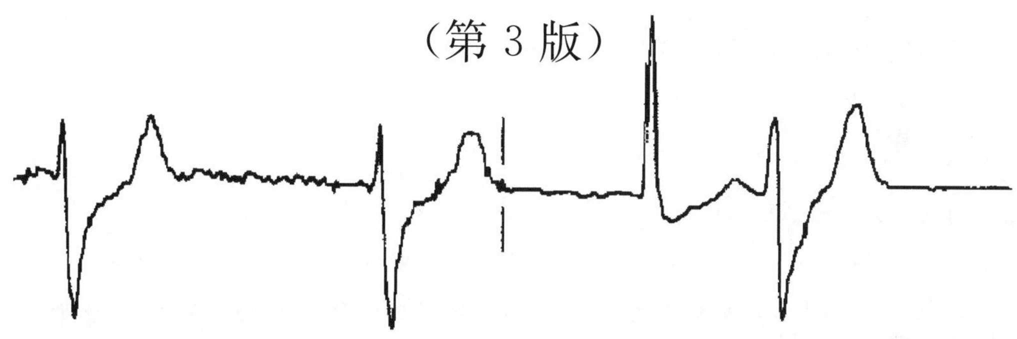

原著 Dean Jenkins Stephen Gerred

主审 高 炜

主译 刘书旺 张 媛

译者 （按姓氏笔画排序）

刘书旺 孙 超 孙丽杰 何 榕

汪宇鹏 张 媛 曾 辉

北京大学医学出版社

XINDIANTU SHILI JINGJIE

图书在版编目（CIP）数据

心电图实例精解：原著第3版/（英）詹金斯，（新西兰）杰雷德原著；刘书旺，张媛译. —北京：北京大学医学出版社，2014.5

书名原文：ECGs by example

ISBN 978-7-5659-0793-7

Ⅰ. ①心… Ⅱ. ①詹…②杰…③刘…④张… Ⅲ. ①心电图—图解 Ⅳ. ①R540.4-64

中国版本图书馆CIP数据核字（2014）第039403号

北京市版权局著作权合同登记号：图字：01-2014-3450

ECGs By Example，3rd edition
Dean Jenkins，Stephen Gerred
ISBN-13：978-0-7020-4228-7
ISBN-10：0-7020-4228-5

Elsevier (Singapore) Pte Ltd.
3 Killiney Road，#08-01 Winsland House I，Singapore 239519
Tel：(65) 6349-0200，Fax：(65) 6733-1817
First Published **2014**
2014年初版

心电图实例精解（第3版）

主　　译：刘书旺　张　媛
出版发行：北京大学医学出版社（电话：010-82802495）
地　　址：（100191）北京市海淀区学院路38号　北京大学医学部院内
网　　址：http：//www. pumpress. com. cn
E - mail：booksale@bjmu. edu. cn
印　　刷：北京佳信达欣艺术印刷有限公司
经　　销：新华书店
责任编辑：高　瑾　黄　越　　**责任校对**：金彤文　　**责任印制**：张京生
开　　本：787mm×1092mm　1/16　　**印张**：15　　**字数**：179千字
版　　次：2014年5月第1版　2014年5月第1次印刷
书　　号：ISBN 978-7-5659-0793-7
定　　价：65.00元

译者前言

心电图学发展至今已有百余年历史，是心脏病诊断方面最重要且最方便的检查手段。有关心电图方面的书籍多种多样，各具特色，有的注重基础理论，有的侧重分析研究，或简单扼要，或细致翔实。本书是 Dean Jenkins 和 Stephen Gerred 编写的《心电图实例精解》第 3 版的译本，以列举标准记录的心电图实例为基础，通过图解的形式拨开每个临床实践中经典案例的重重迷雾，抽丝剥茧，为每份心电图罗列诊断特点并加以临床解释。本书内容详细、条理清晰，共分 10 个单元，全面涵盖临床实践中最实用又最具特色的部分。此外，为保证各章节的内容与最新进展同步，并囊括领域内的所有新变化，阅读起来更接近临床实战，已经进行了三版修订，足见本书受欢迎的程度。本书主要是提供给医学生、低年资医生、心电图工作者及护理人员等阅读，以做参考之用。

全体翻译人员均为具备心电生理专业知识技能和丰富经验的临床医生，本着认真负责之态度，逐条校对，力求准确，并由著名心血管专家高炜教授审校。在此对每位专家和译者所付出努力表示衷心的感谢。尽管译者竭尽全力，书中可能仍有疏漏，敬请读者给予指正。

刘书旺　张　媛

2014 年 4 月

原著序

“真正在病房中看到的心电图和我在教科书里看到的不一样。”

“尽管我已通读并理解了《简易心电图读本》，但在实际应用中仍会陷入困惑。”

这些都是我们在试图给医学生、护士、护理人员或低年资的医生讲授心电图时常常听到的典型评论。

正是这些原因促成我们编写此书，并且让其颇具独到之处。

如果你已阅读并理解了类似 John Hampton 的《简易心电图读本》这样的心电图入门书籍，但在急诊科或者病房的实际应用中仍然感到力不从心，那么这本书将会给你带来很大的帮助。本书中所有例子都来自真实的心电图记录，与日常实践中会出现的情况相符。

本书中的心电图记录都是以接近实际 25mm/s 的标准速度和 1cm/mV 的尺寸给出的。我们在努力将尽可能多的常见异常囊括在其中的同时，也对那些有临床意义而不常见的情况兼收并蓄。

在第 3 版中增加了一些新的病例，也对部分病例进行了更新。本书内容基于美国医师协会、美国心脏病学会和美国心脏协会的一份联合报告［Fish C，et al. Clinical competence in electrocardiography. Journal of the American College of Cardiologists，1995，25（6）：1465-1469］。该报告列出了作为一名称职的医生所应掌握的心电图特征。

如何应用此书

本书每一个心电图病例中都包含一份完整的心电图以及患者临床表现的简要概述。而在每一心电图下都会有一段以诊断特征起始的评论，之后是一份完整的心电图报告和其他重要的临床细节提示。在大多数页面中还附有一个框，列出一些相关内容或常见原因。除此之外，本书还会展示一些相关的放射影像图。读者可以将本书当作一本教科书，也可以作为参考资料或者用之来测试自己和他人。

要想具备正确解释实际心电图的能力，就需要尽可能多地阅读心电图并与资深同行进行讨论。应用本书可以指导读者构建一个属于自己的全面的心电图知识库。

Dean Jenkins
Stephen Gerred
2010 年

走进心电图

本书重在临床实践——给出了门诊或病房查房的心电图实例，而不是像其他书一样扩展一种系统解释心电图的方法。我们希望通过分享切实的学习心电图的方法，让本书发挥其最大效用。

首先，你要使用心电图。它可能被忽视，尤其是在没有看到患者而临床团队的其他人已经按常规做了心电图之时。作为一个在诸多医疗护理环境下都会配备的床旁设备，心电图在协助作出临床诊断上是非常有用的，那些心脏问题不明显的情况更容易被忽视。本书第八章和第十章中的例子会告诉你一份心电图如何帮助临床医生作出诊断和治疗方案。一般来说，据其特异性高但灵敏度低的特点，心电图常常用于确定诊断，但不能帮助排除诊断。这一点将在第七章中加以讨论。例如左室肥大的筛选虽然可以通过超声心动图更好地实现，但当心电图诊断标准符合时即可准确地识别病例。

心电图是用于诊断心律失常和监测可疑的急性冠状动脉综合征最好的床旁工具。当临床情况发生改变、执行某种措施或者依靠当前心电图不能作出诊断时，即使是上述情况也要记得索要心电图结果或者自己记录一份甚至多份。在患者的病历中存档多份心电图要胜于去猜测其在过去的某个时间做过心电图。

紧急情况下需要灵活运用心电图。当其他临床问题阻碍记录完整的 12 导联心电图时，有一份效果差一点的心电记录或者是胸导联心电图都是好的（如 67 页中尖端扭转型室性心动过速的心电图记录）。同时，获得节律和形态也不总是必要的。紧急情况下通常要判断优先顺序。

假设需要一份好的 12 导联记录，那么最好选择就是自己去给患者做心电图。这其实花不了太多时间，在熟练后你可以在放置电极的同时询问患者的病史，这样不但可以节省时间，还能顺便和患者建立融洽的关系。

要熟悉接线的位置：

—— 脚踝和双腕

—— V_1　胸骨右侧第 4 肋间

—— V_2　胸骨左侧第 4 肋间

—— V_3　V_2和 V_4连线中点

—— V_4　心尖搏动点（左第 5 肋间，左锁骨中线）

—— V_5　左腋前线（同 V_4水平）

—— V_6　左腋中线（同 V_4水平）

有关心电图记录中可能出现的常见问题的细节，请参考第九章。

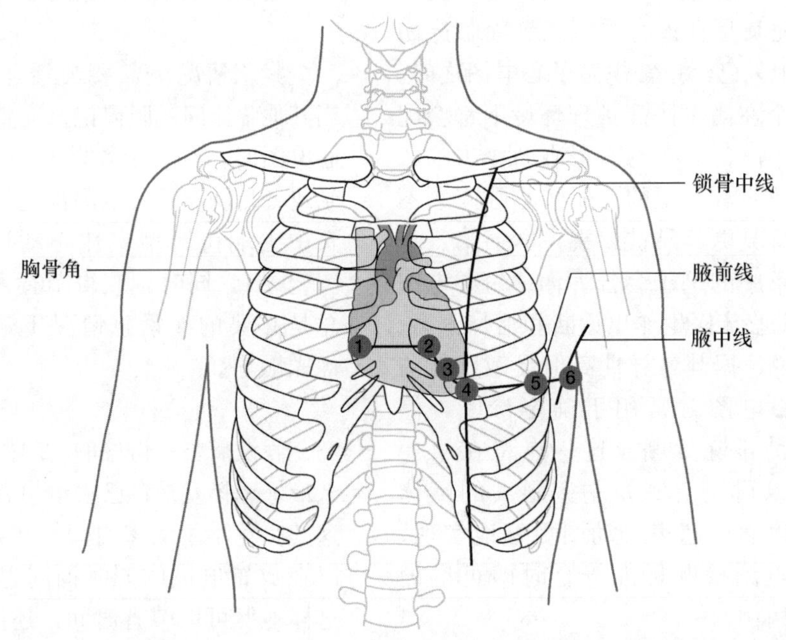

致 谢

第 1 版 致谢

首先特别感谢新西兰汉密尔顿 Waikato 医院的心脏病学家、电生理学家 Hugh McAlister 和心脏病学家 Hamish Charleson。没有他们的指导和帮助就不可能有这本书。

同时还要感谢为我们寻找那些难以捕捉的特殊心电图的人们：Waikato 医院急诊科的 Marjory Vanderpyl 医生、Waikato 医院心电图技师 Carol Rough 女士、新西兰惠灵顿的 David Nicholls 医生、Gowan Creamer 医生、奥克兰的 Walter Flapper 医生、Waikato 医院的高级心脏病录入员 Yadu Singh 医生、弗吉尼亚医学院内科学副教授 Michael Beltz 医生、威尔士纽波特的风湿病学专家 Peter Williams 医生，以及新西兰 Waikato 医院和威尔士皇家 Gwent 医院的心脏监护室工作人员。我们还要感谢 Andrew Gerred 先生在本书编写过程中提供的软件和硬件支持。还要感谢 www. sci. med 和 sci. med. cardiology 网的浏览者以及我们的 12 导联心电图网络（www. ecglibrary. com）访问者的帮助。

最后，谨以此书献给 Clare 和 Susan，感谢他们对我们“大话”的宽容。

第 2 版 致谢

我们感谢所有为第 2 版提供新的心电图的人们，尤其是新西兰 Middlemore 医院心脏监护室的医护人员。特别感谢 Carl Horsley 医生、Tim Sutton 医生和 Mick Bialas 医生分别提供了病例 76、病例 90 和病例 94。我们非常感谢 Phil Weeks 医生和 Graeme Anderson 医生在放射学部分提供的帮助。第 2 版献给宽容我们“大话”的又一代，他们就是：Harry，Molly，Laurie Jenkins 和 Christopher Gerred。

第 3 版 致谢

非常感谢 Elsevier 出版社对我们的支持和为第 3 版的改进所做的持续而繁重的工作。是你们的努力使本书得以与所有工作在临床、需要解读心电图的人们见面。

目 录

第一章 室上性节律

第二章 室性心律失常

第三章 束支传导阻滞

第四章 房室传导阻滞

第五章 起搏器

第六章 缺血性心脏病

第七章 肥厚型表现

第八章 全身性疾病和药物作用

第九章 技术问题

第十章 其他

室上性节律

1 正常窦性心律
2 正常窦性心律伴正常 U 波
3 窦性心律不齐（不规则窦性心律）
4 窦性心动过速
5 窦性心动过缓
6 房性期前收缩（房性早搏）二联律
7 房性早搏三联律
8 异位房性心律
9 多源性房性心动过速
10 心房颤动
11 心房颤动伴快速心室响应
12 心房颤动伴束支传导阻滞
13 心房扑动
14 心房扑动伴 2∶1 房室传导阻滞
15 心房扑动伴不等比例房室传导
16 加速性交界性心律
17 交界性心动过缓
18 阵发性室上性心动过速——房室结折返性心动过速
19 阵发性室上性心动过速——房室折返性心动过速（顺传型）
20 房室折返性心动过速（逆传型）
21 预激综合征伴心房颤动
22 室上性心动过速伴差异性传导
23 病态窦房结综合征

病例 1

29 岁健康男性

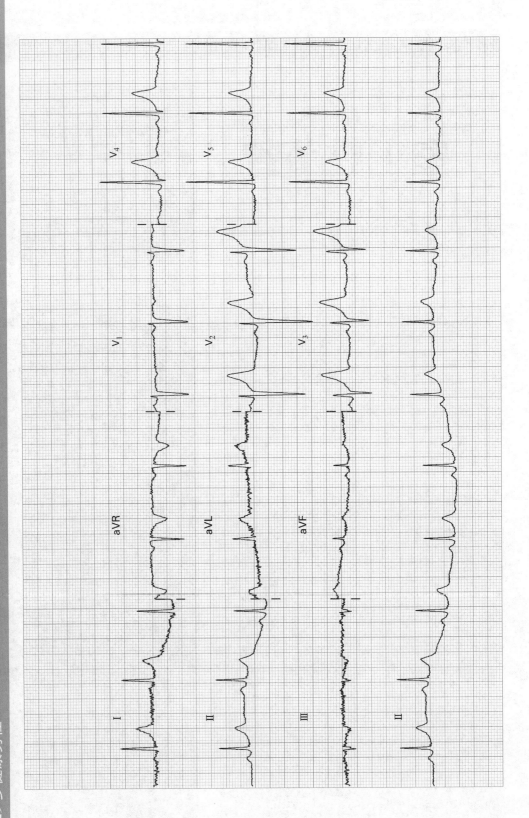

1　正常窦性心律

- 各导联 P 波存在。
- 每一 P 波后跟随 QRS 波群。
- 心率为 60 ～ 100 次 / 分。

心电图表现

- 窦性心律，心率为 66 次 / 分，QRS 波电轴正常。
- P 波后跟随 QRS 波群（图 1-1）。
- 基线不稳（图 1-1）：
  ——等电位线不平。
- 骨骼肌干扰（图 1-2）：
  ——肌肉收缩产生高频的不规则波。

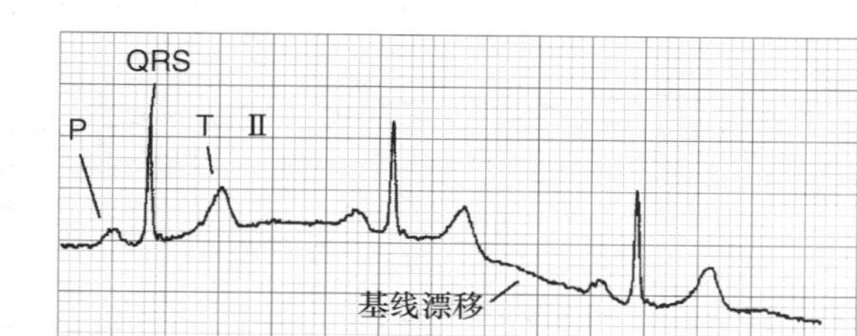

图 1-1　节律条图

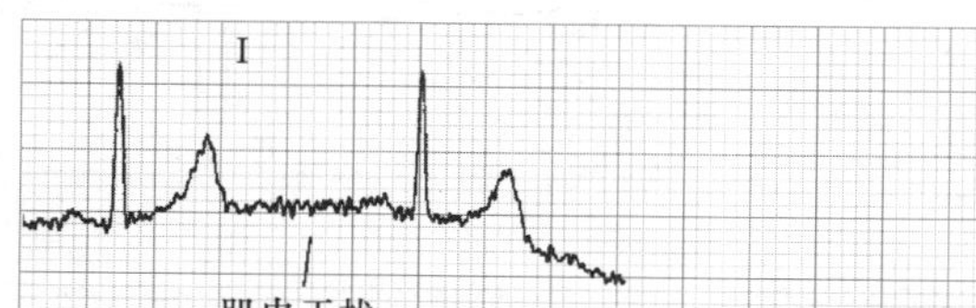

图 1-2　I 导联

心电图记录质量差的原因

→ 基线漂移：
  ——电传导不良，移动，电极线缠绕。
→ 骨骼肌干扰：
  ——患者焦虑。
→ 电干扰：
  ——绝缘不良，过滤不良。
→ 打印质量差：
  ——纸和墨的问题。

病例 2

35 岁女性，临床试验健康志愿者

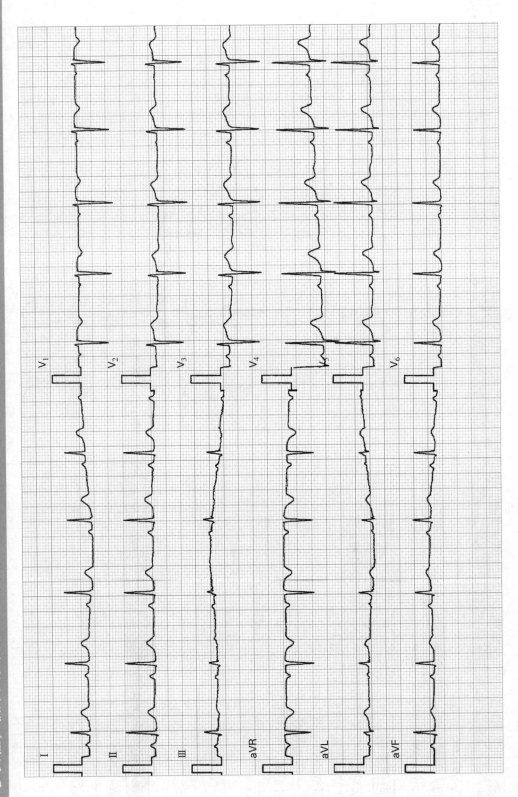

I
II
III
aVR
aVL
aVF
V_1
V_2
V_3
V_4
V_5
V_6

2　正常窦性心律伴正常 U 波

- 低振幅，圆形，继 T 波之后的正向波（振幅小于其前 T 波振幅的 25%，最大不超过 1.5 mm）。

心电图表现

- 窦性心律，心率为 65 次 / 分，QRS 波电轴正常（+30°）。
- 右胸导联可见 U 波（图 2-1）。

临床注解

U 波通常振幅很小易被忽视，最易见于右胸导联。U 波起源尚有争议，其可能代表着希氏束 - 浦肯野系统或乳头肌的再复极。

异常 U 波的成因

➔ 倒置的 U 波：
——缺血性心脏病。
——左室容量超负荷。
➔ 显著的 U 波：
——低钾血症。
——高钙血症。
——洋地黄类药物应用。
——ⅠA 类和Ⅲ类抗心律失常药物应用。
——甲状腺毒症。
——颅内出血。
——运动。
——先天性长 QT 间期综合征。

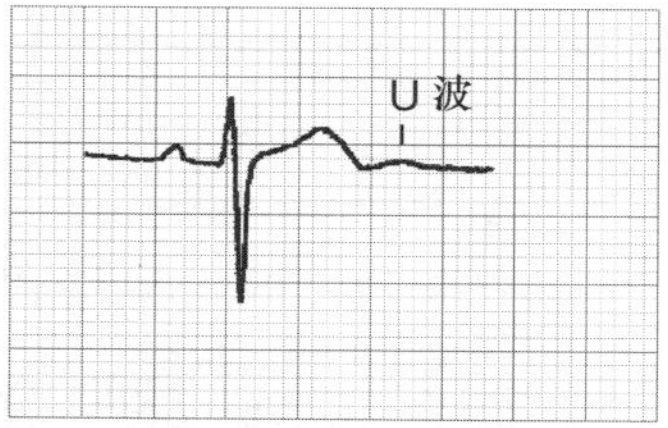

U 波

图 2-1　V_3 导联

病例 3

25 岁年轻医生

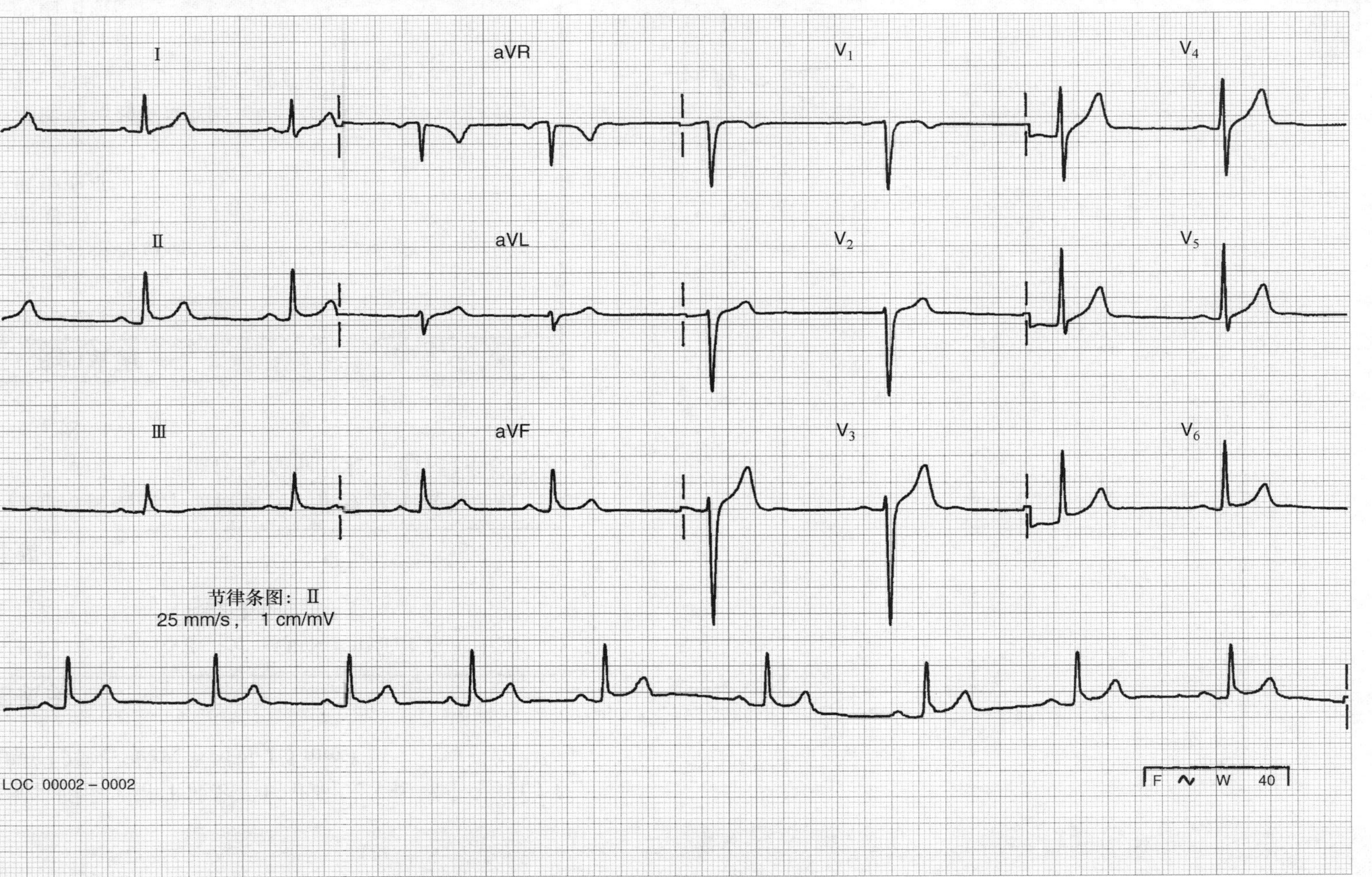

I
aVR
V_1
V_4
II
aVL
V_2
V_5
III
aVF
V_3
V_6
节律条图：II
25 mm/s， 1 cm/mV
LOC 00002 – 0002
F ~ W 40

3 窦性心律不齐（不规则窦性心律）

- PP 间期变异超过 10%。

  窦性心律不齐的类型：

1. 呼吸性——PP 间期交替出现先逐渐延长后缩短现象。
2. 非呼吸性。
3. 心室时相性——见于完全性心脏传导阻滞。

心电图表现

- 窦性心律，平均心率为 54 次 / 分，QRS 波电轴正常。
- 节律条图的初始可见短 PP 间期（图 3-1），结尾可见延长的 PP 间期（图 3-2）。
- Ⅱ、Ⅲ、V_5 和 V_6 导联可见早期复极。

临床注解

吸气时心脏 RR 周期缩短（心率增快）。

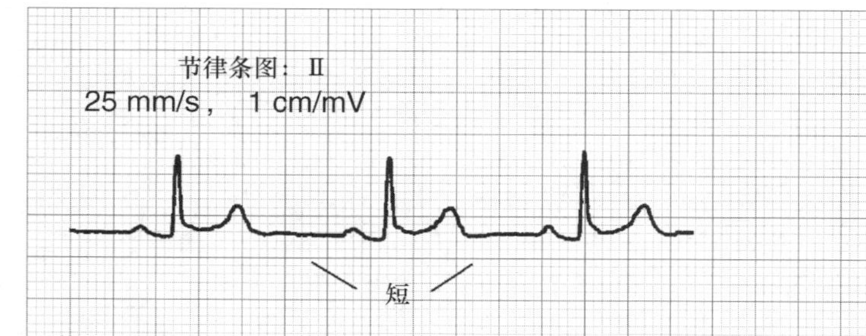

图 3-1　短周期

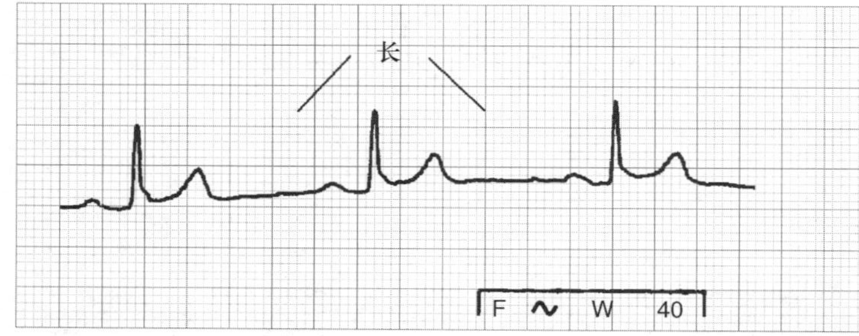

图 3-2　长周期

窦性心律不齐的相关因素

➔ 正常人可见：

——尤其是年轻人和运动员。

➔ 加重因素：

——休息。

——地高辛。

——颈动脉窦按摩。

➔ 消除因素：

——运动。

——阿托品。

病例 4

73 岁男性，肺炎

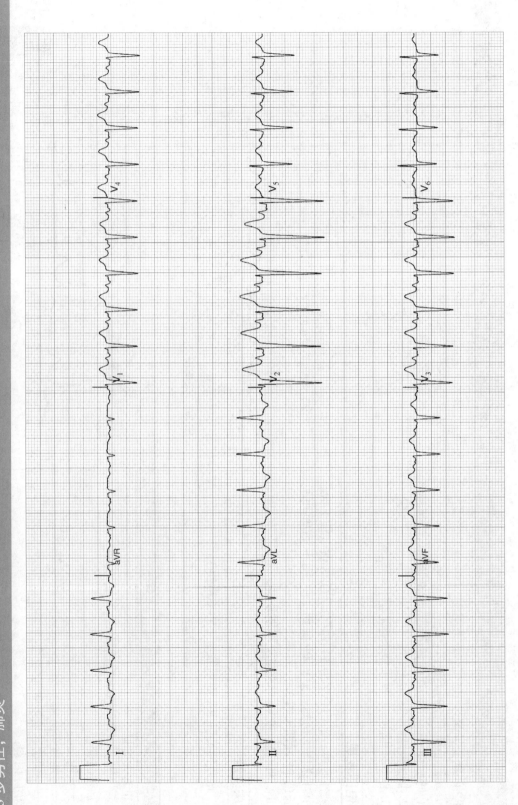

I aVR V_1 V_4

II aVL V_2 V_5

III aVF V_3 V_6

4　窦性心动过速

- 窦性心律，频率超过 100 次 / 分。

心电图表现

- 窦性心动过速，心率为 126 次 / 分，电轴左偏（－50°）。
- P 波频率增快（图 4-1）。
- 左心房肥大（图 4-1）：
  ——Ⅱ导联 P 波增宽、有切迹。
- 左前分支阻滞（图 4-2）：
  ——电轴左偏。
  ——下壁导联 r 波起始。

窦性心动过速的原因

➔ 运动。
➔ 焦虑。
➔ 发热。
➔ 低血压。
➔ 心力衰竭。
➔ 贫血。
➔ 妊娠。
➔ 甲状腺毒症。
➔ 肺栓塞。
➔ 急性心包炎。
➔ 窦房结功能障碍。

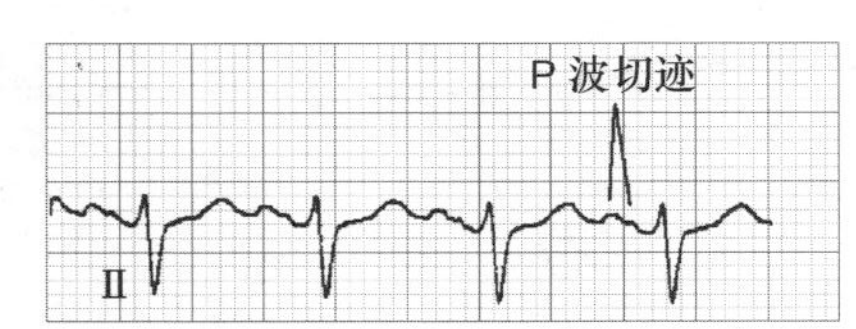

图 4-1　双峰 P 波

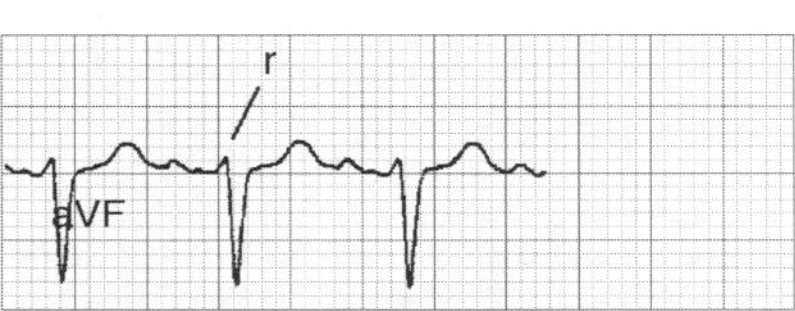

图 4-2　aVF 导联

病例 5

60 岁男性，高血压并发心绞痛

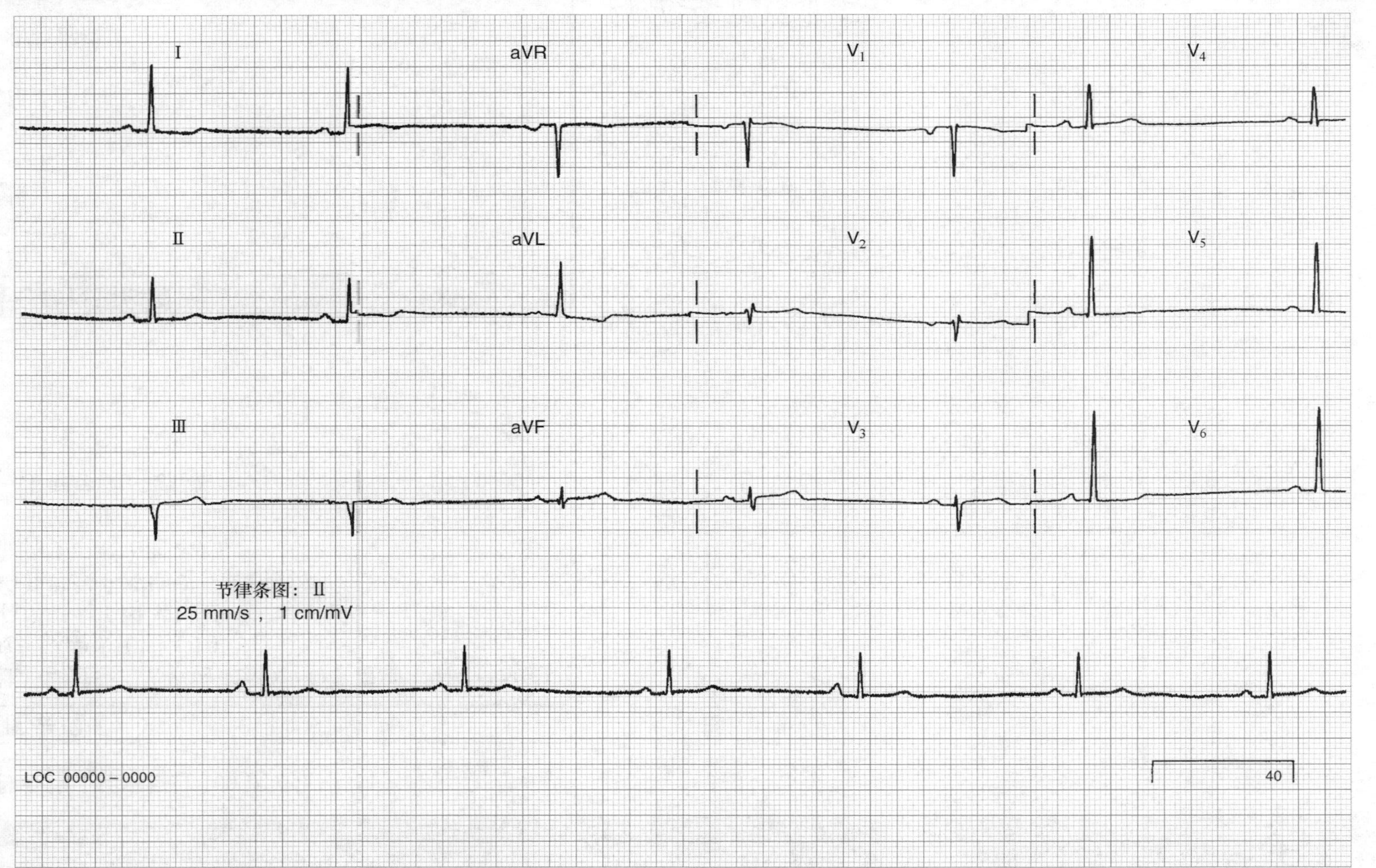

- 窦性心律，频率低于 60 次 / 分。

心电图表现

- 窦性心动过缓，心率为 40 次 / 分，电轴不偏。
- P 波频率缓慢（图 5-1）。
- 不完全性右束支传导阻滞（图 5-2）：
  ——V_1 导联 rSr′ 型。
- 提示左心室肥大的特征：
  ——左心房异常（图 5-2）。
  ——非特异性侧壁导联 ST-T 改变。
- Ⅲ导联正常 Q 波（图 5-3）：
  ——宽度大于 40 ms（1 个小格），但 aVF 导联无大于 20 ms 的 q 波，Ⅱ导联也无 q 波。
  ——深吸气时Ⅲ导联 Q 波消失。
- 节律条图中第 2 次和第 5 次搏动为房性期前收缩：
  ——提前出现。
  ——其前有异常的 P 波。

窦性心动过缓的原因

→ 正常运动员。
→ 睡眠。
→ 药物：
  ——β 受体阻滞剂，胺碘酮。
  ——地高辛。
  ——钙通道阻滞剂。
→ 血管迷走性晕厥。
→ 窦房结功能不全。
→ 甲状腺功能减退。
→ 梗阻性黄疸。
→ 尿毒症。
→ 颅内高压。
→ 青光眼。

临床注解

该男性服用 β 受体阻滞剂。

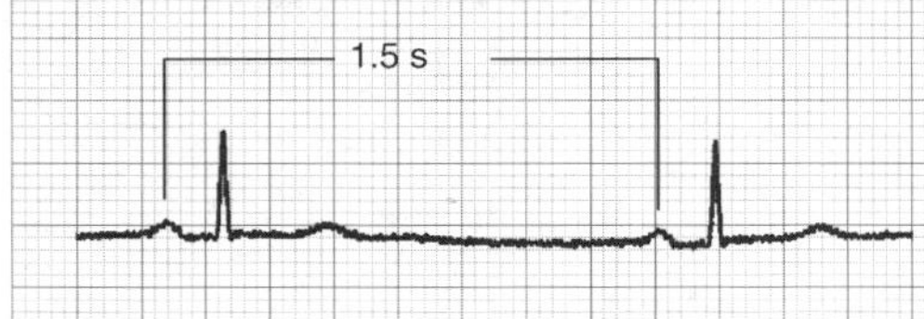

图 5-1 节律条图

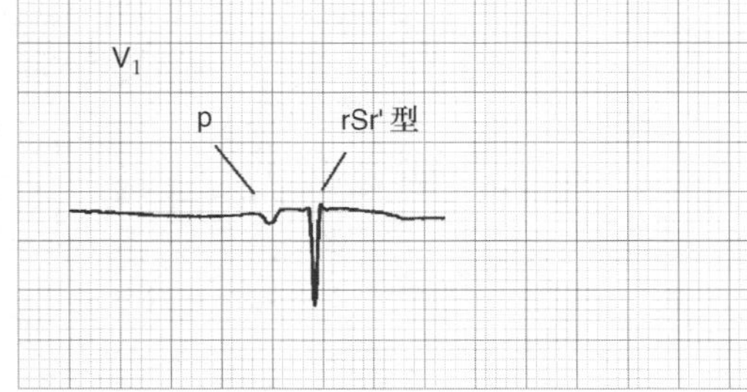

图 5-2 V_1 导联

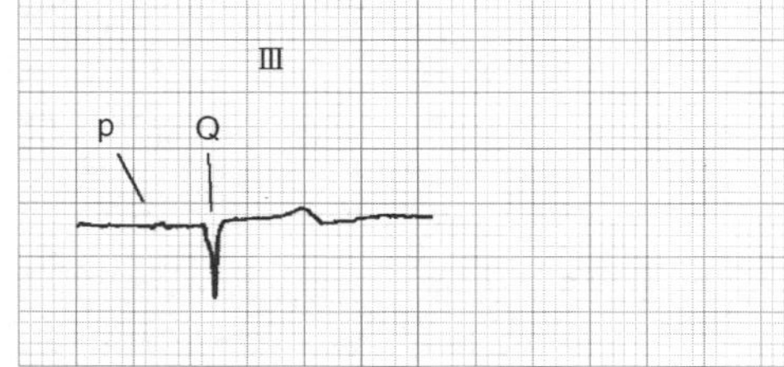

图 5-3 Ⅲ导联

病例 6

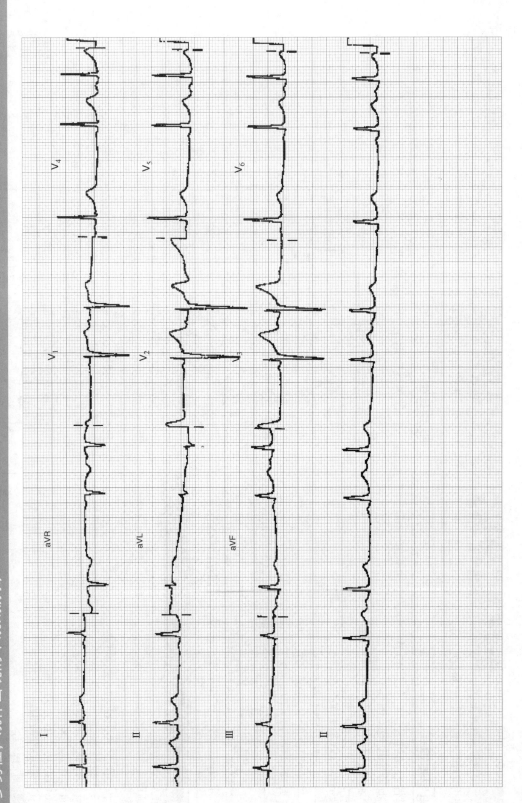

60 岁男性，规律出现的不规则脉搏

6 房性期前收缩（房性早搏）二联律

- 每 1 个窦性心搏之后伴随 1 个房性早搏（APB）。

心电图特征

- 房性早搏二联律，心率为 66 次 / 分，QRS 波电轴正常（＋45°）。
- 第 9 个波群是唯一一个不伴随房性早搏的窦性心搏（图 6-1）。
- 窦性心律，频率为 50 次 / 分（图 6-1）。
- 房性早搏二联律特征（图 6-2）：
  ——每 1 个窦性心搏之后伴随 1 个提前出现的形态异常的 P 波，并伴随出现 1 个 QRS 波群，形态与窦性心律时相同。
  ——每 1 个异位搏动后的间歇并非完全性代偿间歇。

临床注解

如果房性早搏发生在心动周期的早期（在房室结不应期），将可能导致差异性传导，QRS 波群出现右束支传导阻滞（最常见）或左束支传导阻滞图形。

由于房性早搏导致窦房结除极并重整，房性早搏后的间歇通常是不完全性代偿间歇。

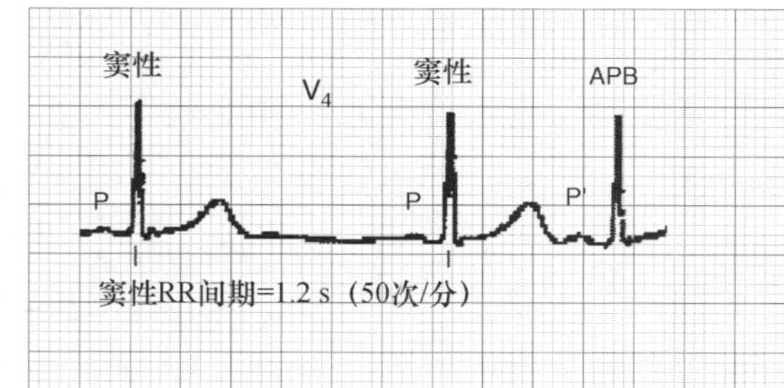

图 6-1　V_4 导联

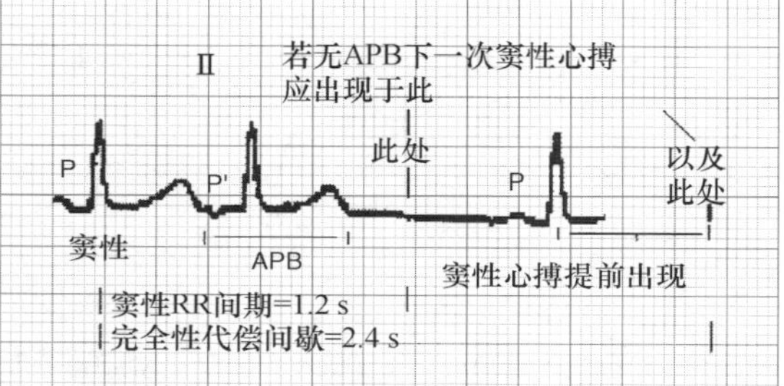

图 6-2　节律条图

病例 7

70 岁男性，高血压伴规律出现的不规则脉搏

Hewlett Packard 4745R

I aVR V_1 V_4

II aVL V_2 V_5

III aVF V_3 V_6

节律条图：II

25 mm/s， 1 cm/mV

7　房性早搏三联律

- 每 2 个窦性心搏之后伴随 1 次房性早搏。

心电图表现

- 房性早搏三联律，心率为 84 次 / 分，QRS 波电轴正常（+20°）。
- 房性早搏三联律特征（图 7-1）：
  ——每 2 个窦性心搏之后伴随 1 个提前出现的形态异常的 P 波，并伴随出现 1 个 QRS 波群，形态与窦性心律时相同。
  ——每 1 个异位搏动后的间歇并非完全性代偿间歇。
- 左心室肥大的特征：
  ——左心室肥大的电压标准，胸导联 $S_{V_1}+R_{V_6}>35$ mm（图 7-2）。
  ——广泛导联 ST 段压低伴 T 波倒置，左室劳损表现。

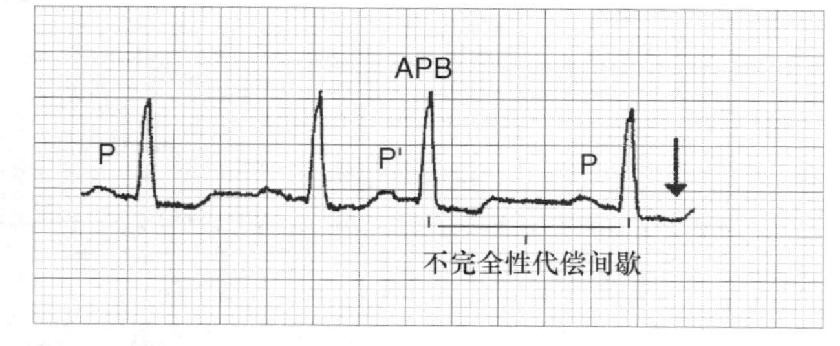

图 7-1　节律条图。箭头提示完全性代偿间歇时 QRS 波应出现的位置

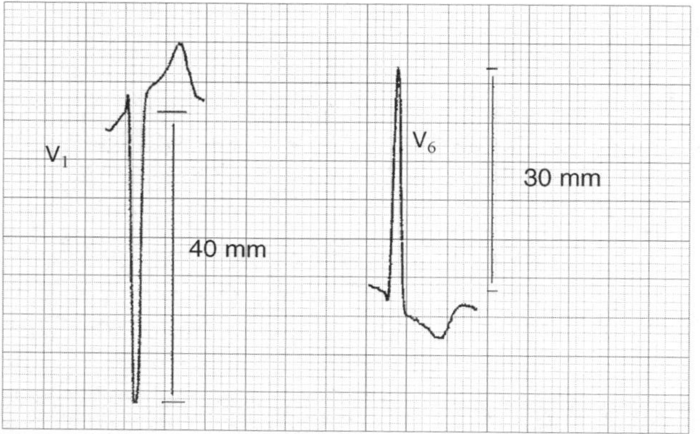

图 7-2　左心室肥大的电压标准

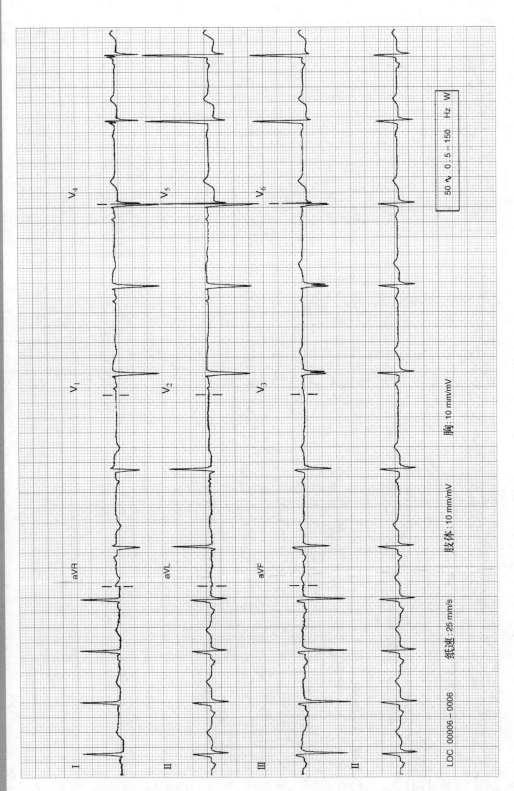

病例　8

50 岁男性，心悸

I

aVR

V_1

V_4

II

aVL

V_2

V_5

III

aVF

V_3

V_6

II

LOC　00006 – 0006　　纸速：25 mm/s　　肢体：10 mm/mV　　胸：10 mm/mV

50 ∿　0.5 – 150　Hz　W

窦房结之外的心房起搏点。
- 连续 3 次或 3 次以上心房早搏。
- 异常 P 波。

心电图表现

- 出现两种节律：
  ——第 1 ～ 5 次及第 11 次心搏，为异位房性心律，心率为 95 次 / 分。
  ——第 6 ～ 10 次心搏，为窦性心动过缓，心率为 55 次 / 分。
- QRS 波电轴左偏。
- 异位房性心律的特征（图 8-1）：
  ——异常 P 波（P′）。
  ——QRS 波形态与窦性心律时相同。
  ——起搏点位于低位心房。
- 提示系统性高血压的特征：
  ——高电压改变（图 8-2）。
  ——非特异性侧壁导联 ST 段改变（图 8-2）。

临床注解

该男性有长期高血压病史。

异位房性心律的常见病因

➔ 窦房结功能障碍。
➔ 各种原因导致的心房结构性疾病。
➔ 缺血性心脏病。
➔ 电解质紊乱。
➔ 药物。

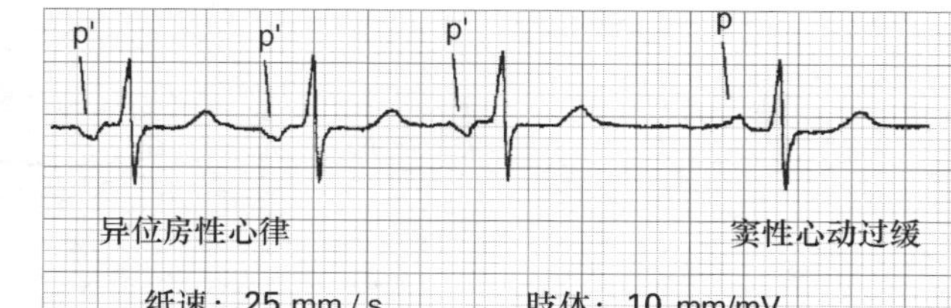

图 8-1　节律条图

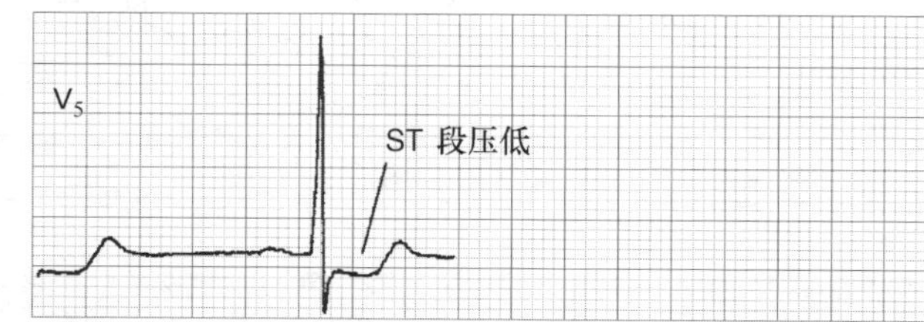

图 8-2　V_5 导联

病例 9

65 岁男性，肺气肿

多个窦房结之外的起搏点。

- 不规律的心动过速，心率超过 100 次 / 分。
- 超过 2 种 P 波形态。

当心率低于 100 次 / 分，通常称为游走性心房节律。

心电图表现

- 平均心室率超过 140 次 / 分，QRS 波电轴正常。
- 多源性房性心动过速特征：
  ——至少 4 种不同 P 波形态（图 9-1）。
  ——窄 QRS 波群，不规则心动过速。
- Ⅲ导联正常 Q 波：
  ——宽度大于 40 ms（1 个小格），但 aVF 导联无大于 20 ms 的 q 波，Ⅱ导联也无 q 波。
  ——深吸气时Ⅲ导联 Q 波消失。
- 低电压（肺气肿的特征）。

临床注解

多源性房性心动过速常被误认为是心房颤动。

多源性房性心动过速的常见病因

→慢性肺部疾病。
→缺血性心脏病。
→乙醇（酒精）。

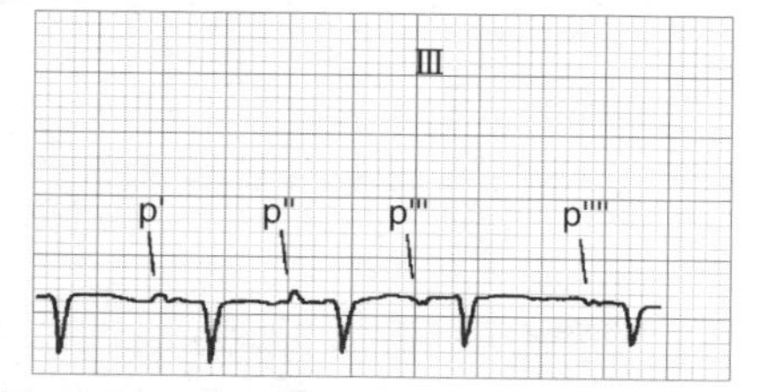

图 9-1　Ⅲ导联

病例 10

70 岁女性，卒中

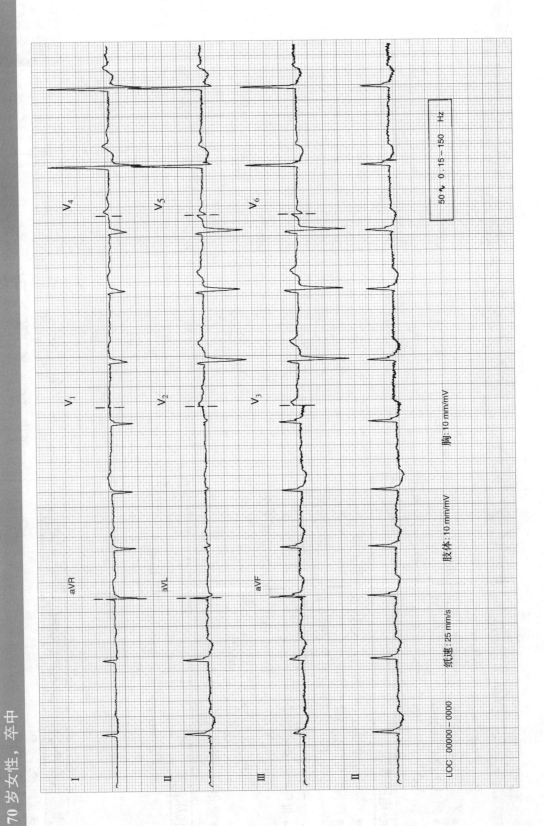

- P 波消失。
- 不规则心房激动的纤维颤动波。
- 下传心室波也无规律（随机）。

心电图表现

- 平均心室率为 66 次 / 分，QRS 波电轴正常。
- 心房颤动特征（图 10-1）：
  ——P 波消失。
  ——低振幅，不规则纤维颤动波。
  ——心室律绝对不齐。
- ST 段改变与地高辛效应一致（图 10-2）：
  ——独特的下斜型 ST 段压低（鱼钩样改变）。
- 非特异性心室内传导延迟（图 10-3）。

临床注解

该女性服用地高辛，125 mg/d。

心房颤动的病因

- ➔ 特发性。
- ➔ 高血压。
- ➔ 二尖瓣疾病。
- ➔ 心肌病。
- ➔ 甲状腺毒症。
- ➔ 乙醇。
- ➔ 病态窦房结（病窦）综合征。
- ➔ 心脏外科手术。
- ➔ 自发性。
- ➔ 甲状腺功能减退。
- ➔ 高钾血症。
- ➔ 败血症。

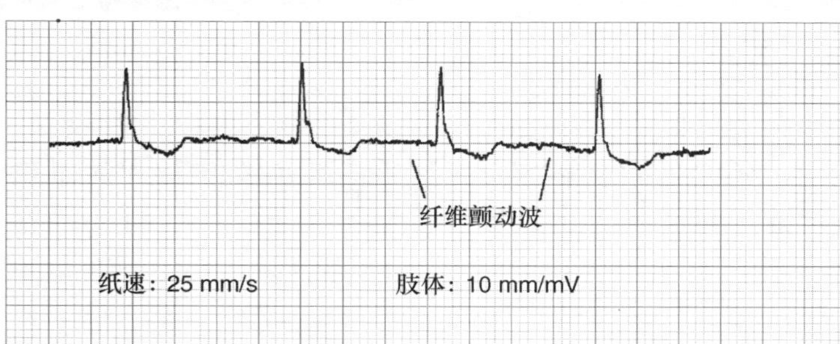

图 10-1 节律条图

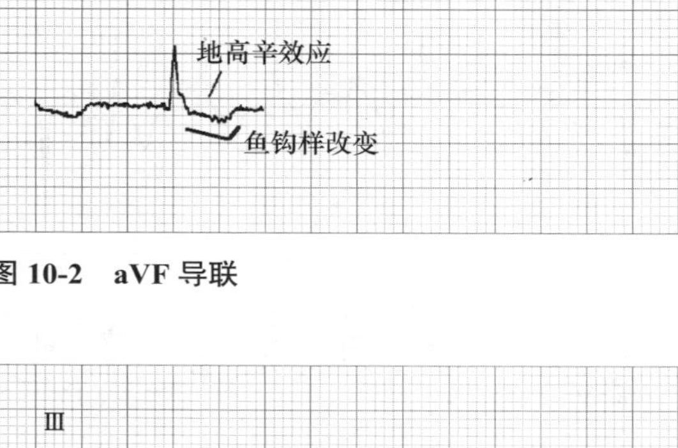

图 10-2 aVF 导联

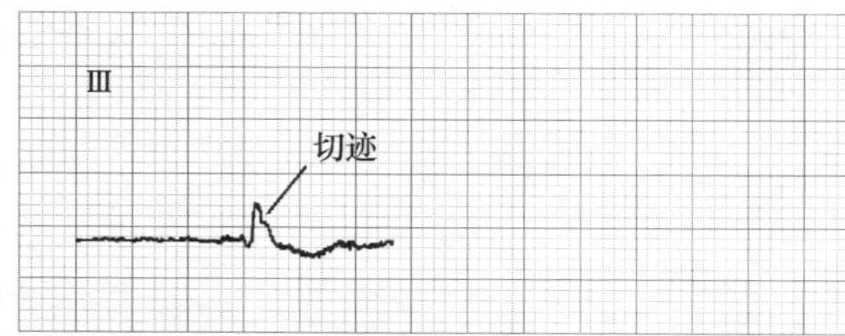

图 10-3 心室内传导延迟

病例 11

65 岁女性，心悸

11　心房颤动伴快速心室响应

- P 波消失。
- 心室响应快速、不规则且无规律。

心电图表现

- 平均心室率为 160 次 / 分，QRS 波电轴正常。
- 心房颤动特征（图 11-1）：
  ——P 波消失。
  ——低振幅纤维颤动波。
  ——不规律的心室律——粗看节律似乎是规整的，进一步测量发现心室律绝对不齐。
- 侧壁导联 ST-T 改变（图 11-2）：
  ——常见于心动过速时，非特异性表现。

临床注解

该女性患阵发性心房颤动，口服氟卡尼治疗。

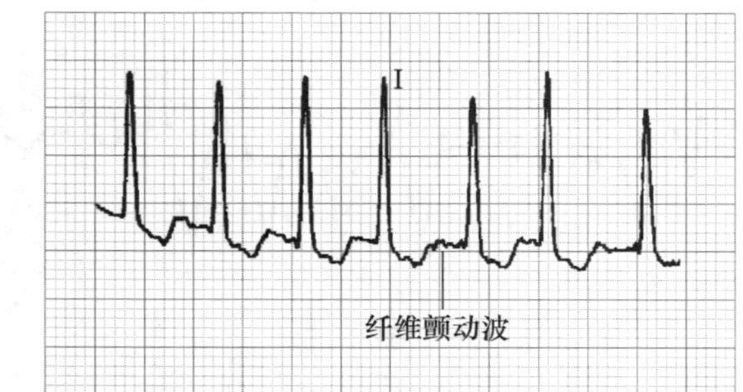

图 11-1　I 导联

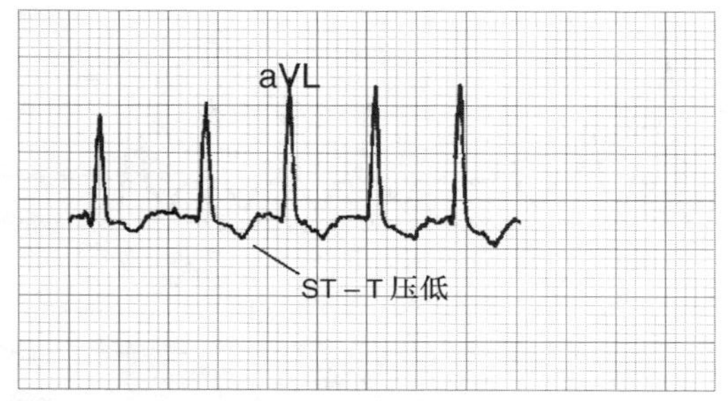

图 11-2　aVL 导联

病例 12

82 岁男性，缺血性心脏病病史

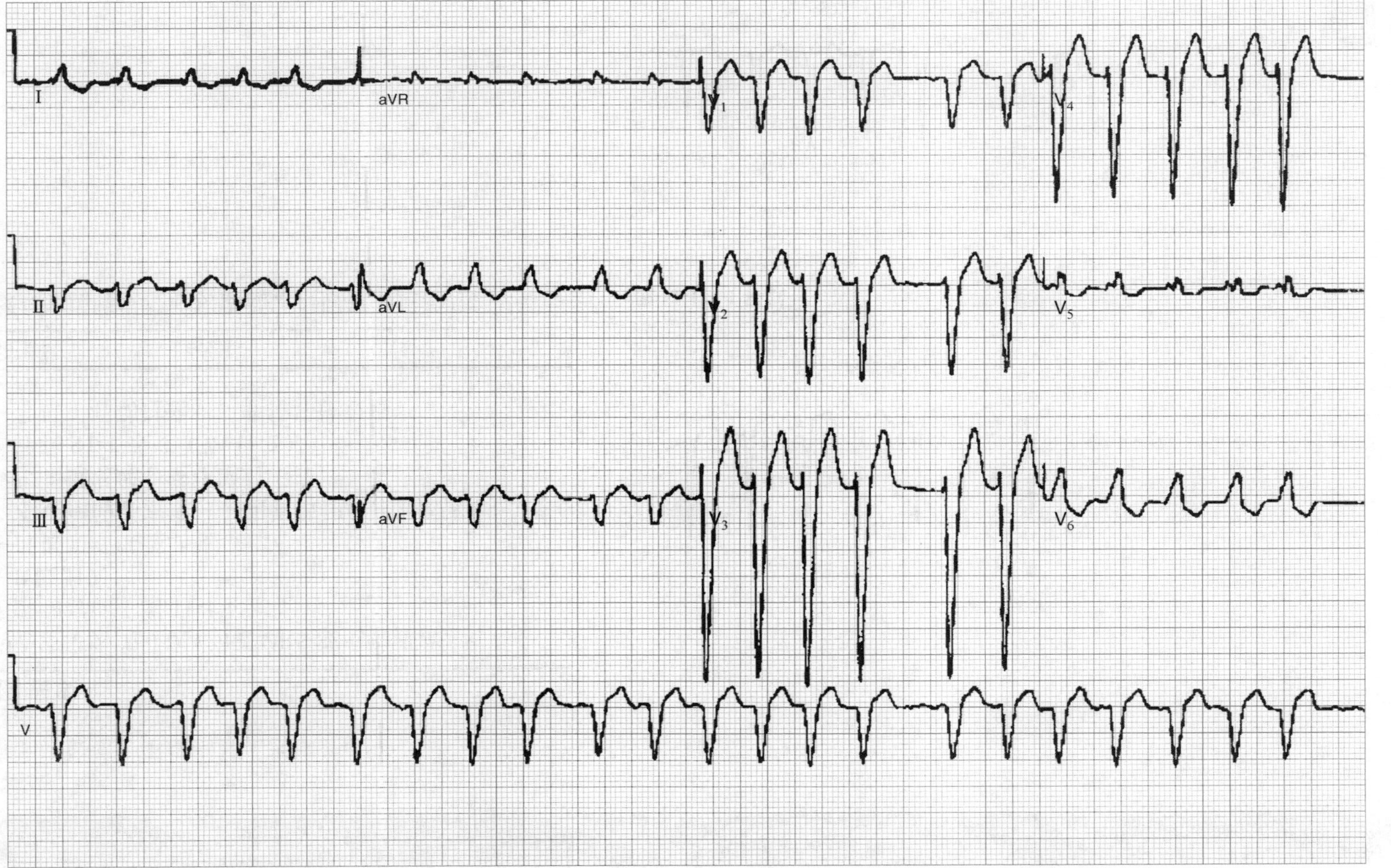

- P 波消失，心室律绝对不齐伴宽 QRS 波群。

心电图表现

- 心房颤动伴快速心室响应，心室率为 132 次 / 分。
- 左束支传导阻滞诊断特征（图 12-1）：
  ——宽 QRS 波群，125 ms。
  ——V_1 导联无 R′ 波。
  ——侧壁导联无 Q 波。
- 左束支传导阻滞其他特征：
  ——V_1 ～ V_4 导联 ST 段抬高（图 12-1）。
  ——Ⅰ和 aVL 导联 T 波倒置（图 12-2）。
- 左前分支阻滞特征：
  ——电轴左偏（$-60°$）。
  ——所有下壁导联 r 波起始，除外下壁心肌梗死引起的电轴偏转（图 12-3）。

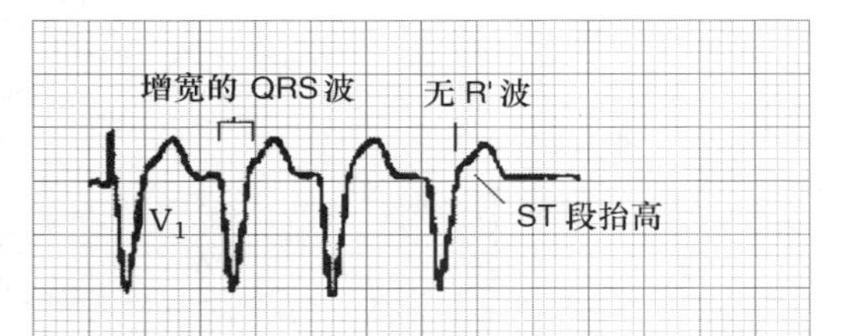

图 12-1　V_1 导联

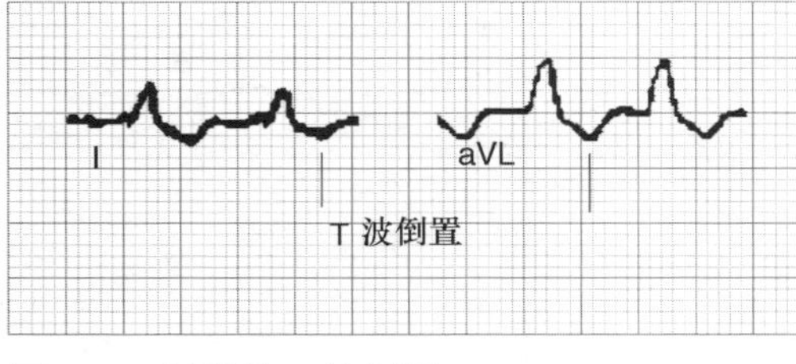

图 12-2　继发性 T 波倒置

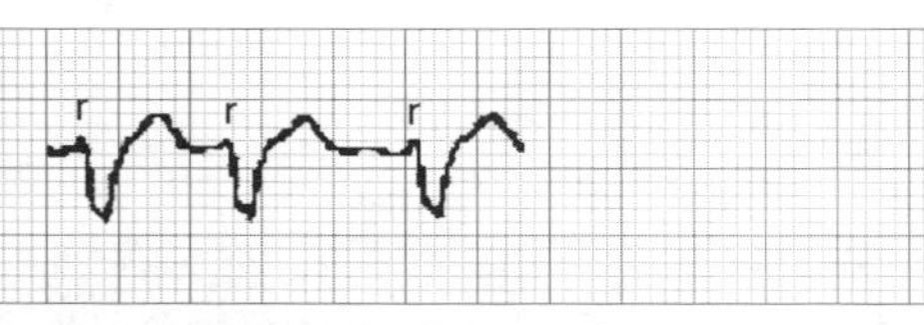

图 12-3　aVF 导联

病例 13

55 岁男性，高血压

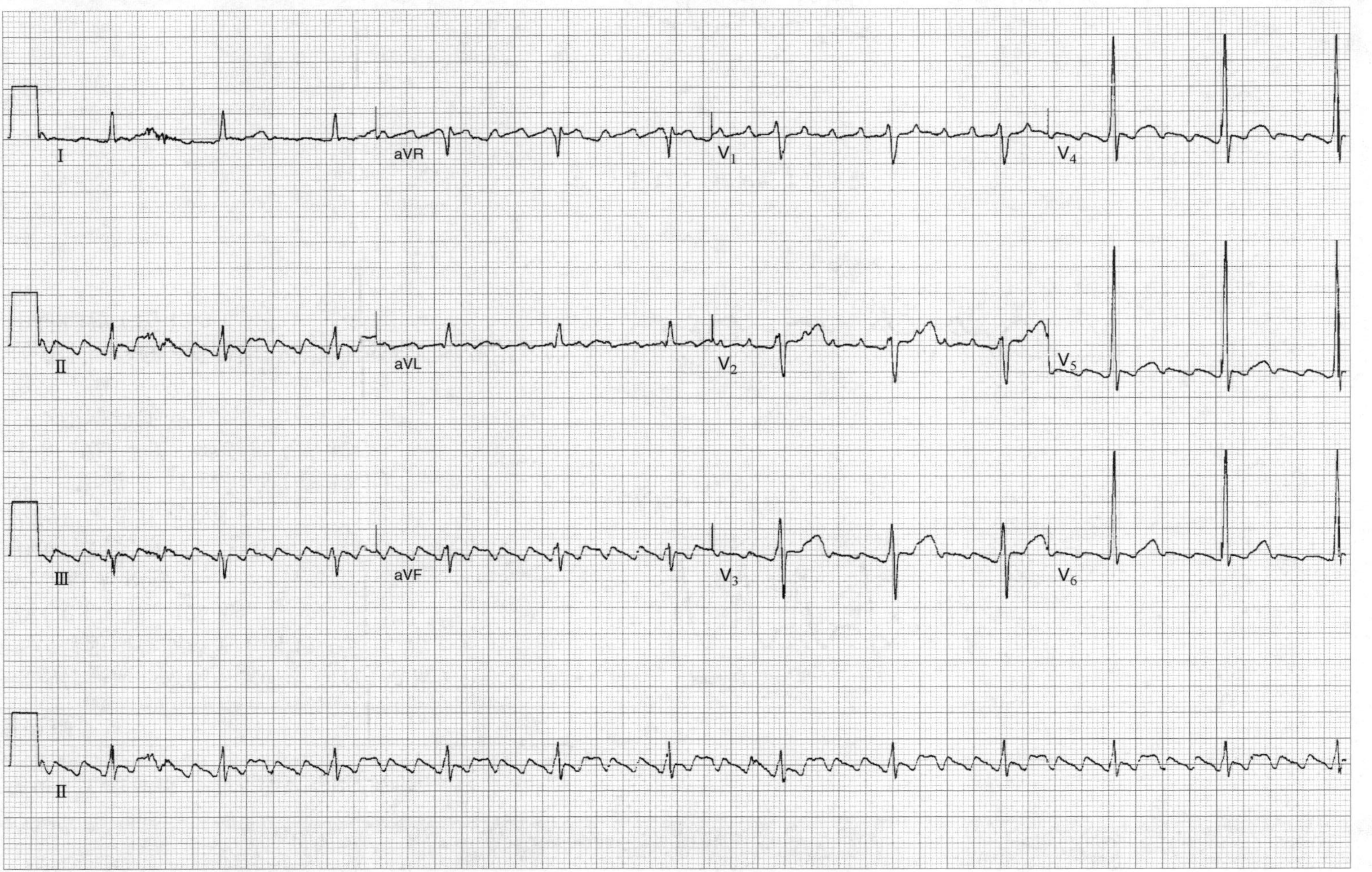

- 下壁导联可见特征性锯齿波（房扑波），快速心房率达 250 ～ 350 次 / 分。

　　通常心房的冲动因房室结的阻滞并不全部传到心室。房室传导常有固定的比率，如 2∶1、3∶1、4∶1 等（偶数更常见），有时传导比率可变而产生不规则节律。

- 罕见的 1∶1 传导可以引起非常快速的心动过速，提示可能存在房室旁路。

心电图表现

- 平均心室率为 72 次 / 分，QRS 波电轴正常。
- 心房扑动，4∶1 房室传导（图 13-1）：
  ——锯齿波反复出现无 QRS 波群。
  ——心房率为 288 次 / 分，恰好是心室率的 4 倍。
- Ⅱ导联和 V_1 导联是易于观察快速心房率的导联（图 13-2）。

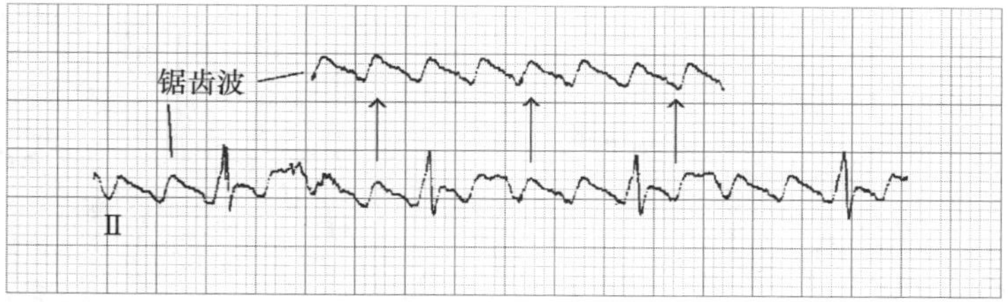

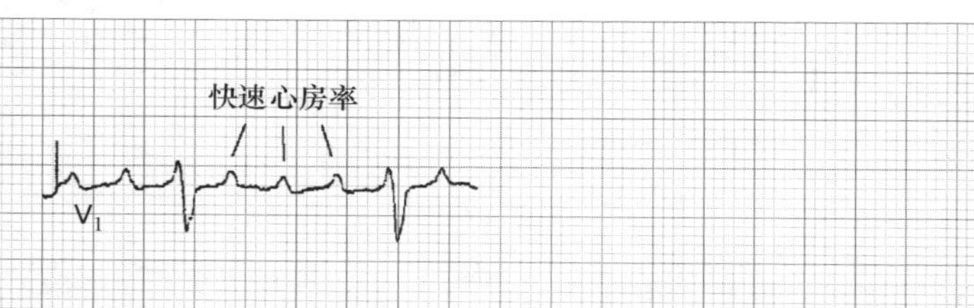

图 13-1　节律条图

图 13-2　V_1 导联

心房扑动的病因

- ➔特发性。
- ➔缺血性心脏病。
- ➔系统性高血压。
- ➔心脏瓣膜疾病。
- ➔肺源性心脏病。
- ➔心肌病。
- ➔甲状腺毒症。
- ➔先天性心脏病。

病例 14

79 岁女性，呼吸困难伴出汗

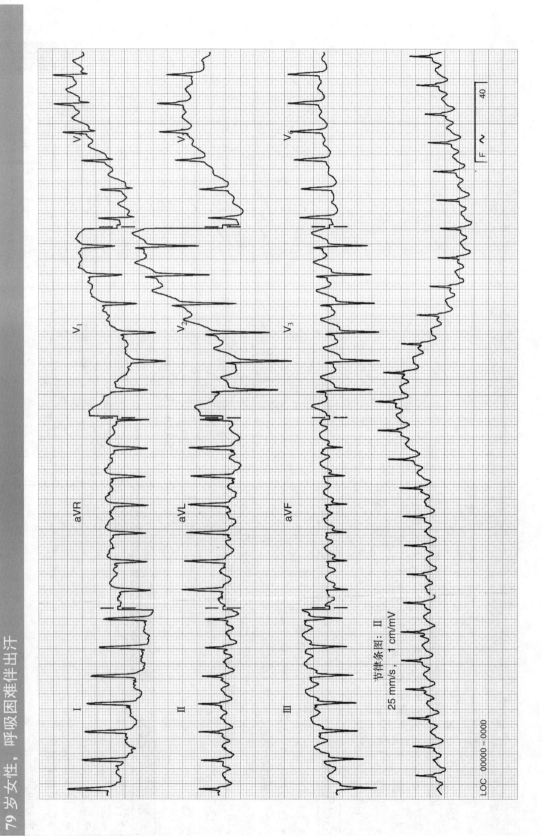

I aVR V_1 V_4

II aVL V_2 V_5

III aVF V_3 V_6

节律条图：II

25 mm/s， 1 cm/mV

LOC 00000 – 0000

F ~ 40

14 心房扑动伴 2：1 房室传导阻滞

心房扑动伴 2：1 阻滞较更高程度的阻滞更难于识别。

- 2：1 心房扑动的心率一般在 150 次 / 分左右，扑动波可在 1 个或多个导联被发现。有时把心电图倒置可以发现特征性锯齿波。

心电图表现

- 平均心室率为 156 次 / 分，QRS 波电轴左偏。
- 心房扑动伴 2：1 房室传导阻滞（图 14-1）：
  ——明显的心房扑动波。
  ——QRS 波群频率恰好是心房频率的一半。
- 大量基线漂移。

临床注解

该女性症状明显，对药物治疗不敏感。发作可以通过射频消融术隔离心房的大折返环而终止。

心房扑动伴 2：1 房室传导阻滞的线索

→ 明显的扑动波：
——下壁和 V_1 导联。
——倒置心电图观察。
→ 更高程度的房室传导阻滞发作可使扑动波更为明显：
——自发。
——颈动脉窦按摩。
——腺苷。
→ 心率为 150 次 / 分左右。

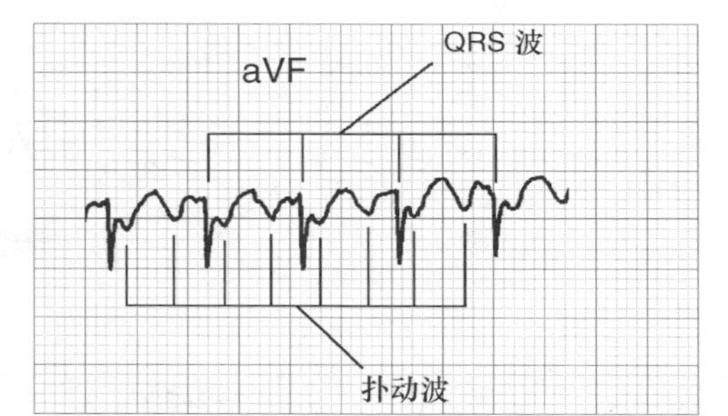

图 14-1 扑动波

病例 15

60 岁男性，心悸，服药控制

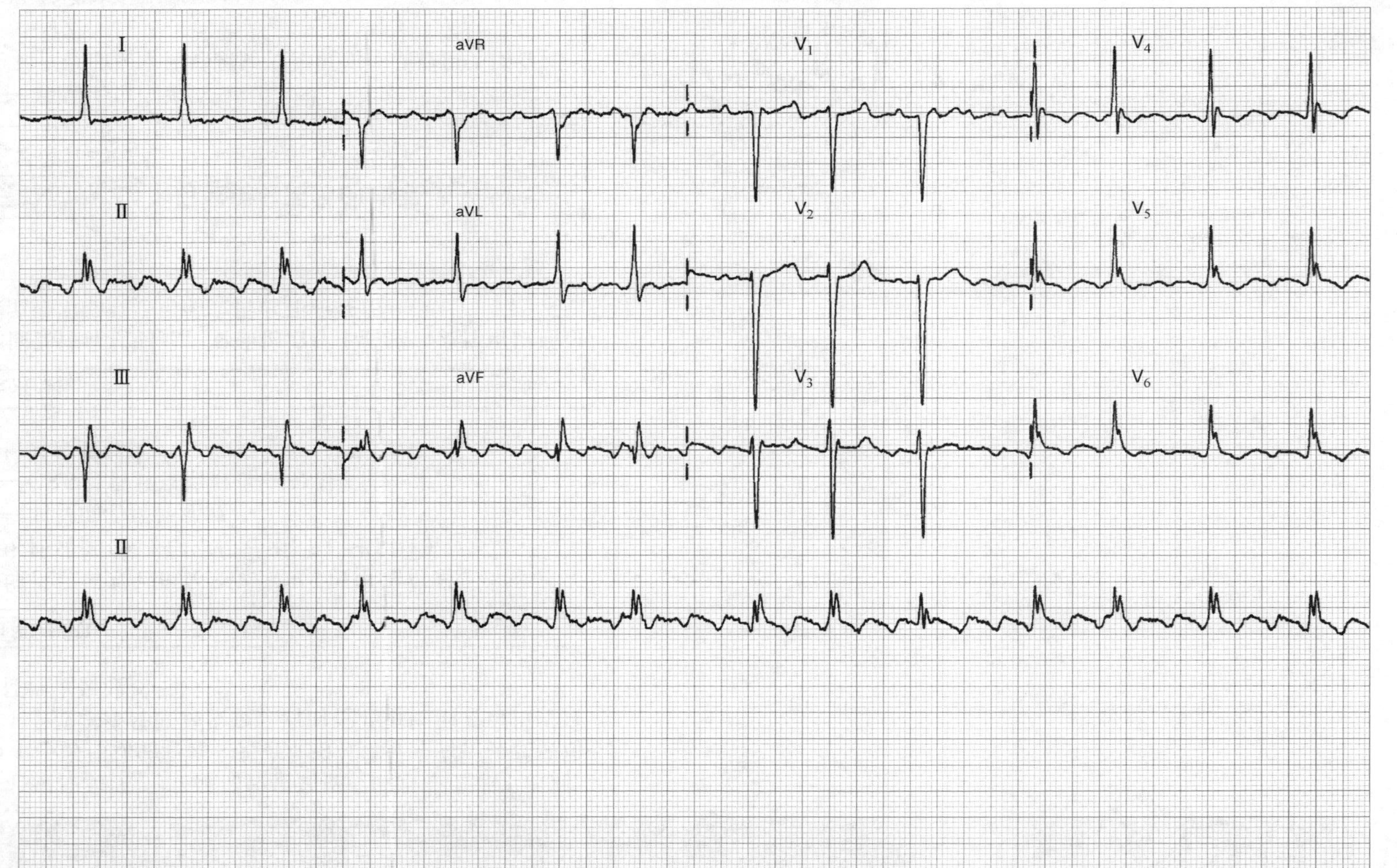

15　心房扑动伴不等比例房室传导

心房扑动伴不等比例房室传导的特征：

- 心房扑动特征性锯齿波（250～350 次 / 分）。
- 不规则的房室传导。

心电图表现

- 不规整的节律，平均心室率为 88 次 / 分，QRS 波群电轴正常。
- 非特异性心室内传导延迟（Ⅱ、aVF 和 V_6 导联 RsR′波）。
- 不规整的房室传导（图 15-1）：
  ——QRS 波群传导比率为 3∶1～4∶1。
- 心房扑动的特征（图 15-2）：
  ——锯齿波于下壁导联最明显（270 次 / 分）。

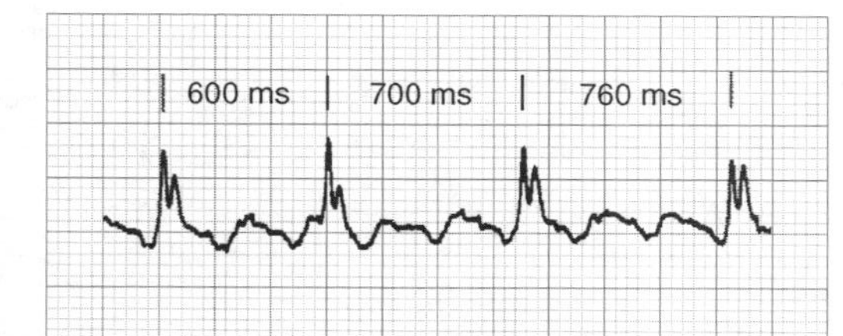

图 15-1　节律条图。不规律非匀齐 **RR** 间期

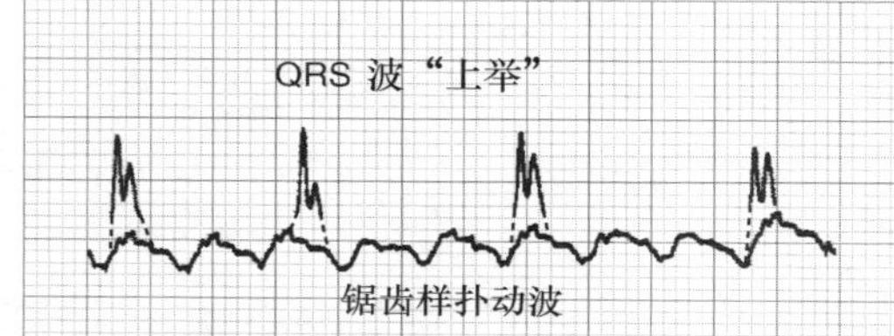

图 15-2　节律条图。隐性扑动波

病例 16

79 岁女性，因髋部骨折住院，有缺血性心脏病病史

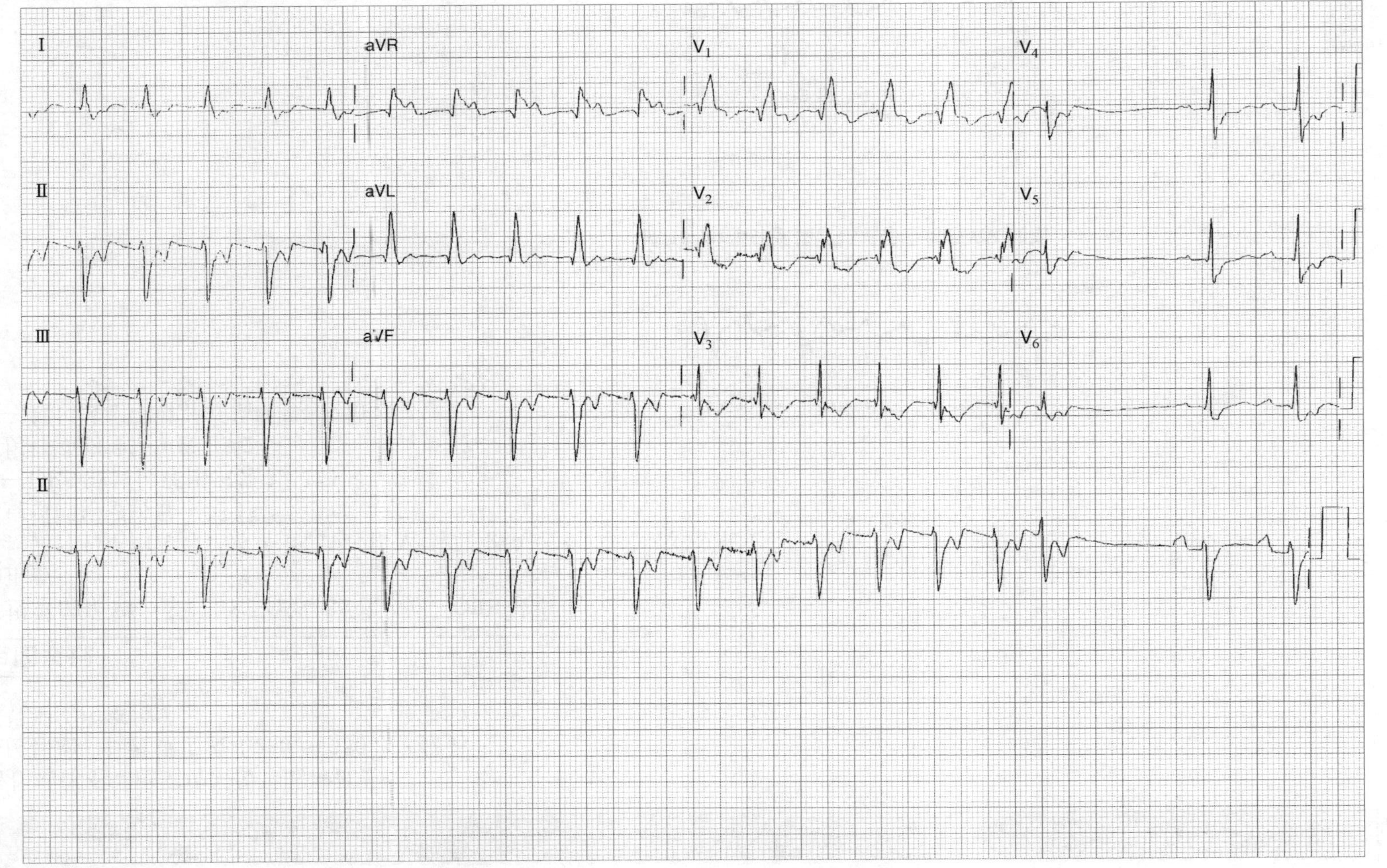

- QRS 波群形态和窦性心律时相同，其前无 P 波。
- 心率为 60 ～ 130 次 / 分。
- QRS 波群后有一个逆行 / 倒置的 P 波（可能被隐藏在 QRS 波或 T 波中）。

心电图表现

- 宽 QRS 波心动过速，平均心率为 135 次 / 分，第 17 个 QRS 波是一个室性期前收缩，之后出现间歇，恢复窦性心律，心率为 95 次 / 分。存在一度房室传导阻滞和相同的宽 QRS 波形态（图 16-1）。
- 加速性交界性心律的特征：
  ——QRS 波群后有一个逆行 / 倒置的 P 波（图 16-2）。
  ——QRS 波群形态和窦性心律时相同（图 16-1）。
- 右束支传导阻滞（RBBB）的特征（图 16-3）：
  ——QRS 波时限大于 120 ms。
  ——V_1 导联有第 2 个 R 波（R′）。
- 左前分支阻滞（LAHB）的特征：
  ——电轴左偏（−90°）。
  ——下壁导联 r 波起始。
  ——没有其他电轴左偏的原因。
- 左心房异常的特征：
  ——P 波宽大有切迹（图 16-1）。

临床注解

该女性患者有证据显示存在广泛的传导系统疾病，包括一度房室传导阻滞、RBBB 和 LAHB，这种情况有时称为“三分支阻滞”。

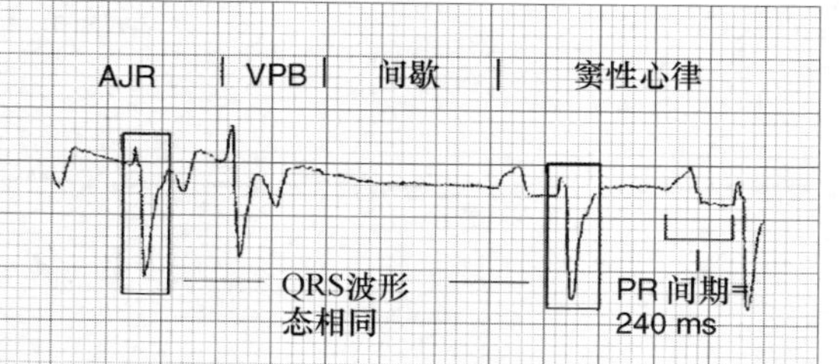

图 16-1 节律条图（Ⅱ导联）。加速性交界性心律（AJR），室性期前收缩（VPB）

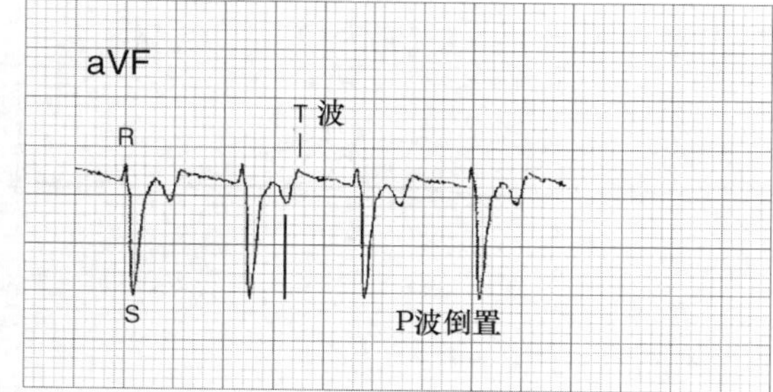

图 16-2 aVF 导联

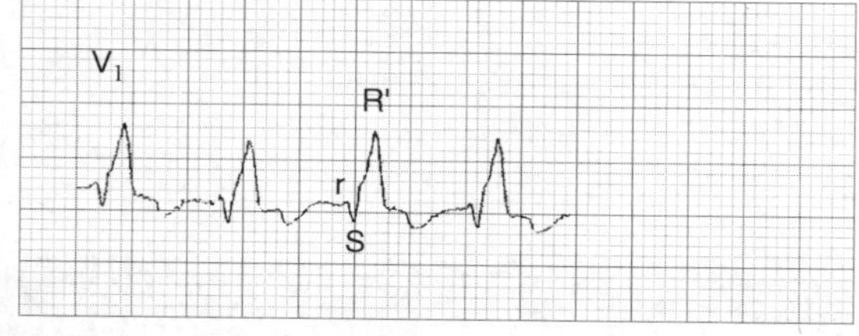

图 16-3 V_1 导联

病例 17

73 岁女性，持续时间较长的胸痛后 3 天

连续出现 3 个或 3 个以上交界性逸搏，心率小于 60 次 / 分。

- QRS 波群的形态与窦性心律时相同。
- P 波可能消失（窦性停搏），埋藏在 QRS 波群里，发生于交界性逸搏后或为逆向传导引起的 P 波（倒置 P 波）。

心电图表现

- 交界性心动过缓，心率为 48 次 / 分，QRS 波电轴正常。
- 交界性逸搏：
  ——窄 QRS 波群与非特异性心室内传导延迟。
  ——QRS 波群后可见倒置 P 波（图 17-1），与 T 波明显不同（图 17-2）。
- 提示心肌缺血或心内膜下心肌梗死的变化：
  ——V_1 ～ V_6 导联示异常的 ST 段压低和 T 波倒置。
  ——其他导联 T 波低平（图 17-2）。

临床注解

这位女性曾患非 Q 波心肌梗死，服用 β 受体阻滞剂。

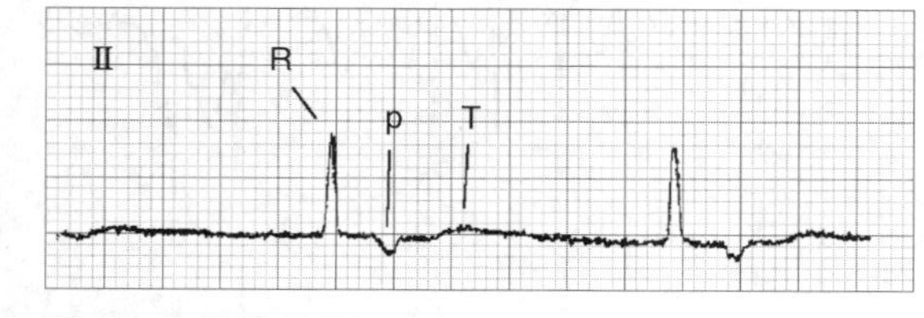

图 17-1　节律条图

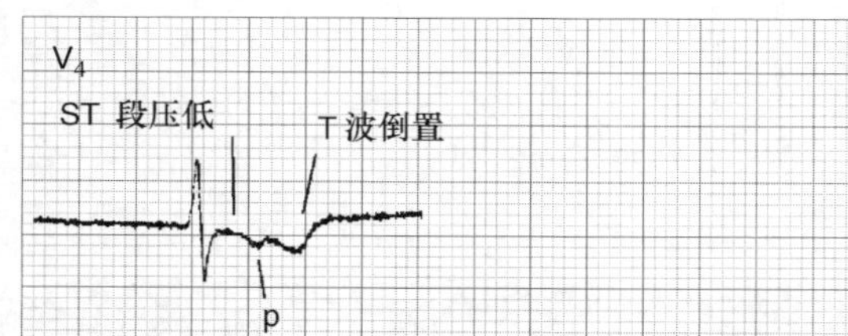

图 17-2　V_4 导联

交界性心动过缓的原因

➔ 可见于运动员。
➔ 药物：
——β 受体阻滞剂。
——胺碘酮。
——地高辛。
——钙通道阻滞剂。
➔ 窦房结功能障碍。

病例 18

26 岁男性，心悸

房室结折返环产生的心动过速，具有以下特点：

- 窄 QRS 波心动过速。
- 心率通常在 140 ～ 180 次 / 分，最快可以为 250 次 / 分。
- 多数患者无明显的 P 波（隐藏于 QRS 波群中）。
- 可见的 P 波通常是倒置的，紧邻 QRS 波之后或极少数情况下出现于 QRS 波之前。

有时房室结折返性心动过速和房室折返性心动过速不能区分。

心电图表现

- 室上性心动过速，心率为 215 次 / 分，QRS 波电轴正常。
- 房室结折返性心动过速（图 18-1）的特征：
  ——匀齐的窄 QRS 波群。
  ——无明显的 P 波。
- T 波倒置，ST 段压低（图 18-1）：
  ——常见于心动过速时，但为非特异性表现。
- 胸导联前 1 个 T 波的顶点出现在 QRS 波之前（图 18-2 和图 18-3）：
  ——不要将 T 波误读为 P 波。

临床注解

电生理检查证实房室结折返性心动过速的诊断。

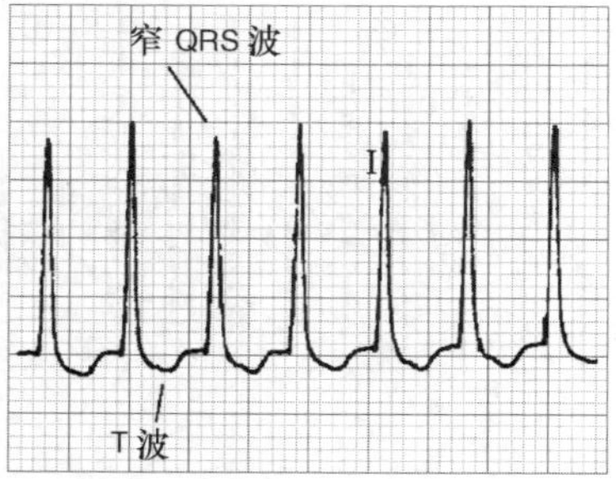

图 18-1　Ⅱ导联

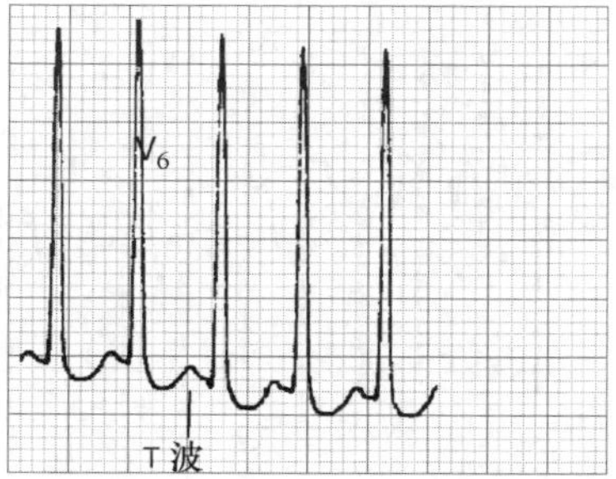

图 18-2　V_6 导联

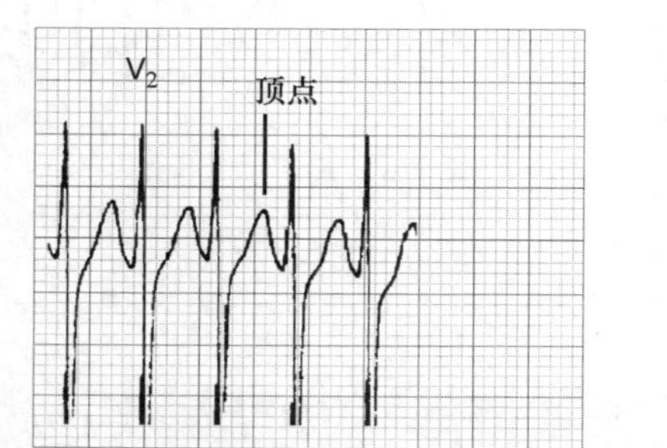

图 18-3　T 波顶点

房室结折返性心动过速注解

➔ 女性较男性多见。
➔ 反复的心悸会很痛苦。
➔ 房室结内有快径路和慢径路。
➔ 射频消融慢径路：
——成功率超过 95%。
——完全性心脏传导阻滞的风险小于 2%。

病例 19

11 岁男孩，诉头晕

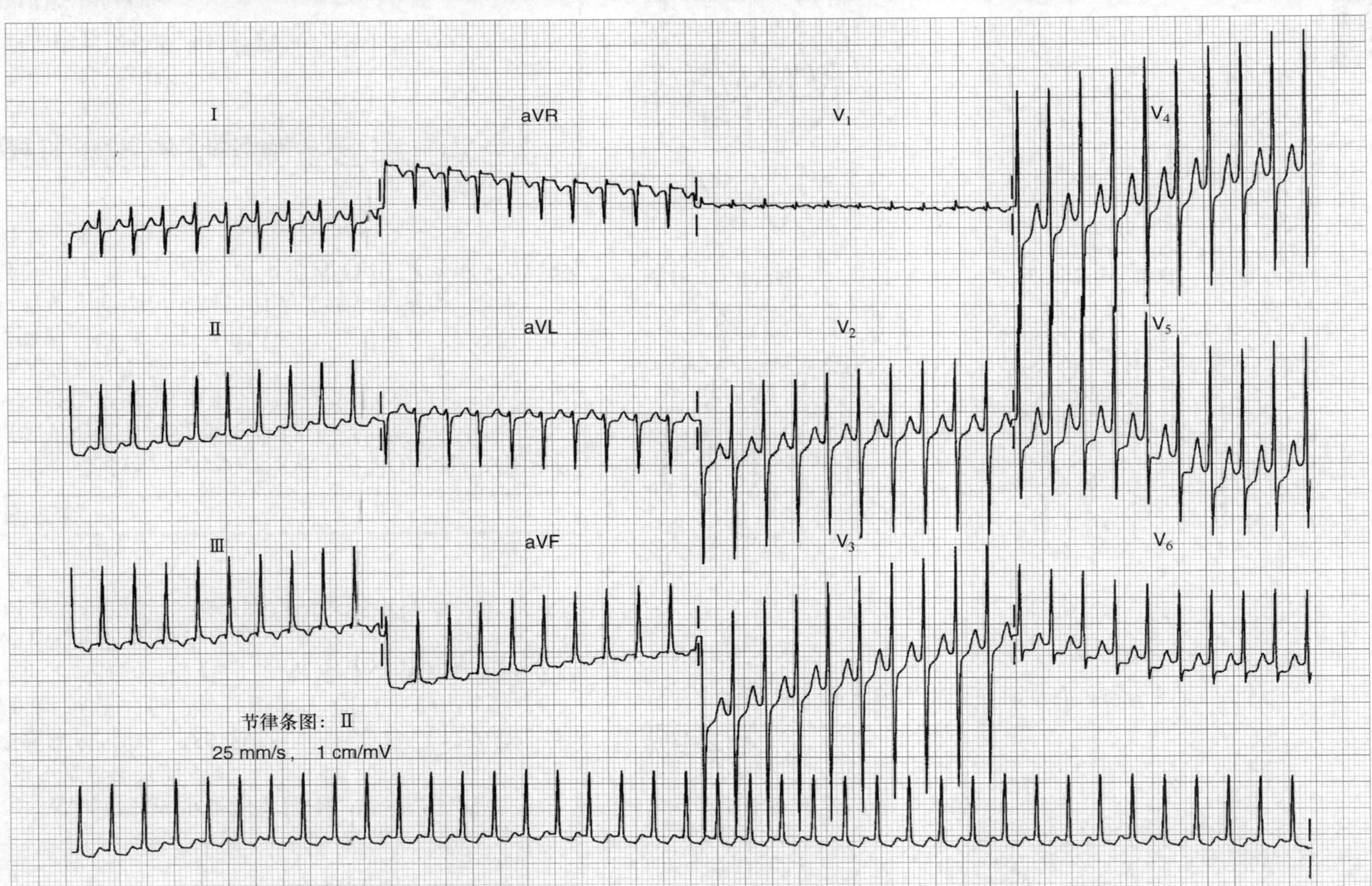

折返环将冲动从心房通过房室结下传心室，再通过旁路逆传激动心房。

- 窄 QRS 波心动过速。
- 通常在 160 ～ 250 次 / 分。
- 窦性心律的心电图中可能会出现 δ 波。
- QRS 波后出现 P 波比在房室结折返性心动过速更常见。
- 下壁导联和 I 导联有倒置 P 波，是典型的左侧旁路。

心电图表现

- 室上性心动过速，心率为 230 次 / 分，QRS 波电轴垂直。
- 阵发性室上性心动过速的特点（图 19-1）：
  ——匀齐的窄 QRS 波群。
- QRS 波群后可能出现 P 波（图 19-2）。
- ST 段压低（图 19-3）：
  ——常见于心动过速时，但非特异性表现。

预激综合征相关的心动过速注解

- ➔ 房室折返性心动过速：
  ——顺传型，更常见（本例）。
  ——房室结前传伴差异性传导，宽 QRS 波。
  ——逆传型，宽 QRS 波（纯 δ 波），极少见。
- ➔ 心房扑动伴快速房室传导。
- ➔ 心室颤动。
- ➔ 射频消融术有益于有症状的患者。

临床注解

腺苷治疗后心电图（病例 98）有明显的 δ 波，证实预激综合征导致房室折返性心动过速的诊断。

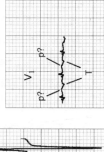

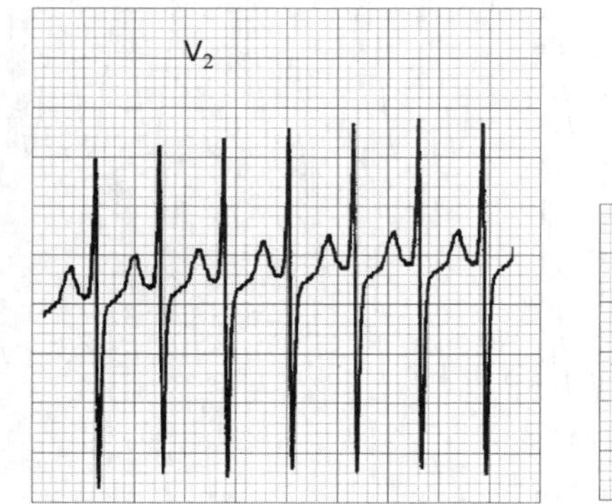

图 19-1 V_2 导联

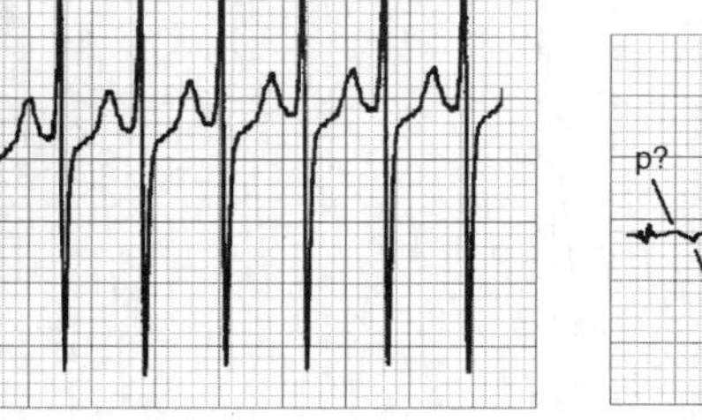

图 19-2 P 波？

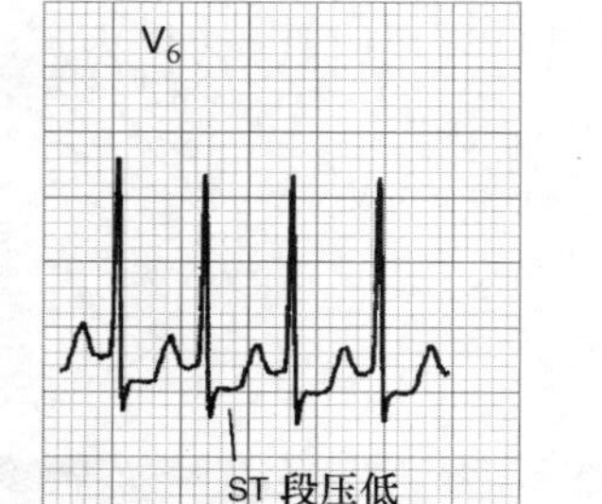

图 19-3 V_6 导联

病例 20

13 岁男孩，反复发作心动过速

20 房室折返性心动过速（逆传型）

房室之间存在折返环，通过房室旁路前传至心室、通过房室结逆传至心房。

- 规律的宽 QRS 波心动过速。
- 通常在 160 ～ 250 次 / 分。
- 窦性心律心电图中可能会出现 δ 波，QRS 波形态与心动过速时相似。
- QRS 波群之间存在典型的倒置性 P 波。

心电图表现

- 宽 QRS 波群心动过速，心率为 210 次 / 分，QRS 波电轴正常。
- 逆传型房室折返性心动过速的特征（图 20-1）：
  ——规律、宽 QRS 波群（纯 δ 波）。
  ——QRS 波群之间可见倒置 P 波。

临床注解

治疗后的心电图显示窦性心律（图 20-2），PR 间期缩短，宽 QRS 波群类似心动过速时的形态，出现 δ 波和继发性 ST-T 改变。这支持了预激综合征导致的逆传型房室折返性心动过速的诊断。

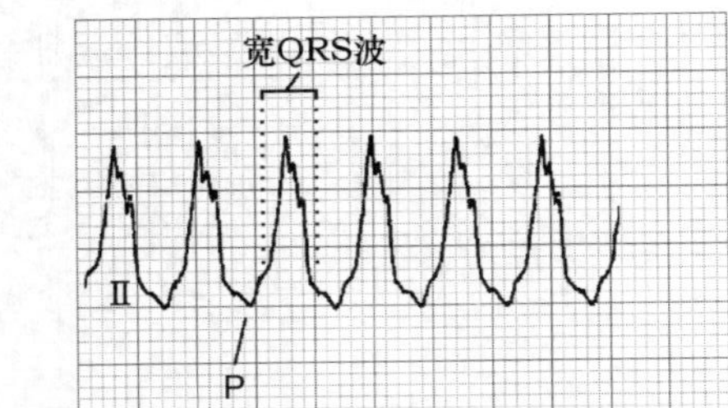

图 20-1　心动过速发作时的 II 导联

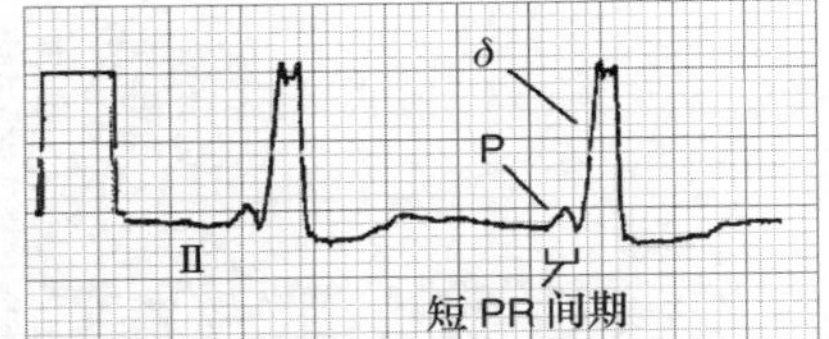

图 20-2　窦性心律时的 II 导联

病例 21

16 岁男孩，反复头晕

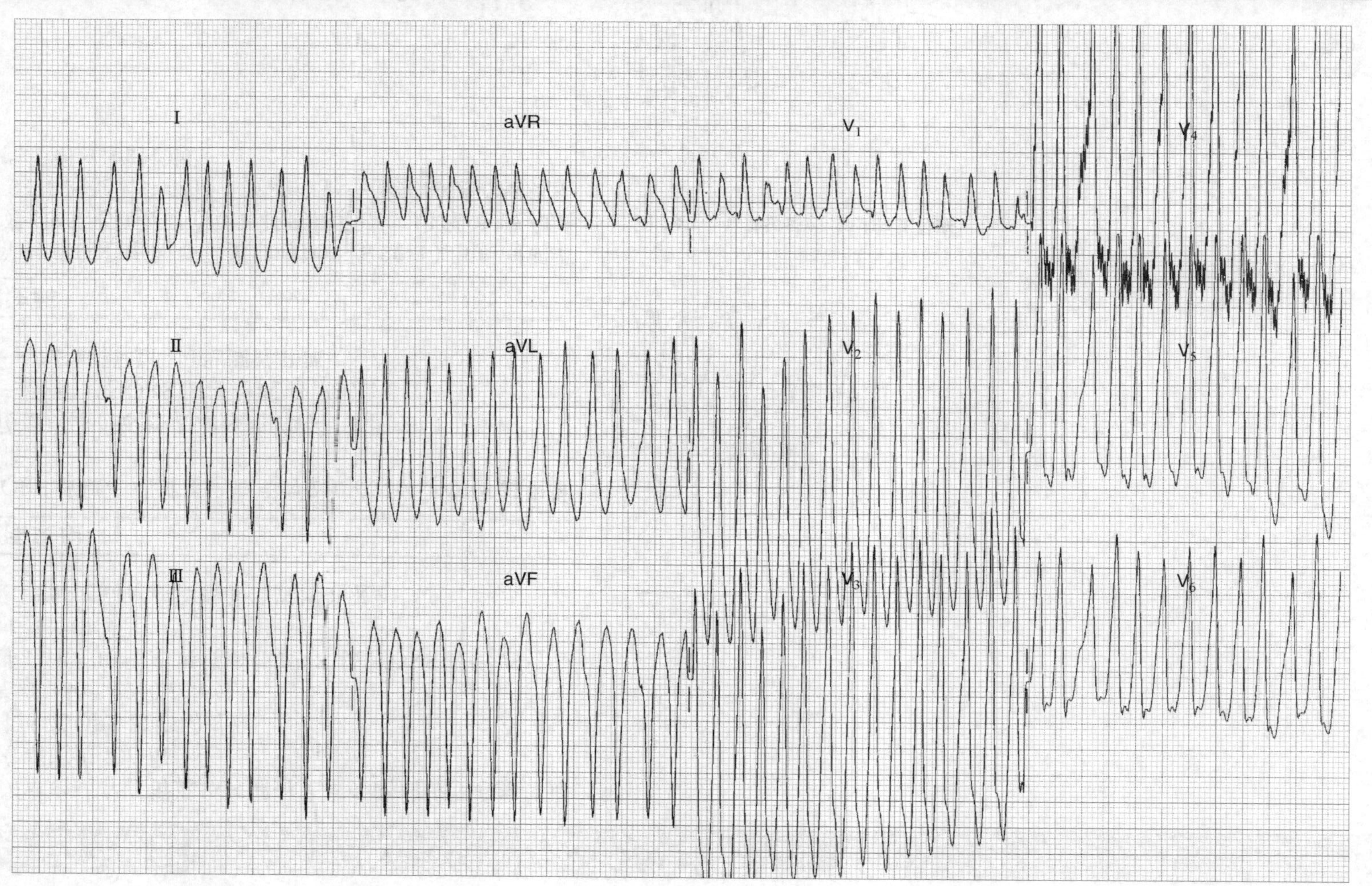

21 预激综合征伴心房颤动

- 房室旁路存在时，心房颤动快速传导至心室，导致一种不规则非匀齐的宽 QRS 波心动过速发生。

心电图表现

- 心房颤动，心率为 250 ~ 350 次 / 分，电轴左偏。
- 心房颤动合并预激综合征的典型特征（图 21-1）:
  ——不规则非匀齐宽 QRS 波心动过速。
  —— “纯粹的” δ 波。
  ——RR 间期很短（最短约 160 ms）。
- 右束支传导阻滞图形（V_1 导联正向）:
  ——提示左侧旁路。

临床注解

该患者的静息心电图见第 212 页。

预激 RR 间期小于 260 ms（6.5 个小格），如图所示，增加了心室颤动和猝死发生的危险。

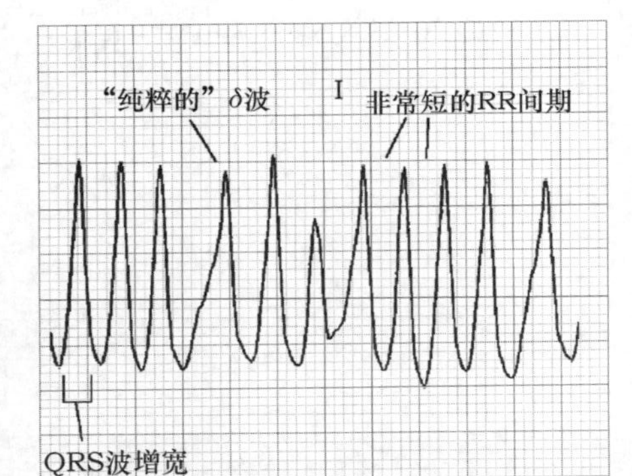

图 21-1　I 导联

不规则非匀齐宽 QRS 波心动过速的原因

- ➔ 心房颤动伴有旁路前传。
- ➔ 心房颤动伴预先存在的束支传导阻滞。
- ➔ 心房颤动伴时相性室内差异性传导。

病例 22

48 岁男性，心悸

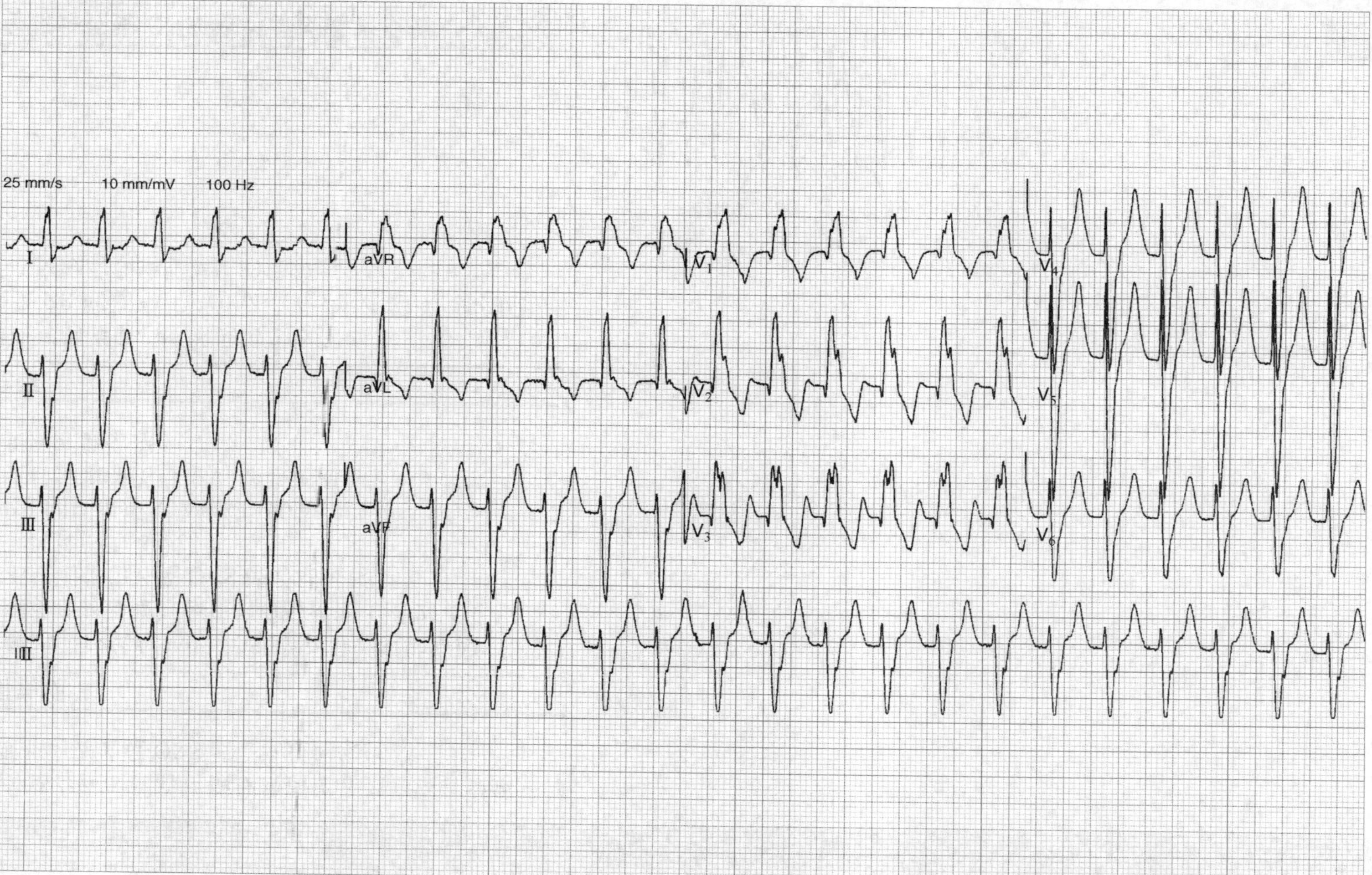

22 室上性心动过速伴差异性传导

宽 QRS 波心动过速在没有确定诊断前都应认定是室性心动过速，没有一个流程图能够很可靠地鉴别所有宽 QRS 波心动过速[1]。

支持室上性心动过速伴差异性传导的特征：

- 心动过速时的形态与窦性心律时相同。
- 不规则非匀齐的宽 QRS 波心动过速。
- RS 间期小于 70 ms（约 2 个小格）。
- 在 V_1 导联，rSR′波的 R′波比 r 波高。
- 腺苷或颈动脉窦按摩可终止心律失常。

心电图表现

- 宽 QRS 波心动过速，心率为 144 次 / 分（图 22-1）。
- 电轴左偏 −60°。
- 右束支传导阻滞伴左前分支阻滞。
- 无房室分离。
- 无融合或夺获波。
- 短 RS 间期（图 22-2）。

宽 QRS 波心动过速的鉴别诊断

- → 室性心动过速。
- → 室上性心动过速伴室内差异性传导。
- → 室上性心动过速伴预先存在的束支传导阻滞。
- → 预激综合征（逆传型心动过速）。

[1] Goldberger Z D，Rho R W，Page R L. 2008 Approach to the diagnosis and initial management of the stable adult patient with a wide complex tachycardia. The American journal of Cardiology，101：1456-1466.

临床注解

给予腺苷治疗，心律转为窦性心律伴不完全性右束支传导阻滞（图 22-3），这支持诊断阵发性室上性心动过速。

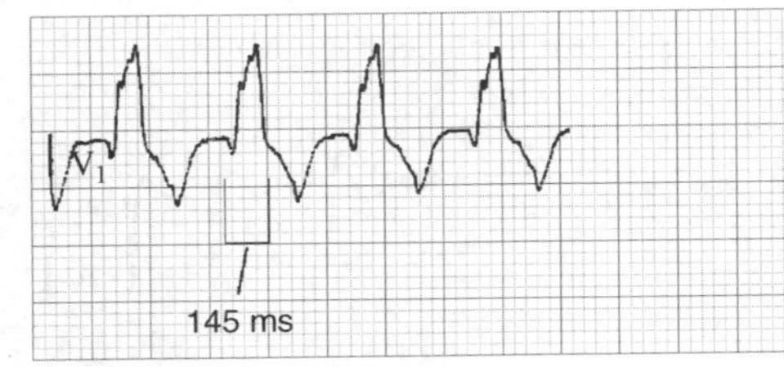

图 22-1　宽 QRS 波

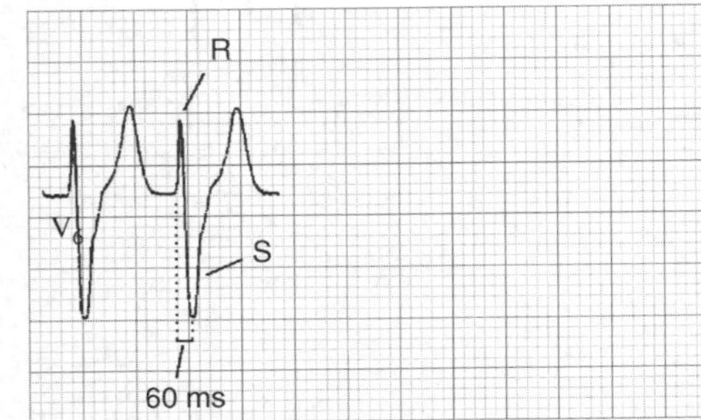

图 22-2　RS 间期

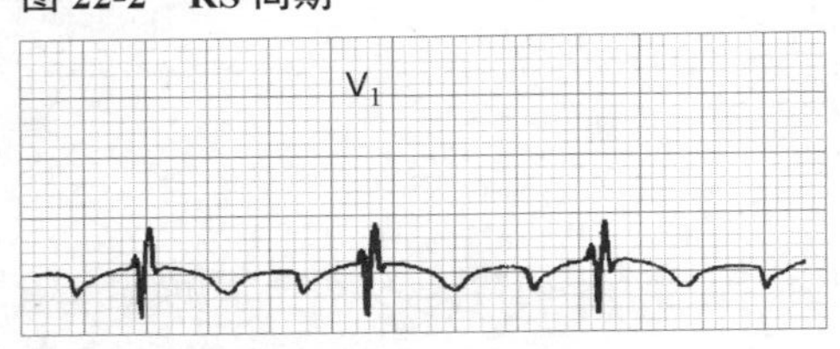

图 22-3　腺苷用药后

病例 23

48 岁女性，黑矇

I aVR V_1 V_4

Ⅱ aVL V_2 V_5

Ⅲ aVF V_3 V_6

节律条图：Ⅱ
25 mm/s， 1 cm/mV

LOC 00001 – 0000 9 JUL 90 22 : 12 : 36

23 病态窦房结综合征

病态窦房结综合征是一个术语，它包括了以下一些异常情况：

- 自发的窦性心动过缓。
- 窦性停搏或窦房传出阻滞。
- 规则或不规则的阵发房性快速性心律失常。
- 运动性变时功能不良。

心电图表现

单独一次 12 导联心电图不能抓住所有病态窦房结综合征的特点，经常需要 24 h 心电记录。

- 阵发性心房颤动，心率为 150 次 / 分（图 23-1）：
  ——终止时有长的继发间歇。
- 3∶2 窦房传出阻滞（图 23-2）。
- QRS 波电轴正常。

临床注解

该女性病态窦房结综合征的心电图表现多样，还同时存在窦性停搏 5 ～ 6 s 伴晕厥、心房扑动和多源性房性心动过速等情况。

有症状的病态窦房结综合征是最常见的永久起搏器植入的指征。

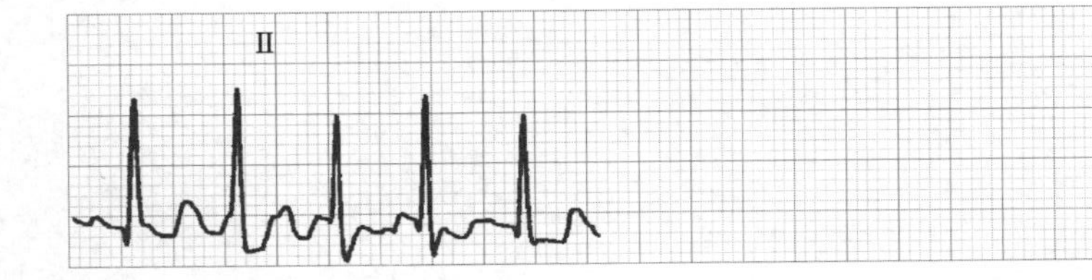

图 23-1　阵发性心房颤动

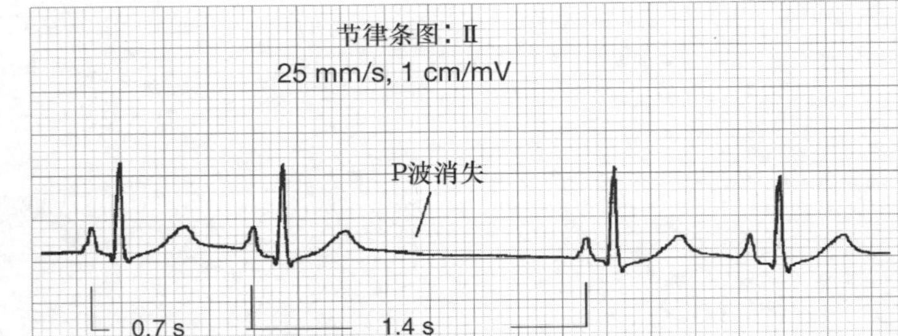

图 23-2　窦房传出阻滞

室性心律失常

64 岁男性，胸部不规则扑动感

I

aVR

V₁

V₄

II

aVL

V₂

V₅

III

aVF

V₃

V₆

II

∿ 0.15 Hz — 40 Hz

000 — 000 — 000 — 000 — 000) — 000 — 000 — 000 — 000 3211 — 1113 — 11111 — 1311
064 — 064 — 064 063 — 061 — 064 — 064 — 063 — 063 2078(a)64

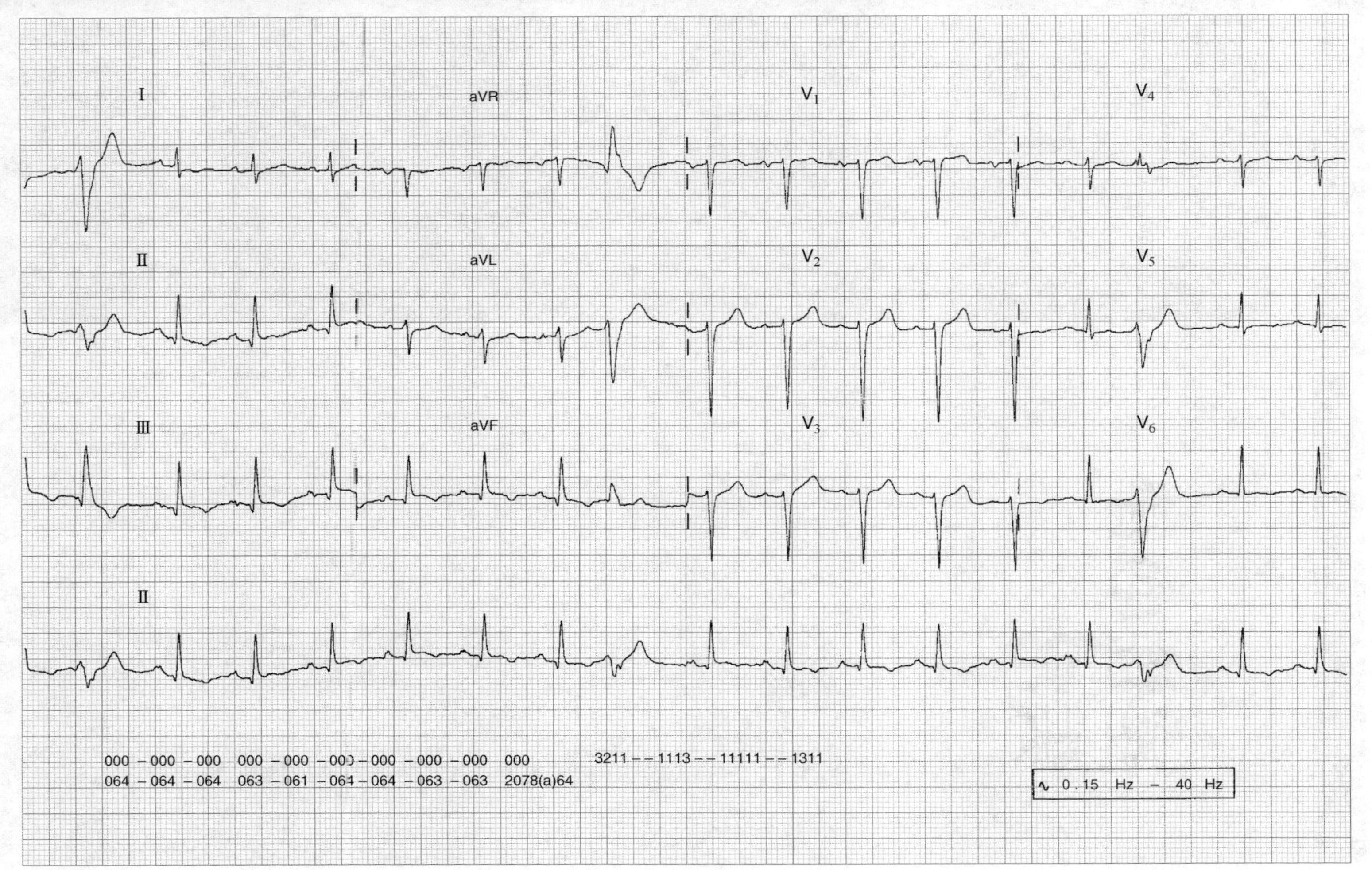

- 提前出现宽大畸形的搏动。
- 其前无 P 波，可见房室分离。
- 提前的搏动之后有完全性代偿间歇。即 VPB 前后搏动之间的 RR 间期等于规律的 RR 间期的 2 倍。

VPB 之后的 T 波中常可见 P 波，可能是心室逆传的结果（P 波早而倒置）或为房室分离时的窦性 P 波（PP 间期和 P 波形态与正常时一致）。

当 VPB 为不同形态时，称之为多源性室性早搏。

心电图表现

- 窦性心动过速，心率为 105 次 / 分，QRS 波电轴正常。
- 室性早搏（图 24-1）：
  ——提前发生，之前无 P 波。
  ——形态异常，较窦性搏动宽大。
  ——其后有完全性代偿间歇。
- 在Ⅱ、Ⅲ和 aVF 导联可见异常 Q 波，提示陈旧性下壁心肌梗死。
- 前壁导联 R 波递增不良，与陈旧性前壁心肌梗死相关。

室性期前收缩的常见原因

→ 可见于正常人。
→ 缺血性心脏病。
→ 地高辛中毒。
→ 左室功能不全。

临床注解

VPB 之后的正常心搏，而不是室性早搏本身，搏动更强、可引起扑动感。

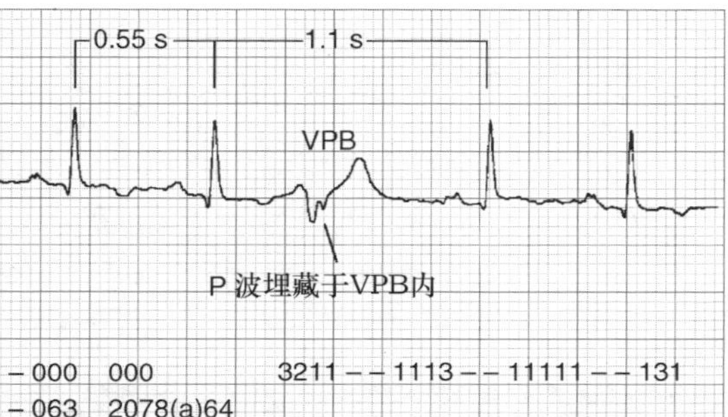

图 24-1　节律条图

病例 25

73 岁女性，糖尿病

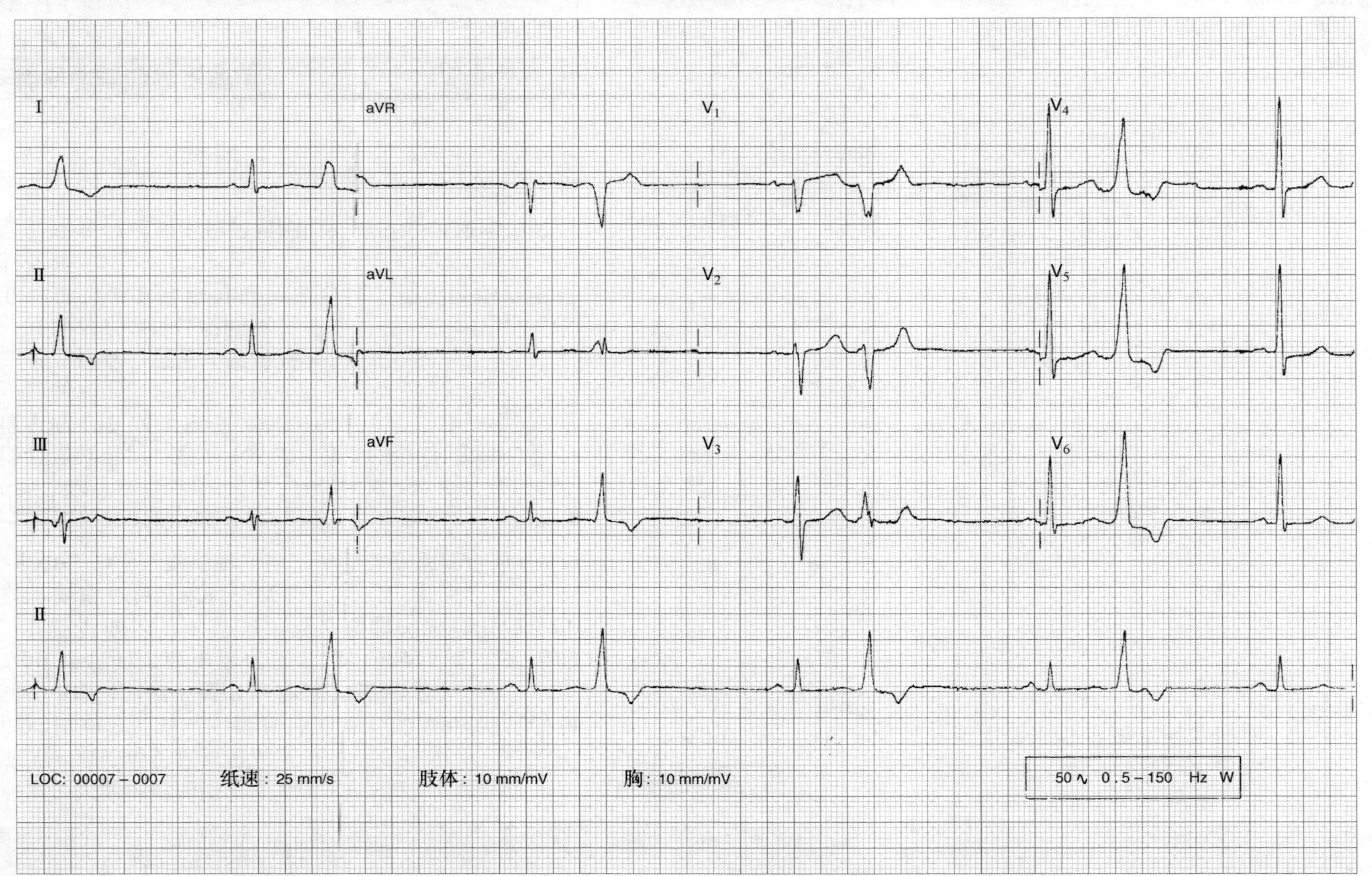

25　室性早搏二联律

- 每个窦性搏动之后紧跟一个室性早搏（VPB）。
- 偶联间期常恒定。

　　在室性异位搏动的 T 波上常可见 P 波，可能是心室逆传的结果或为房室分离时的窦性 P 波。

心电图表现

- 窦性心律伴室性早搏二联律。
- 心房率为 60 次 / 分（每第二个 P 波埋藏在 VPB 的 T 波内）。
- 平均心室率为 60 次 / 分。QRS 波电轴正常。
- 室性早搏二联律（图 25-1）：
  ——每个窦性搏动之后紧跟一个室性早搏。
- 非特异性的心室内传导延迟：
  ——窦性搏动的 QRS 波群有顿挫。
- 在Ⅱ、Ⅲ导联可见干扰波（图 25-2）：
  ——如此高频的尖刺样波形应与起搏信号相区分，不应混淆。

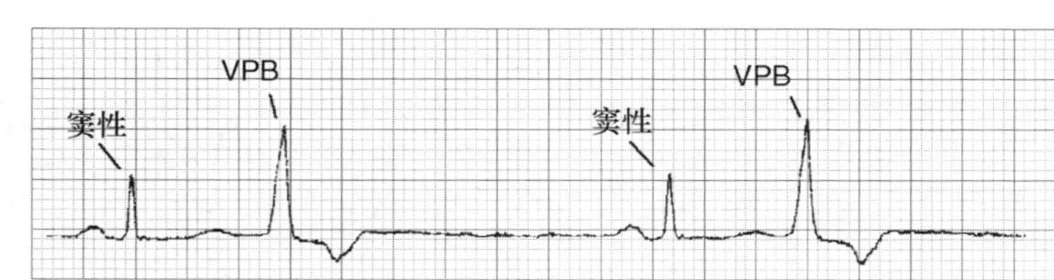

图 25-1　节律条图

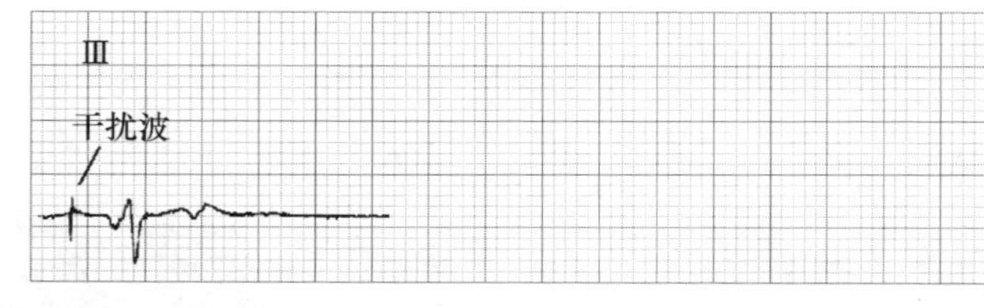

图 25-2　干扰波

室性早搏二联律的常见原因

→ 可见于正常人。
→ 缺血性心肌病。
→ 地高辛中毒。
→ 左室功能不全。

病例 26

78 岁男性，反复发作、持续时间长的胸痛 2 天后

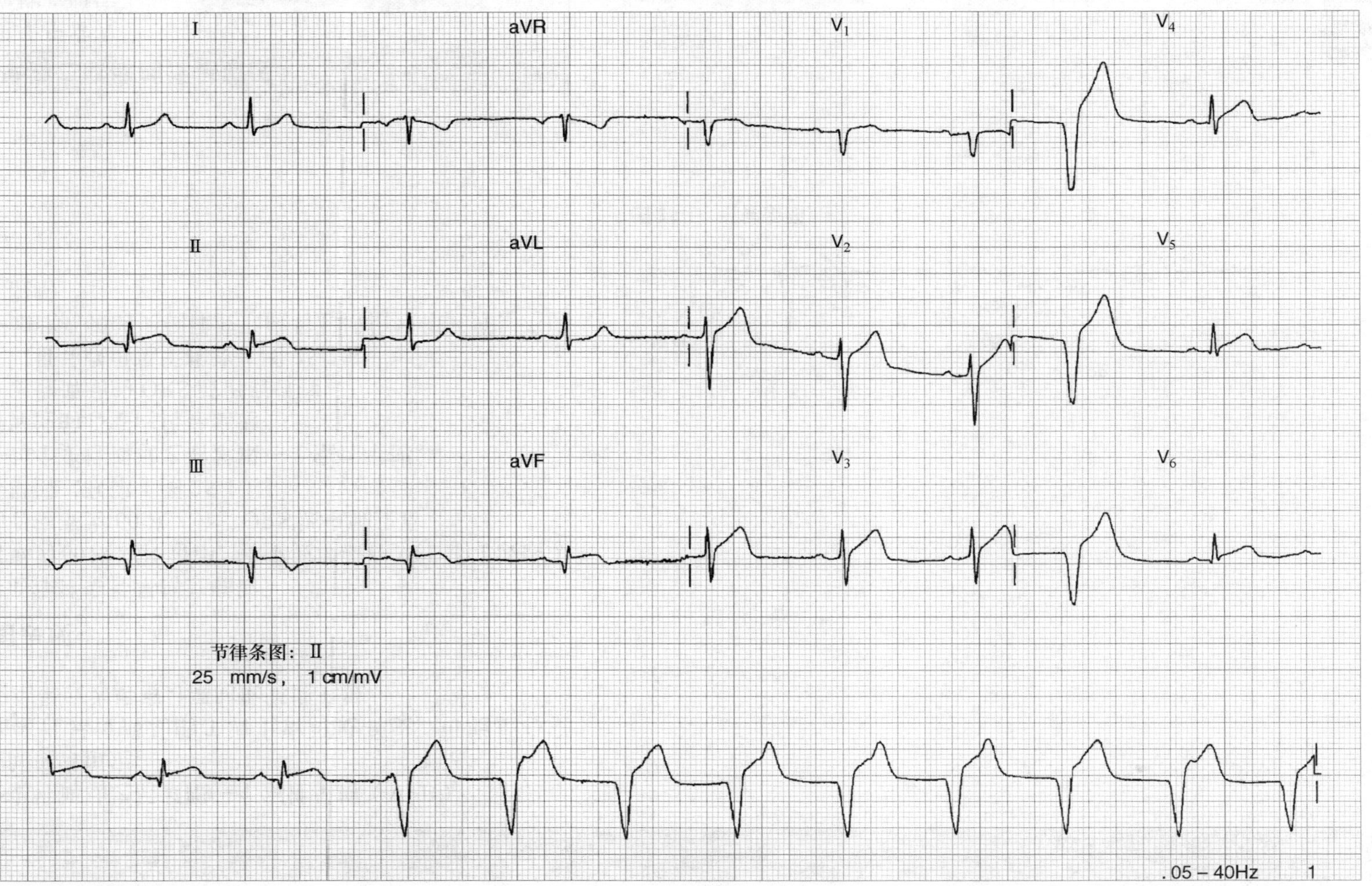

26 加速性室性自主心律

- 宽 QRS 波节律，心率为 60 ～ 100 次 / 分（比窦性心率快）。
- 常见于急性心肌梗死。
- 被认为是再灌注心律失常。

T 波上常可见 P 波，可能是心室逆传的结果或为房室分离时的窦性 P 波。

心电图表现

- 窦性心律，心率为 60 次 / 分，QRS 波电轴正常。
- 在节律条图上出现加速性室性自主节律（图 26-1）：
  ——宽 QRS 波，节律规整，心率为 70 次 / 分。
  ——P 波埋藏在 T 波内（图 26-1）。
- 近期的下侧壁心肌梗死（图 26-2）：
  ——异常 q 波。
  ——Ⅱ、Ⅲ、aVF 和 V_3 ～ V_6 导联 ST 段抬高。
- 在 V_4 ～ V_6 导联可见室性早搏。

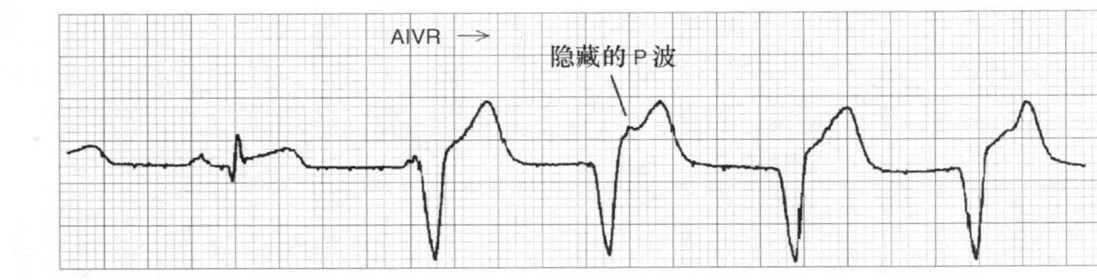

图 26-1　加速性室性自主节律（AIVR）

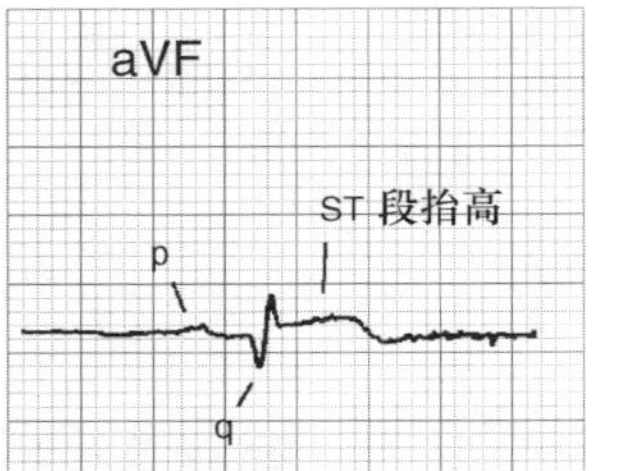

图 26-2　近期心肌梗死

室性节律的电生理机制

➔ 自律性增高：
——加速性室性自主节律（本例）。
——室性早搏。

➔ 折返环：
——室性心动过速。
——心室扑动。
——心室颤动。

病例 27

55 岁男性，心肌梗死后 2 周，血压 130/80 mmHg

– 异常 ECG –

未经证实。MD需回顾。

I aVR V_1 V_4

II aVL V_2 V_5

III aVF V_3 V_6

II

27 室性心动过速——房室分离

宽 QRS 波心动过速在没有证明是其他的诊断前都应认定为室性心动过速。没有鉴别流程图可以可靠地鉴别出所有的宽 QRS 波心动过速[1]。

- 支持室性心动过速的因素：
  - ——房室分离、融合波、心室夺获。
  - ——非常宽的 QRS 波，大于 140 ms（3.5 个小格）。
  - ——心动过速的 QRS 波形态和室性早搏的形态一致。
  - ——既往有心肌梗死。
  - ——胸导联无 rS、RS、Rs 波型。
  - ——同向性——胸导联 QRS 波主波均为正向或负向。

心电图表现

- 室性心动过速，心率为 170 次 / 分，QRS 波电轴正常。

房室分离的原因：

→心室率>心房率：
——室性心动过速。
——交界性心动过速伴逆传阻滞。
→心室率≥心房率：
——窦性心动过缓伴交界性逸搏。
——加速性室性自主节律。
→心室率<心房率：
——二度或三度房室传导阻滞。

[1] Goldberger Z D，Rho R W，Page R L. 2008 Approach to the diagnosis and initial management of the stable adult patient with a wide complex tachycardia. The American Journal of Cardiology，101：1456-1466.

- 宽 QRS 波（图 27-1）。
- 明显的房室分离（图 27-2）：
  ——不到 50% 的室性心动过速病例中可见到房室分离。

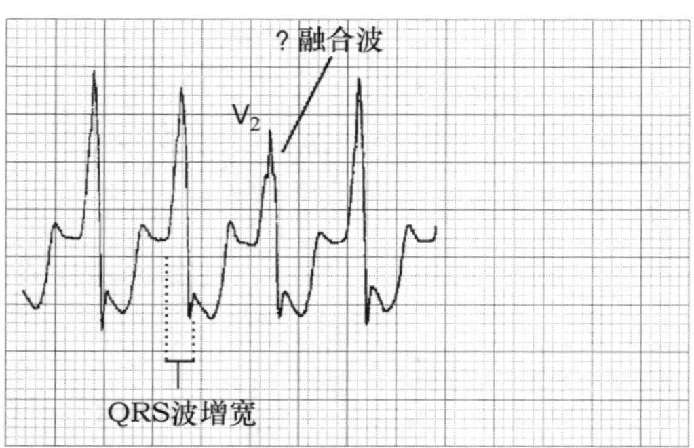

图 27-1　V_2 导联

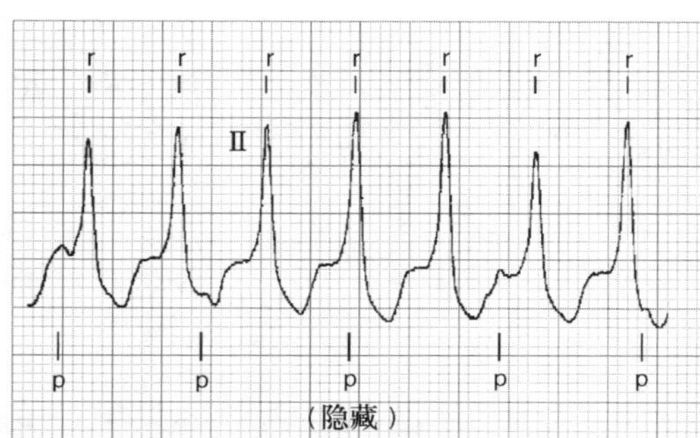

图 27-2　节律条图

病例 28

24 岁女性，既往体健，心悸 6 h，血压 120/80 mmHg

急诊室

初步。MD需回顾。

I

aVR

V_1

V_4

II

aVL

V_2

V_5

III

aVF

V_3

V_6

节律条图：II

25 mm/s， 1 cm/mV

LOC 00002 – 0002

F ~ 40

- 夺获是指在室性心动过速发作时室上性冲动下传到心室。
- 融合波是指室上性冲动下传与同时发生的心室冲动发生融合。

这些都是机会性事件，有赖于特定的时间。在频率慢的室性心动过速中更常见，在没有逆传的室性心动过速中更明显。其出现均强烈地支持室性心动过速的诊断。

心电图表现

- 室性心动过速，心率为 160 次 / 分，电轴右偏＋100°。
- 支持室性心动过速的特征：
  ——宽 QRS 波和房室分离的证据（图 28-1）。
  ——夺获波（图 28-2），与窦性搏动时形态一致（图 28-3）。
  ——融合波，形态介于窦性与室性之间。
- 节律条图的基线漂移。

临床注解

该女性为儿茶酚胺敏感性右室流出道心动过速，β受体阻滞剂可终止其发作。

年轻、没有心脏病史不能作为排除室性心动过速诊断的依据。

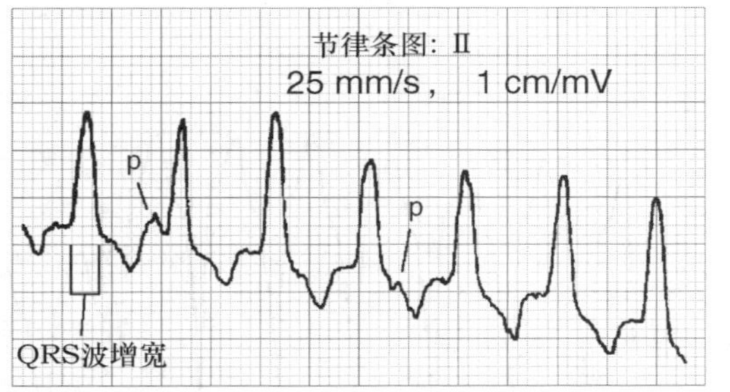

图 28-1　节律条图

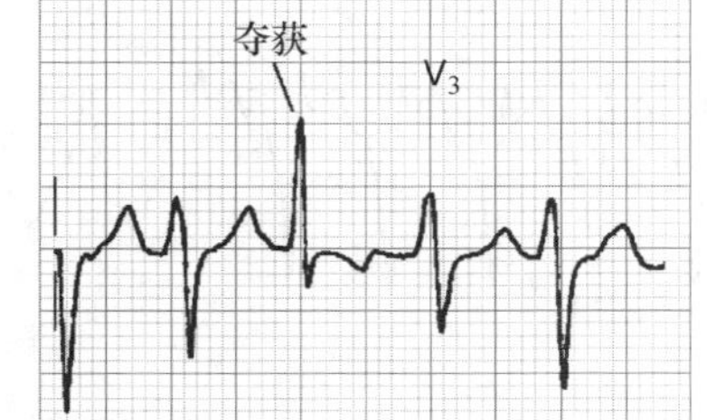

图 28-2　夺获波

图 28-3　V_3 导联窦性心律

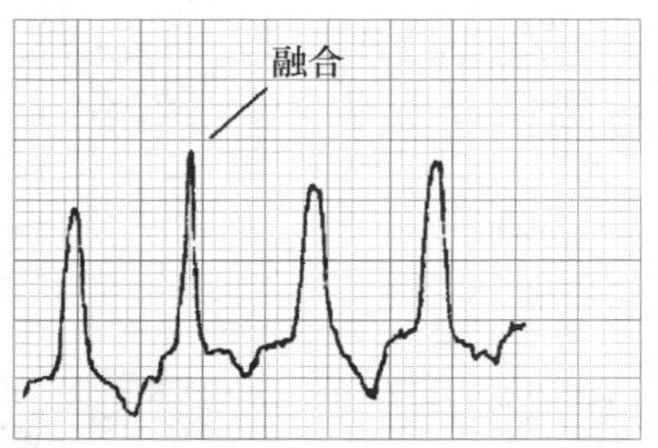

图 28-4　融合波

病例 29

80 岁女性，缺血性心脏病

I aVR V_1 V_4

II aVL V_2 V_5

III aVF V_3 V_6

节律条图：II

25 mm/s， 1 cm/mV

- 当宽 QRS 波心动过速的 QRS 波形态与室性早搏（VPB）的形态一致，则室性心动过速的可能性大。

心电图表现

- 室性心动过速，心率为 160 次 / 分，电轴＋90°。
- 节律条图一开始，节律已自发地转复为窦性心律。
- 节律条图中可见一个室性早搏（图 29-1）。
  ——形态与心动过速时一致（图 29-2）。
- 有同向性——所有胸导联均为正向。
- 可疑房室分离（图 29-3）：
  ——每一个 QRS 波群的形态均有轻度差异。

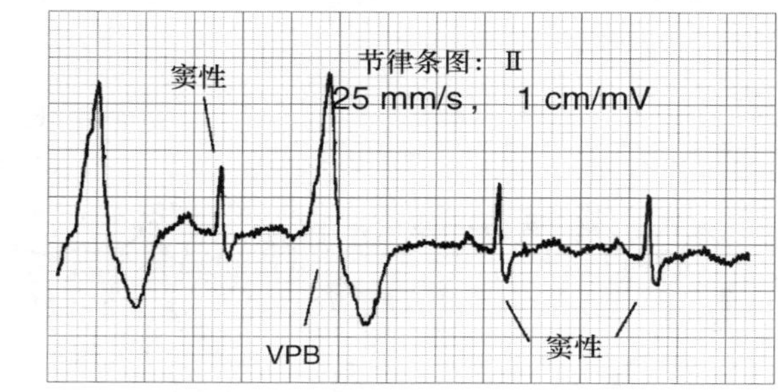

图 29-1　节律条图

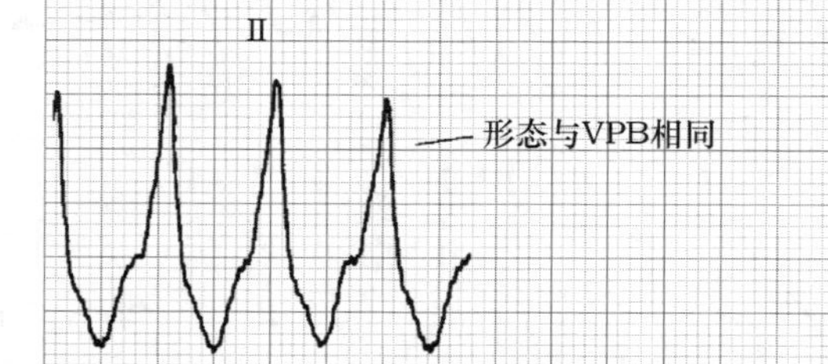

图 29-2　Ⅱ 导联

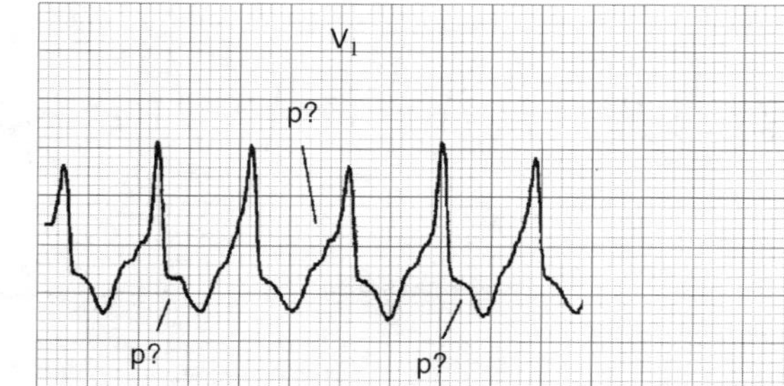

图 29-3　V_1 导联

病例　30

60 岁男性，胸痛

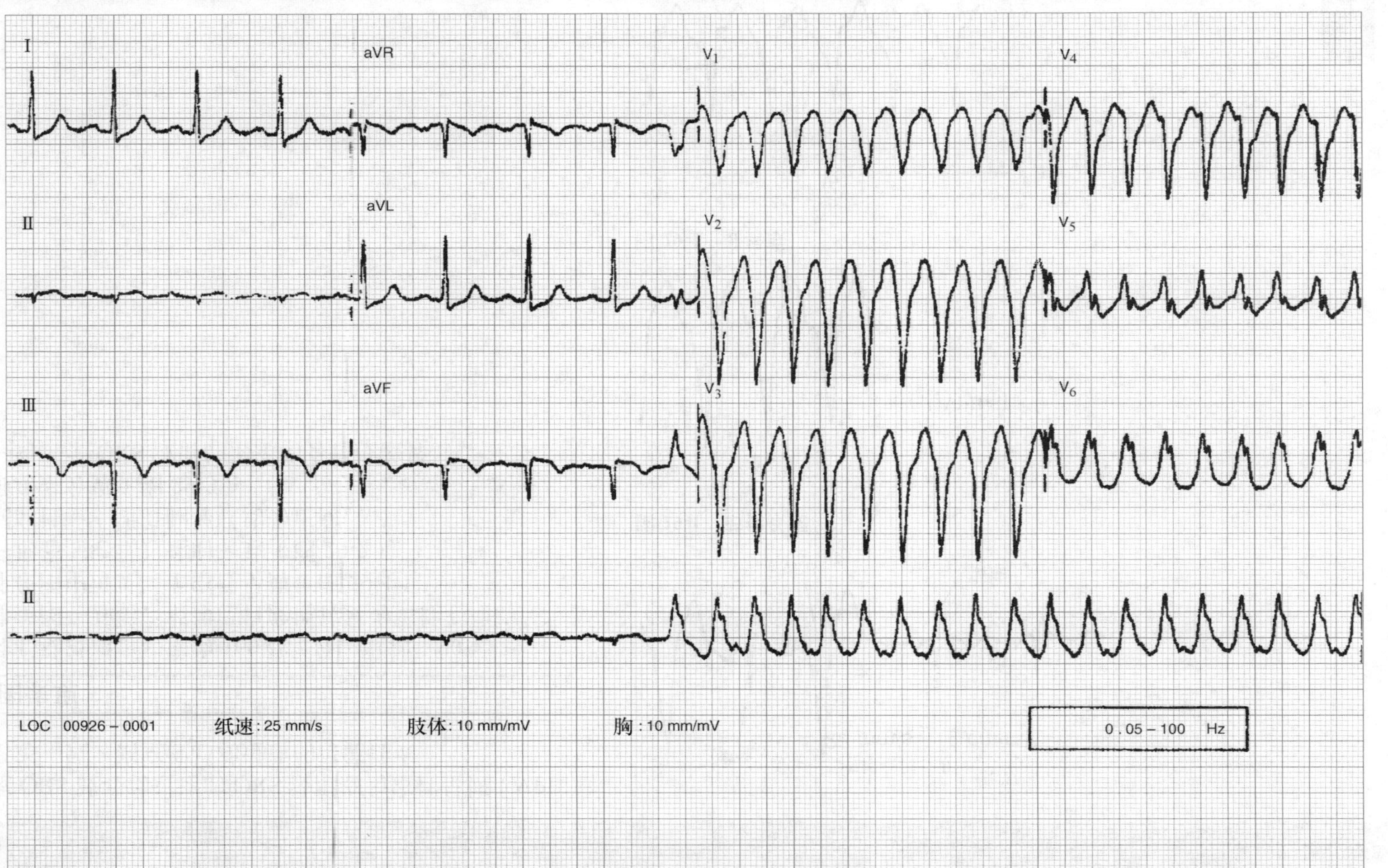

当宽 QRS 波心动过速发生在急性心肌梗死时，室性心动过速的可能性大。

心电图表现

- 窦性心律，频率为 100 次 / 分，在第 8 个 QRS 波后，变为单一形态的宽 QRS 波心动过速，心率变为 220 ~ 240 次 / 分（图 30-1）。
- 可疑房室分离，独立的心房活动（图 30-2）。
- 下壁心肌梗死的特点：
  ——在Ⅱ、Ⅲ和 aVF 导联可见深 Q 波、ST 段抬高和 T 波倒置（图 30-3）。
  ——在Ⅰ和 aVL 导联可见镜像性 ST 段压低（图 30-1）。

临床注解

该男性由于快速性室性心动过速引起血流动力学不稳定而接受了电复律治疗。当室性心动过速心室率慢时，患者常可耐受，甚至无任何症状。

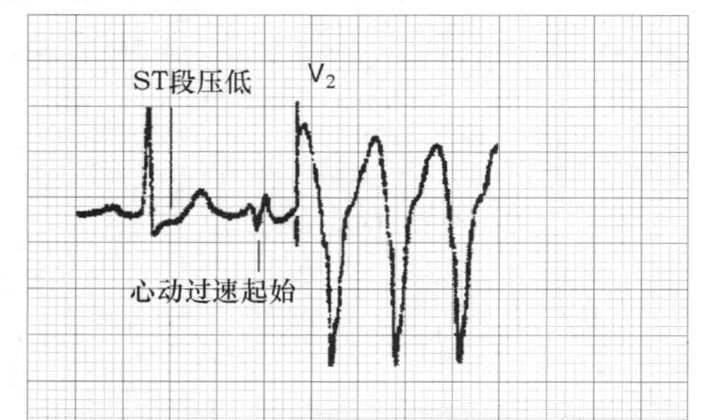

图 30-1　aVL 和 V_2 导联。出现宽 QRS 波心动过速

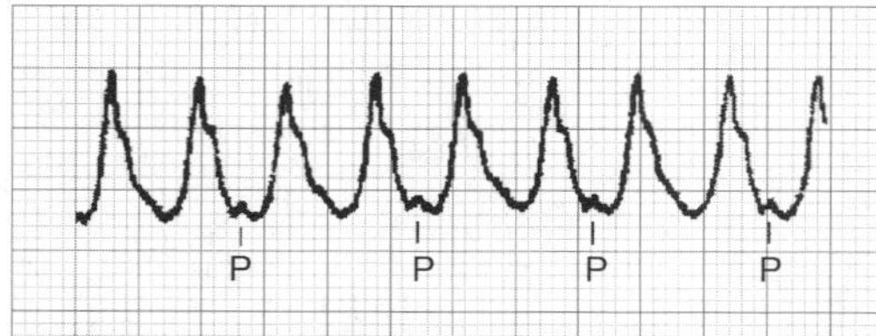

图 30-2　Ⅱ导联（节律条图）。可疑房室分离，心室率几乎是心房率的 2 倍

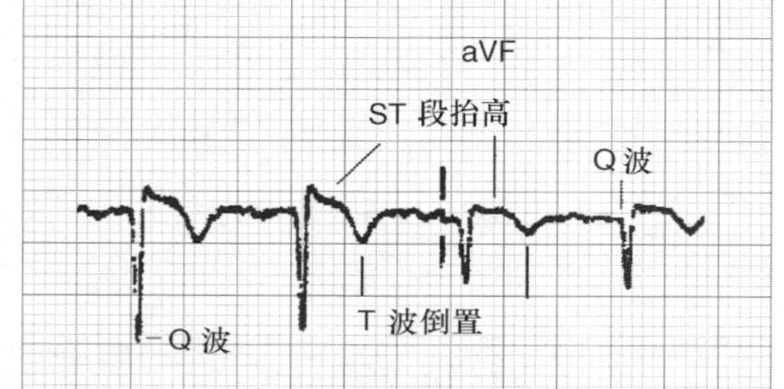

图 30-3　Ⅲ和 aVF 导联。下壁心肌梗死表现

病例 31

66 岁男性，压榨样胸痛

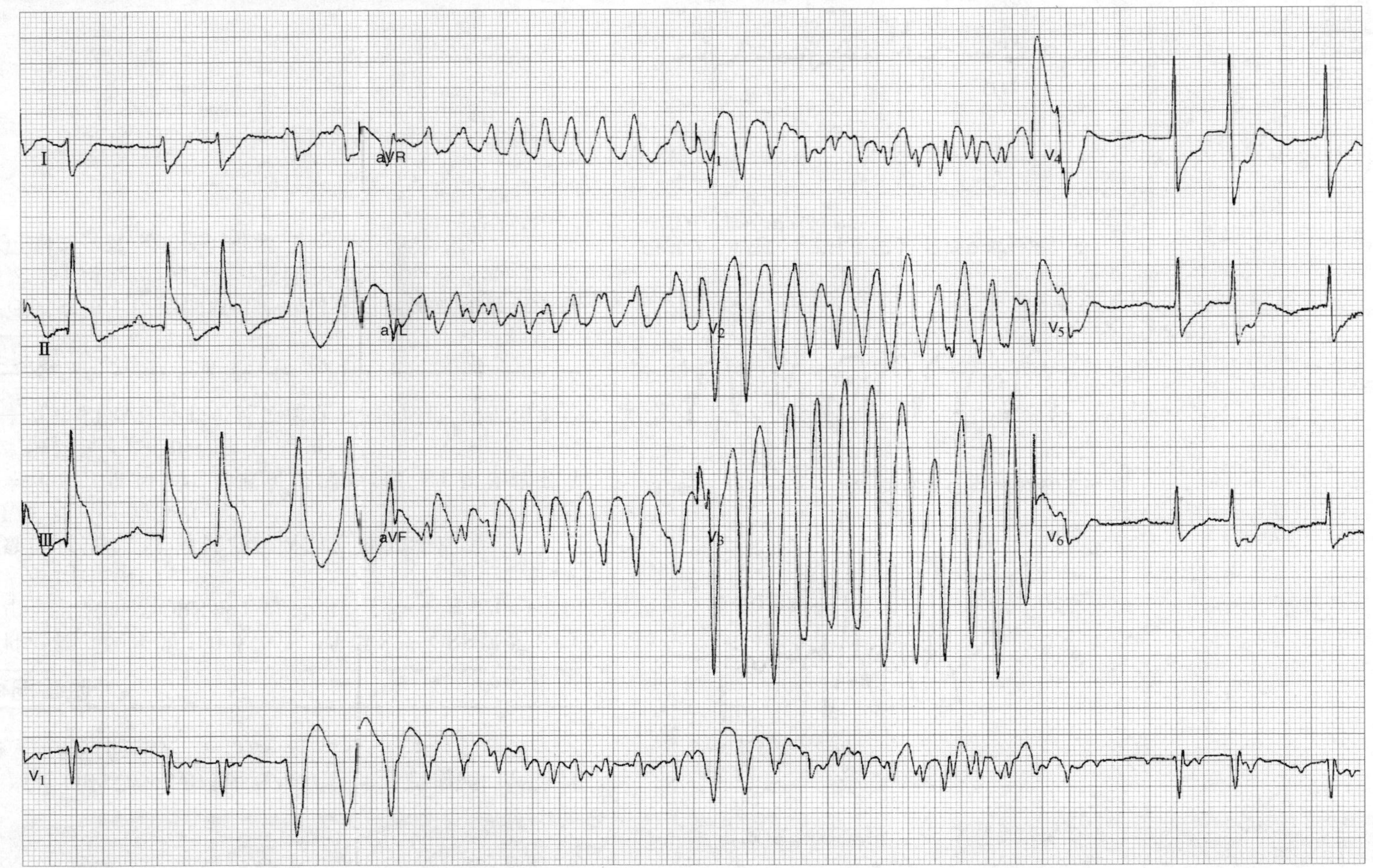

31 多形性室性心动过速

多形性室性心动过速是一种室性心动过速形式，很容易诊断。

- 多种 QRS 波形态，每一次搏动形态均与其前者不同。
- RR 间期不等。
- 频率为 150 ～ 300 次 / 分。

尖端扭转型室性心动过速是一种特殊形态的多形性室性心动过速，如病例 32 所示。

心电图表现

该心电图显示了同步心电记录的优势（注：在这份心电图中，V_1 导联被用作心律失常的诊断条图）。

- 潜在的节律（图 31-1）：
  ——可疑窦性心律伴心房异位搏动。
  ——心率为 80 次 / 分，电轴右偏，不完全性右束支传导阻滞图形。
  ——完全性房室传导阻滞。
- 急性下壁心肌梗死（图 31-2）：
  ——Ⅱ、Ⅲ导联 ST 段抬高。
  ——Ⅰ、V_4 ～ V_6 导联镜像性改变（ST 段压低）。
- 一阵多形性室性心动过速，持续 6 s（图 31-3）：
  ——多种形态。
  ——RR 间期不等。
  ——平均频率为 250 次 / 分。

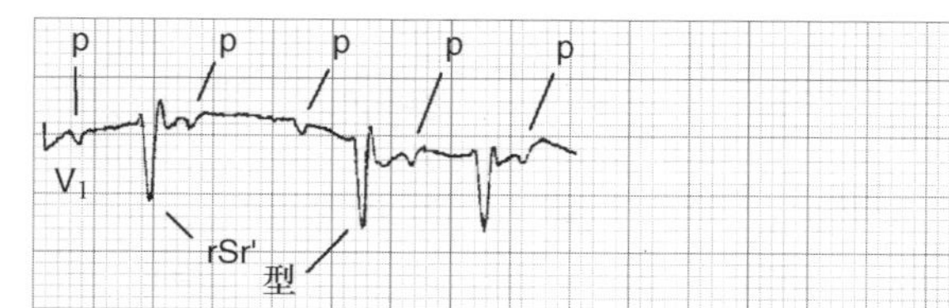

图 31-1 节律条图

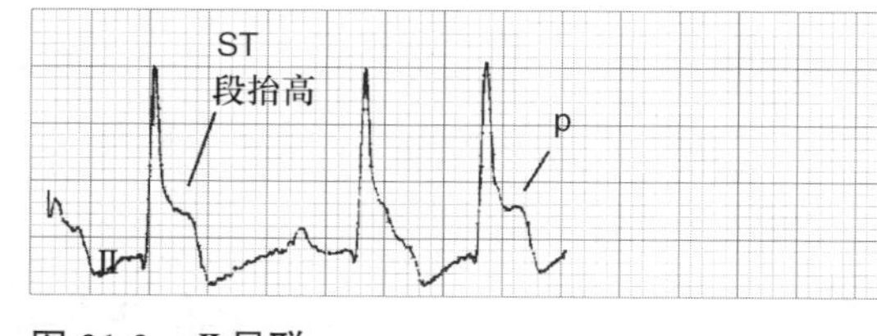

图 31-2 Ⅱ导联

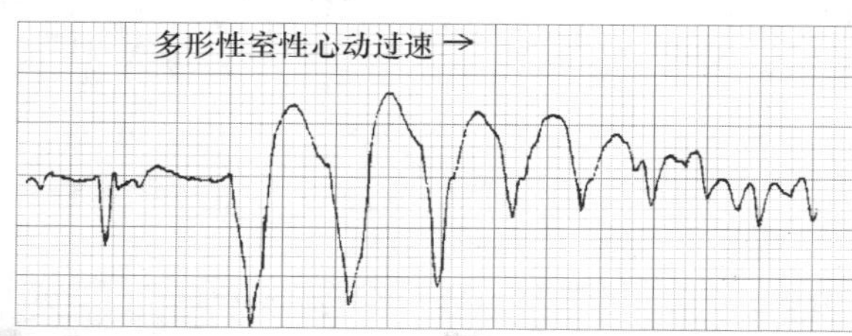

图 31-3 节律条图

多形性室性心动过速的原因

- ➔ 缺血性心脏病，特别是急性心肌梗死。
- ➔ 左室功能受损。
- ➔ 长 QT 间期。
- ➔ 电解质紊乱。
- ➔ 药物。
- ➔ 儿茶酚胺高敏感性。
- ➔ 可能发生于结构正常的心脏。

病例 32

35 岁女性，反复黑矇

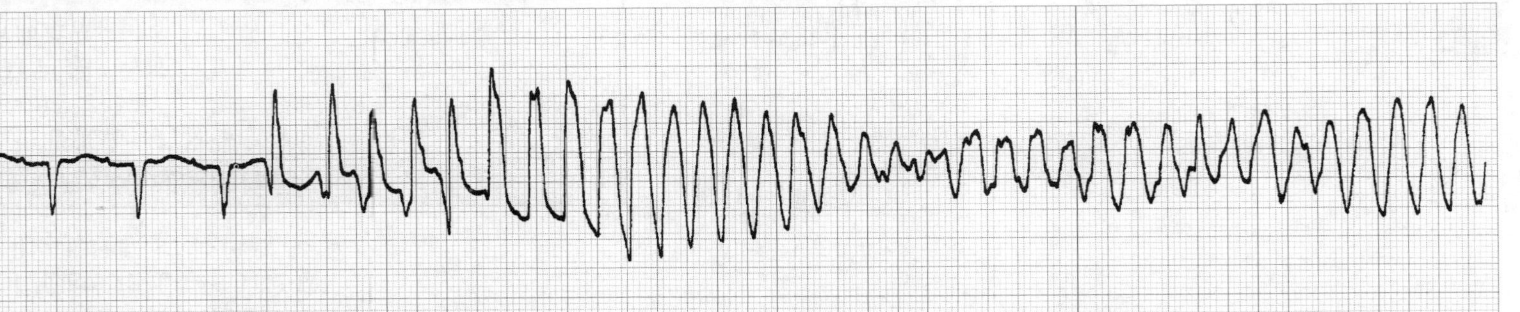

32　多形性室性心动过速——尖端扭转

一种常见的多形性室性心动过速，其电轴看起来像围绕着等电位线旋转（“尖端扭转”是一个芭蕾舞术语，意思是围绕着一个点旋转）。

尖端扭转型室性心动过速是通过形态来识别的，有许多可逆的因素，故其诊断很重要。

心电图表现

- 尖端扭转型室性心动过速由“R on T”现象引发（图 32-1）：
  ——一个室性早搏与 T 波同时发生。
- 每一个搏动的形态均不一致，但有重复性的特点。

尖端扭转型室性心动过速的原因

➔ 房室传导阻滞。
➔ 低钾血症。
➔ 低镁血症。
➔ 药物诱发的长 QT 间期：
——胺碘酮、索他洛尔。
——Ⅰ A 类抗心律失常药物。
——三环类抗抑郁药。
——特非那定联合酮康唑 / 伊曲康唑。
➔ 先天性长 QT 间期综合征。
➔ 其他原因导致的长 QT 间期：
——肥厚型心肌病。
——蛛网膜下腔出血。
——黏液水肿。

- 潜在的窦性心动过速，校正的 QT 间期延长：
  ——RR 间期 =560 ms。
  ——QT 间期 =360 ms。
  ——校正的 QT 间期 =470 ms（正常小于 440 ms）。

临床注解

该年轻女性因为指甲感染，给予酮康唑治疗。在药物治疗期间她出现了花粉症，并在当地药店购买了特非那定。

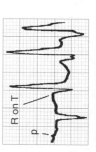

图 32-1　室性心动过速开始

病例 33

65 岁男性，电生理检查中

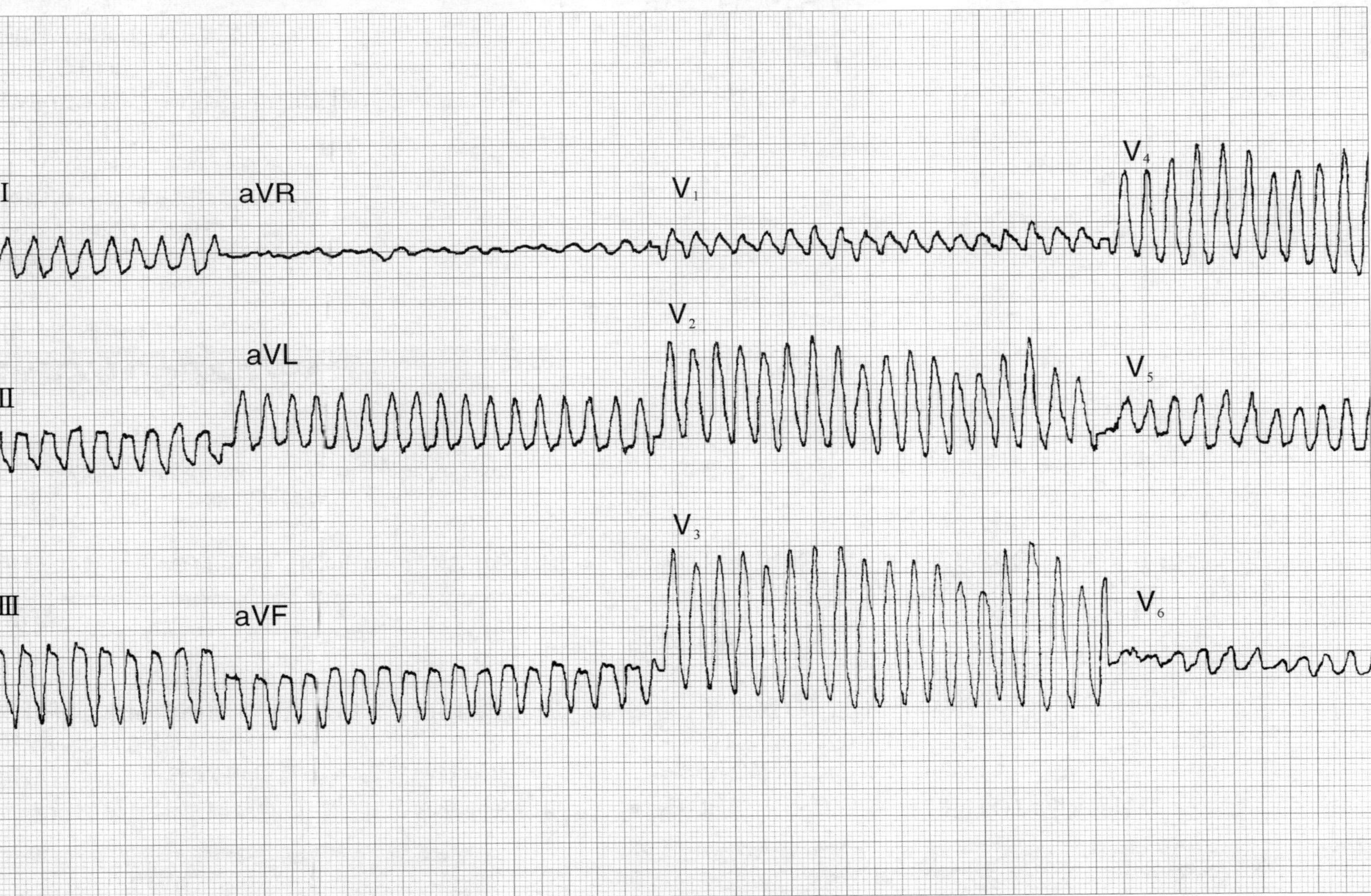

33 心室扑动

这是另一种特殊形式的室性心动过速，其频率及形态具有特征性。

- 极快、规则的宽 QRS 波心动过速。
- 频率达 300 次 / 分或更高。
- 单一形态的正弦波：
  ——QRS 波与 T 波无法区分。

心电图表现

- 心室扑动，频率为 300 ～ 340 次 / 分，电轴左偏。
- 特征性的形态（图 33-1）：
  ——正弦波。
  ——QRS 波与 T 波无法鉴别。
  ——无法清楚地区分一个 QRS 波群终止与下一个 QRS 波起始的位置。
  ——图形如颠倒看仍一样。

临床注解

心室扑动常是短暂的，伴随着血压的下降，并会进展为心室颤动。

该男性开始服用盐酸胺碘酮（可达龙），再测试则无法诱发出持续性室性心动过速。

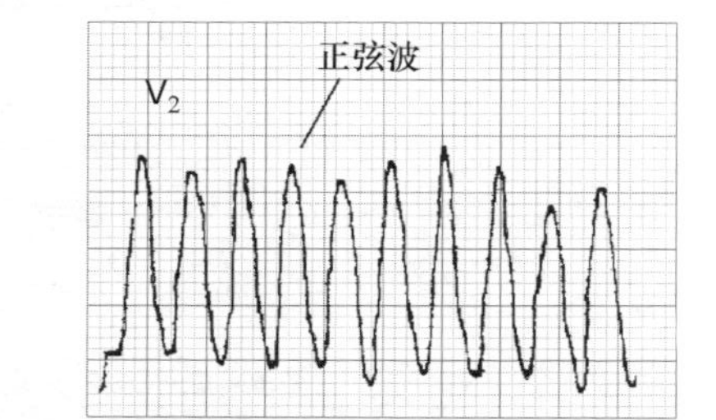

图 33-1　V_2 导联

病例 34

60 岁男性，胸痛伴意识丧失

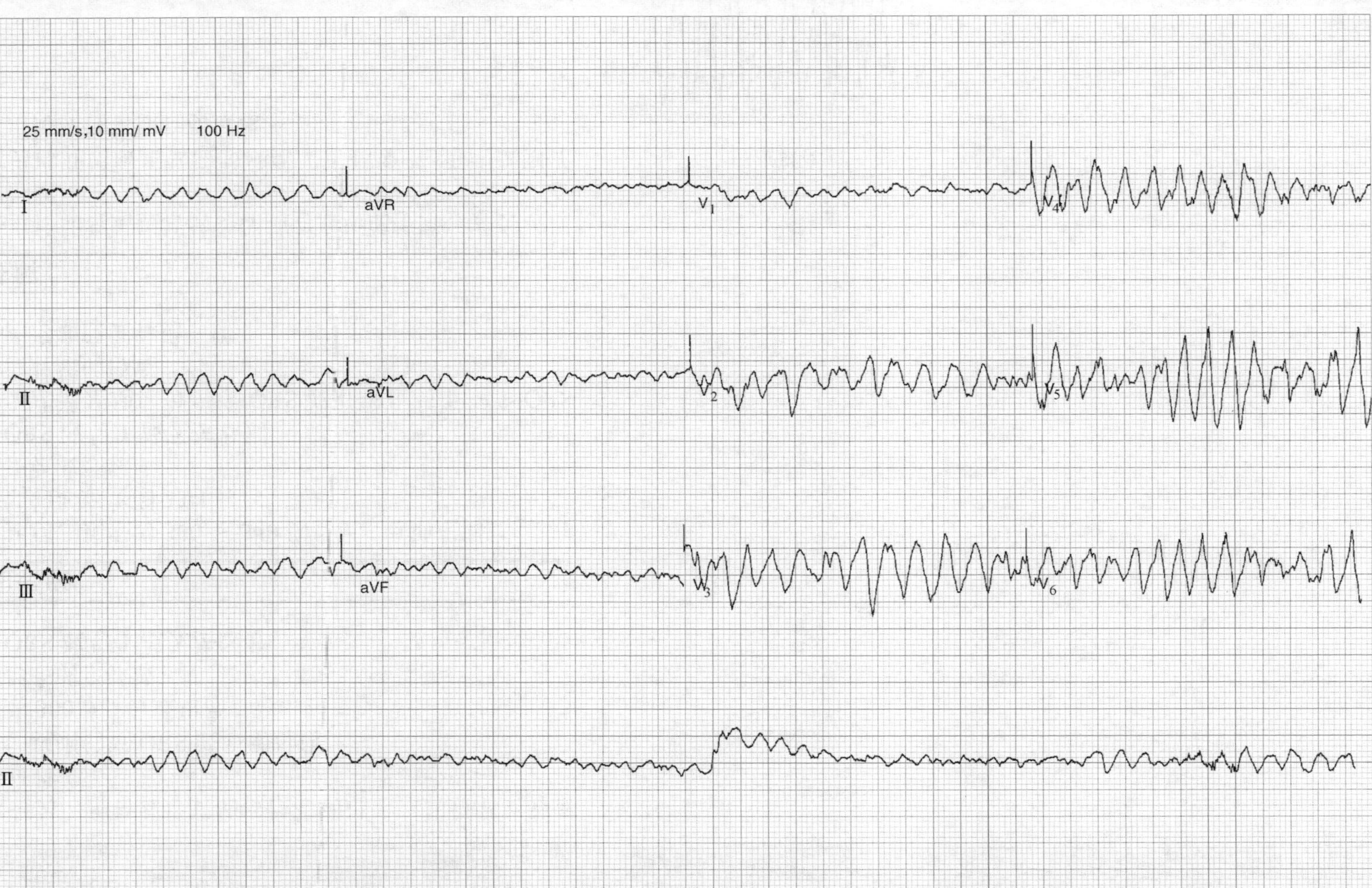

34 心室颤动（VF）

- 完全无序且波形奇特的电活动。
- 基线波动而无规律。

心电图表现

- 心室颤动（图 34-1）。
- 有与尖端扭转型室性心动过速类似的形态（图 34-2）：
  ——心室颤动由许多小折返环病灶组成；其中一个折返环变大时一种形态即可能形成，但它总是短暂而局灶性的。

临床注解

该男性在做心电图时晕倒！经电除颤及心肌梗死治疗后存活。

当用 12 导联心电图记录到心室颤动时，容易使医生误认为这个患者仍较稳定。心电图记录总应该结合临床表现来解释。

显而易见，不应总用 12 导联心电图来记录心室颤动！

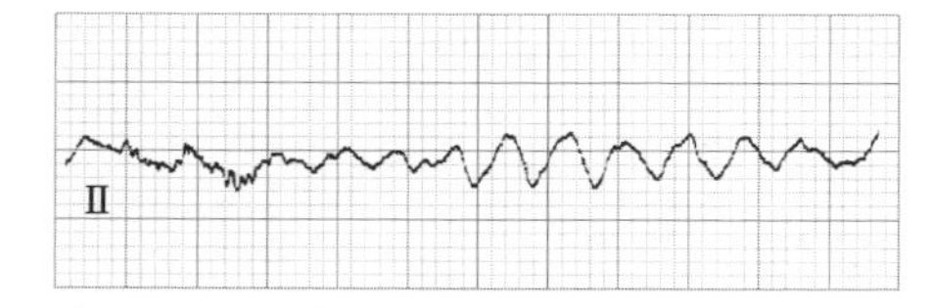

图 34-1　II 导联

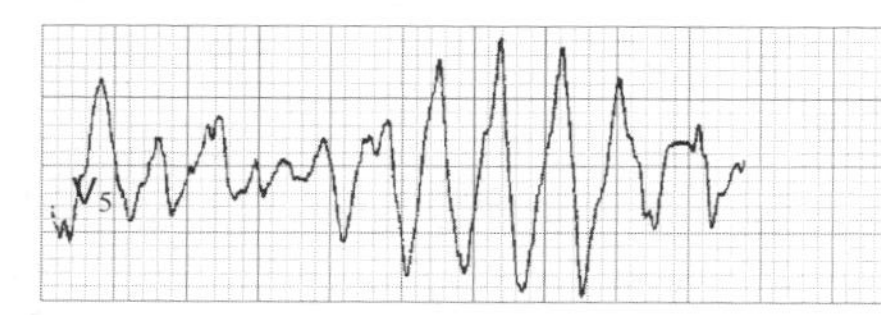

图 34-2　V_5 导联

束支传导阻滞

病例 35

75 岁女性，肺炎

35 右束支传导阻滞（RBBB）

- QRS 波时限≥ 120 ms（3 个小格）。
- V_1 导联出现 R′波。
- 其他特征：
  ——侧壁导联（V_4 ～ V_6、Ⅰ和 aVL）出现粗钝的 S 波。
  ——T 波方向与 QRS 波终末方向相反，间隔导联（V_1 ～ V_3）可见 T 波倒置。

心电图表现

- 窦性心动过速，心率为 114 次 / 分，电轴不偏。
- RBBB 诊断特征（图 35-1）：
  ——宽 QRS 波，时限 145 ms。
  ——V_1 导联出现 R′波，呈 rSR′型。
- RBBB 其他特征：
  ——T 波倒置（图 35-1）。
  ——粗钝的 S 波（图 35-2）。
- V_1 导联 P 波终末呈负向（图 35-1）：
  ——可能存在左房异常。

右束支传导阻滞的原因

→ 可能出现在无心脏病者。
→ 传导纤维退行性改变。
→ 缺血性心脏病。
→ 高血压。
→ 心肌病。
→ 先天性心脏病：
  ——房间隔缺损。
  ——法洛四联症。
→ 急性大面积肺栓塞。

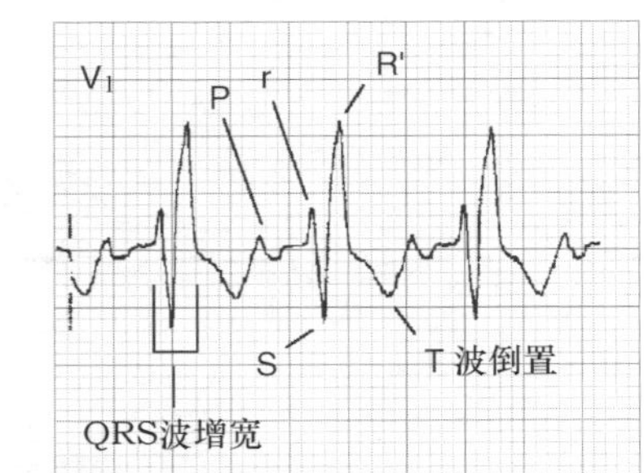

图 35-1 V_1 导联

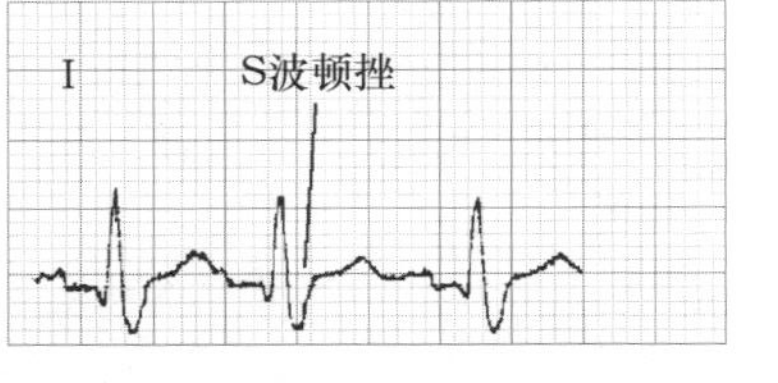

图 35-2 Ⅰ导联

病例 36

29 岁健康男性

I aVR V_1 V_4

II aVL V_2 V_5

III aVF V_3 V_6

II

LOC 00006 – 0006 纸速：25 mm/s 肢体：10 mm/mV 胸：10 mm/mV

50 ∿ 0.5 – 150 Hz W

- QRS 波时限 <120 ms（3 个小格）。
- 右束支传导阻滞程度增加时 V_1 和 V_2 导联呈现以下特征：
  ——S 波深度降低。
  ——S 波升支顿挫。
  ——顿挫后出现 r′ 波。
  ——QRS 波呈 rSr′ 型。

心电图表现

- 窦性心律，心率为 66 次 / 分，QRS 波电轴偏左但在正常范围内。
- QRS 波时限约 100 ms（2.5 个小格）。
- V_1 导联 S 波升支有顿挫（图 36-1）。

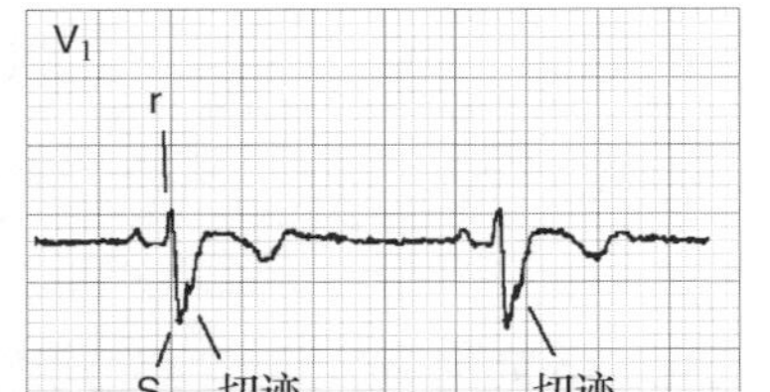

图 36-1　S 波切迹

病例 37

85 岁男性，左心衰竭

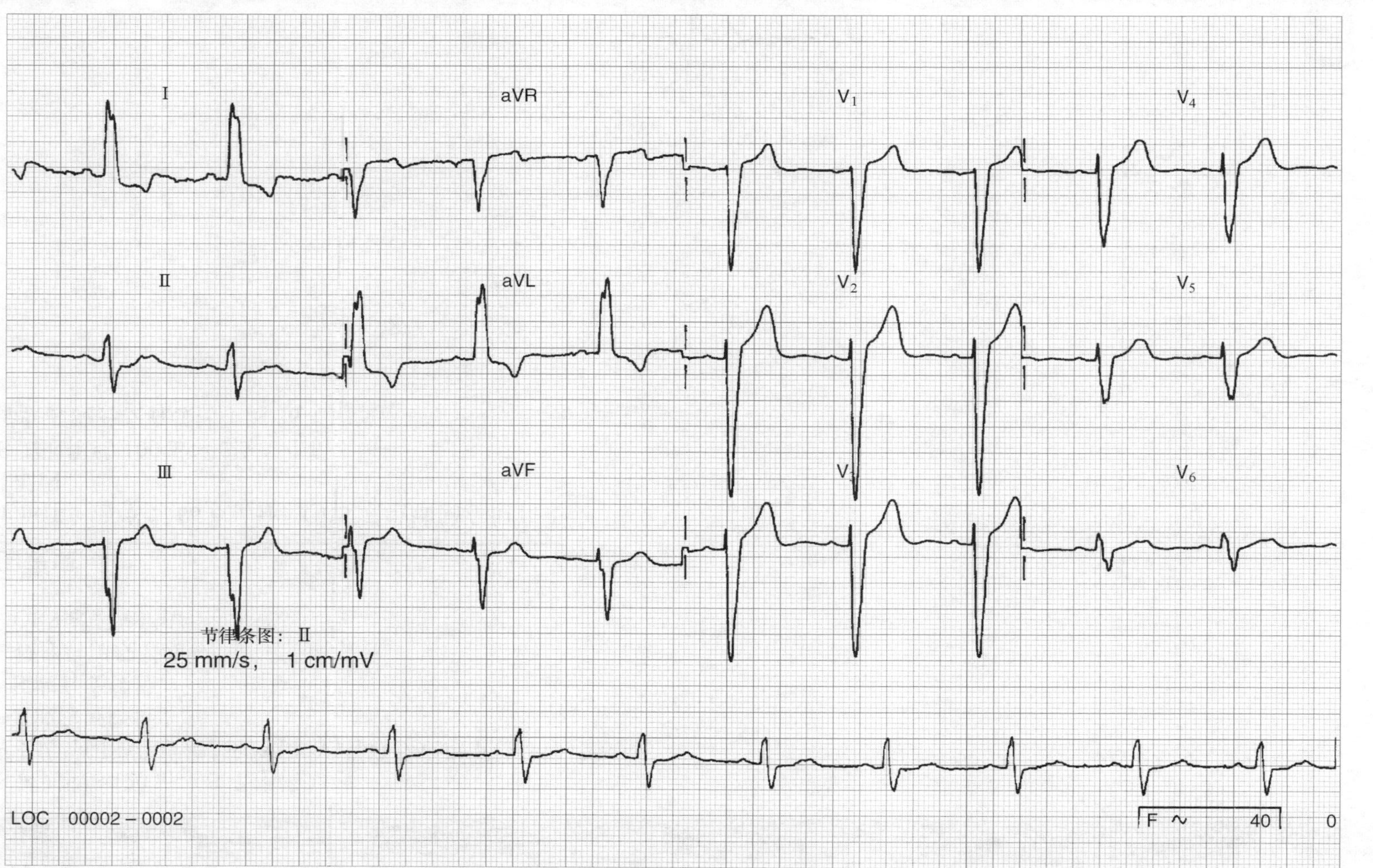

- QRS 波时限≥ 120 ms（3 个小格）。
- V_1 导联无 R′波。
- 侧壁导联（V_5、V_6、Ⅰ和 aVL）无 Q 波。
- 继发性 ST-T 改变：
  ——ST 段改变，和 QRS 波主波方向相反。
  ——与 ST 段方向一致的 T 波改变。

这些心电图表现可能会掩盖早期急性心肌梗死的改变。

心电图表现

- 窦性心律，心率为 66 次 / 分。
- LBBB 诊断特征（图 37-1）：
  ——宽 QRS 波，时限 135 ms。
  ——V_1 导联中无 R′波。
  ——侧壁导联无 Q 波。
- LBBB 的其他特征：
  ——V_1 ～ V_4 导联 ST 段抬高（图 37-2）。

左束支传导阻滞、左前分支阻滞或左后分支阻滞的原因
➔缺血性心脏病。
➔高血压。
➔传导纤维退行性改变。
➔主动脉瓣钙化、狭窄。
➔充血性心肌病或肥厚型心肌病。
➔先天性心脏病。
➔心脏术后。

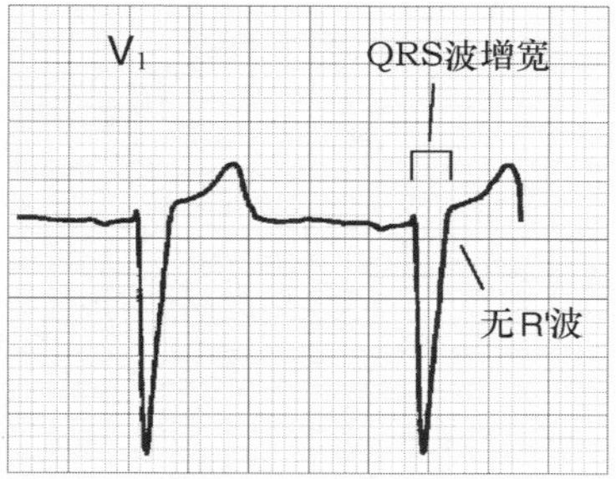

——Ⅰ和 aVL 导联 T 波倒置（图 37-3）。
- 电轴左偏－30°。

LBBB 本身不会引起 QRS 波电轴改变。LBBB 合并电轴左偏常常提示存在更广泛的传导系统疾病，累及左束支近端和左前分支远端。因此，长期预后较差。

图 37-1　V_1 导联

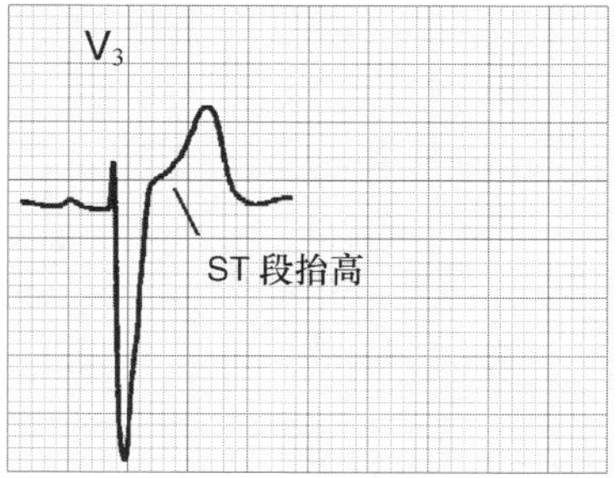

图 37-2　继发性 ST 段抬高

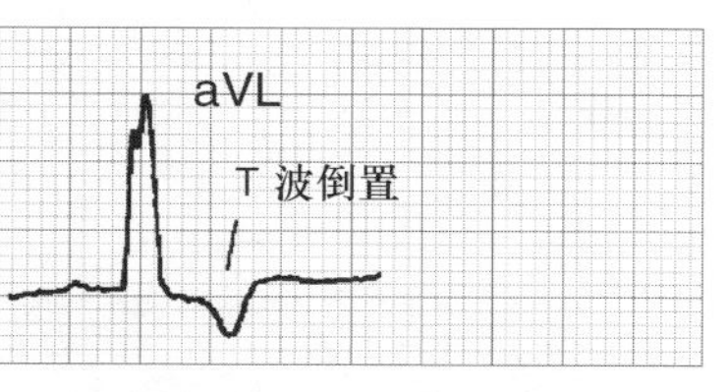

图 37-3　继发性 T 波倒置

病例 38

56 岁男性，二尖瓣疾病

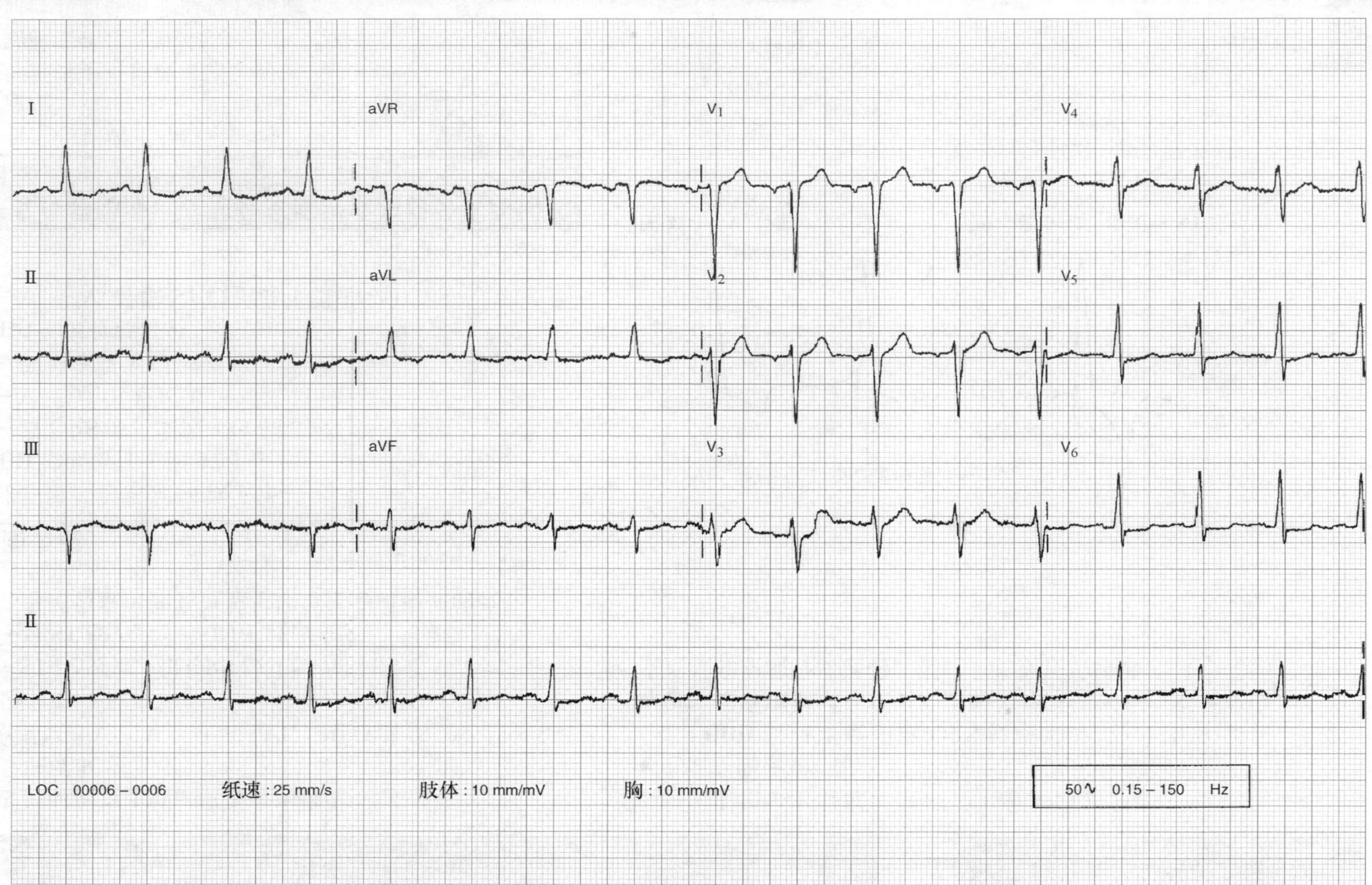

- QRS 波时限< 120 ms（3 个小格）。
- 左束支传导阻滞程度增加时呈现以下特征：
  ——V_5 和 V_6 导联无 q 波。
  ——Ⅰ和 aVL 导联 R 波顿挫。
  ——V_1 ～ V_3 导联 R 波递增不良。
  ——V_6、Ⅰ和 aVL 导联 T 波倒置。
  ——V_6、Ⅰ和 aVL 导联 QRS 波呈现 RsR′型。

心电图表现

- 窦性心律，心率为 100 次 / 分，电轴不偏。
- QRS 波时限约 100 ms（2.5 个小格）。
- aVL 导联 R 波顿挫（图 38-1）。
- V_1 导联 P 波终末呈负向（图 38-2）：
  ——提示可能存在左心房异常。

临床注解

该男性患者超声心动图提示存在二尖瓣反流和明显左心室扩大。

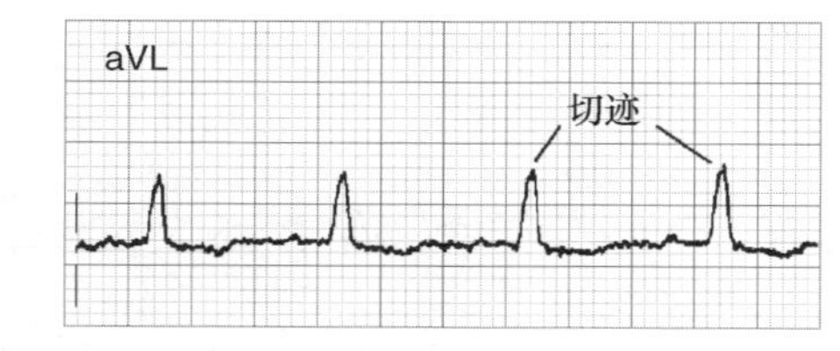

图 38-1　aVL 导联

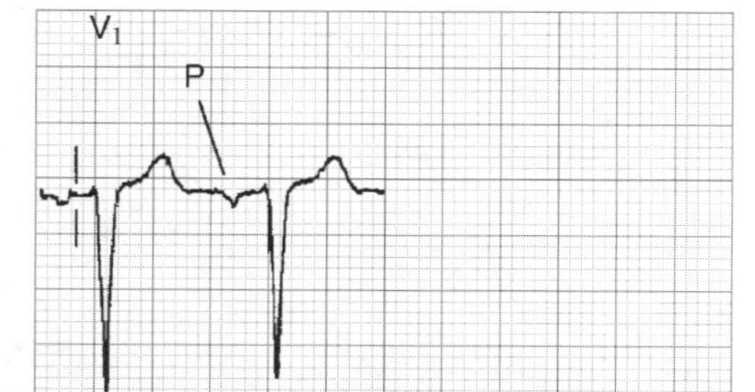

图 38-2　V_1 导联

病例 39

48 岁男性，溃疡性结肠炎，术前检查

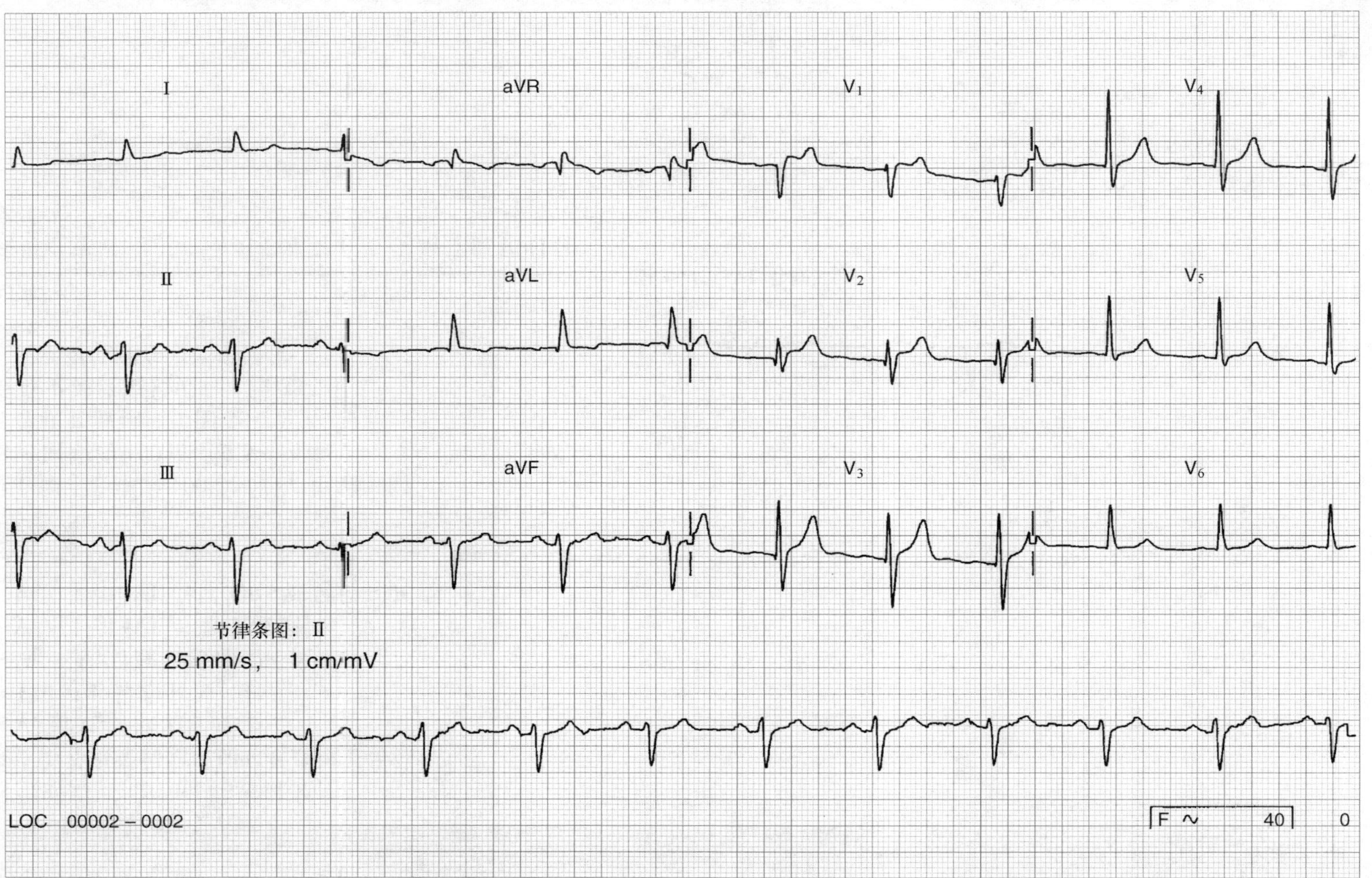

39 左前分支阻滞

- 电轴左偏超过－30°。
- 下壁导联Ⅱ、Ⅲ和 aVF 起始为 r 波。
- 没有其他导致电轴左偏的原因。
- 其他特征：
  ——Ⅰ和 aVL 导联起始 q 波明显。
  ——aVR 和 aVL 导联终末粗钝 r 波。
  ——V_5 和 V_6 导联起始 q 波消失。
  ——Ⅰ和 aVL 导联 T 波低平或倒置。

心电图表现

- 窦性心律，心率为 72 次 / 分。
- 左前分支阻滞诊断特征：
  ——电轴左偏约－60°（图 39-1）。
  ——下壁导联起始 r 波（图 39-2）。

电轴左偏的原因

→ 左前分支阻滞。
→ 左心室肥大（一般不超过－30°）。
→ Wolff-Parkinson-White 综合征。
→ 下壁心肌梗死 Q 波形成。
→ 高钾血症。
→ 三尖瓣闭锁。
→ 原发孔型房间隔缺损。
→ 人工心脏起搏。
→ 肺气肿。
→ 左冠状动脉注射造影剂。

- 左前分支阻滞的其他特征：
  ——aVR 导联终末 r 波粗钝。
  ——V_5 和 V_6 导联起始 q 波消失。
  ——aVL 导联 T 波倒置（图 39-3）。

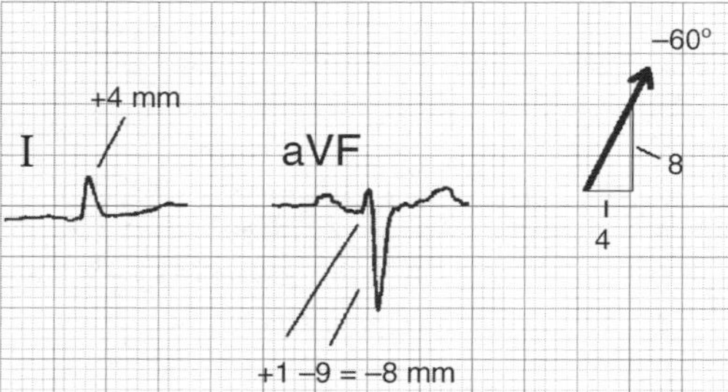

图 39-1 电轴左偏

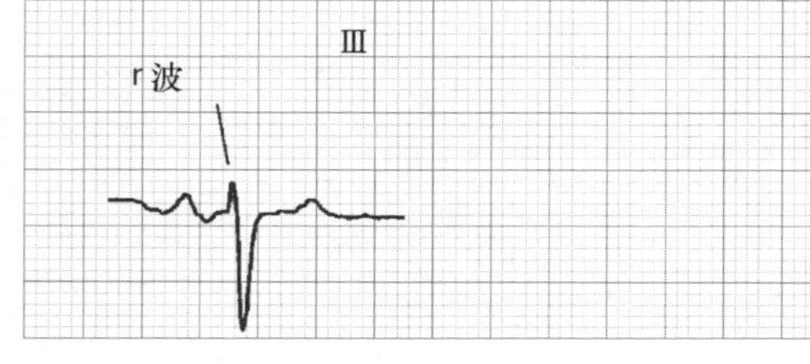

图 39-2 起始 r 波

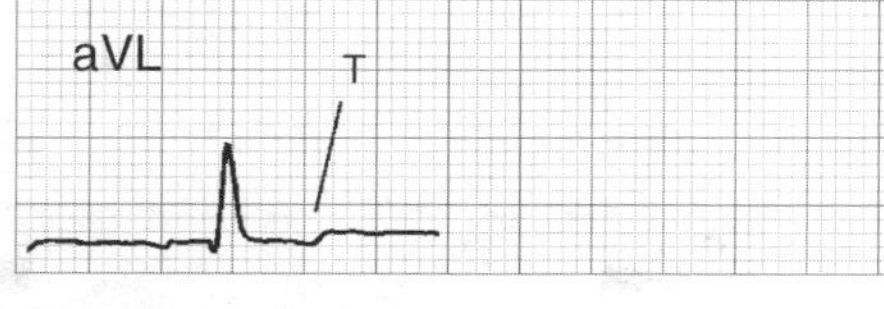

图 39-3 T 波倒置

病例 40

63 岁男性，左心衰竭

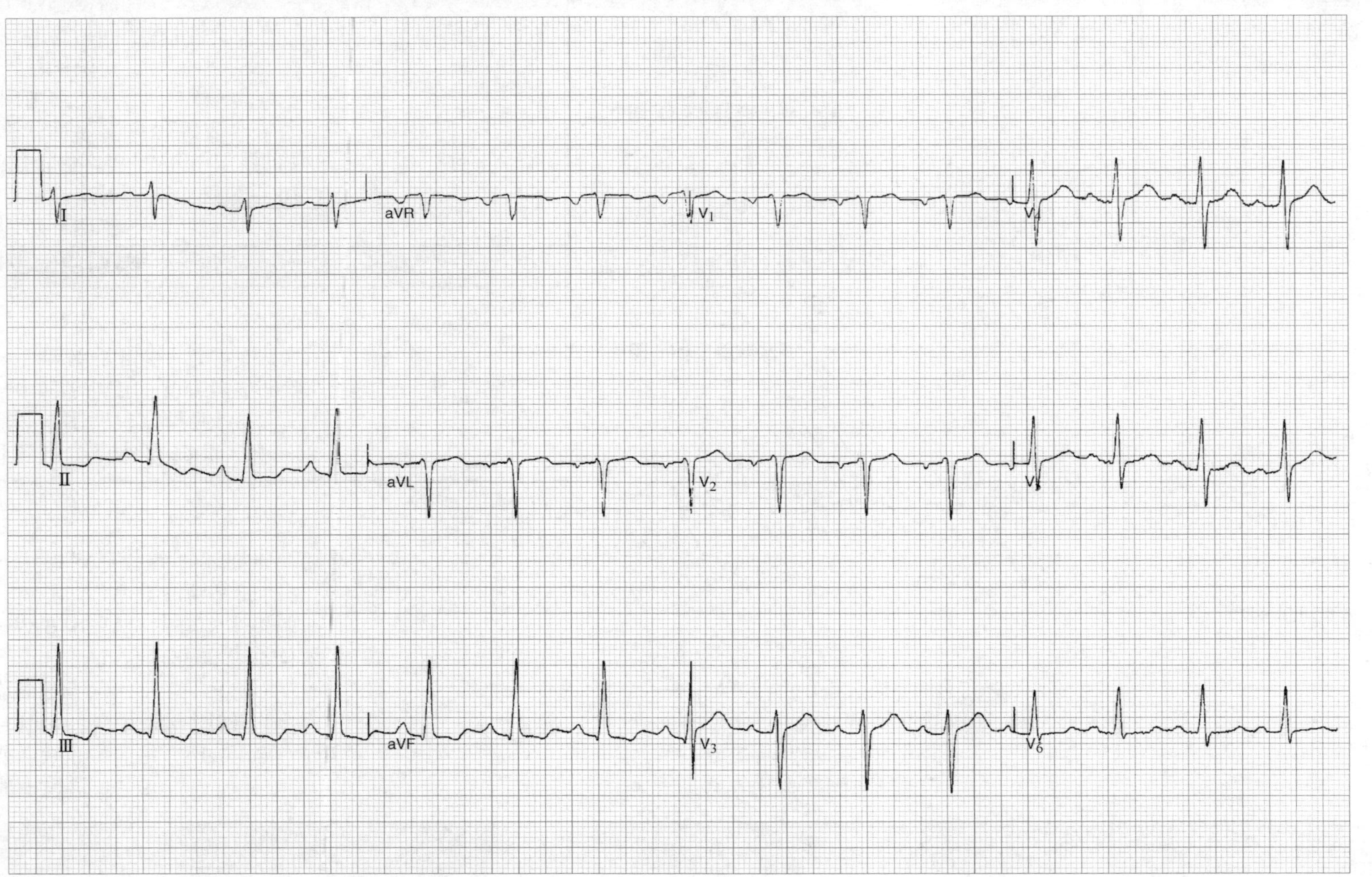

单纯的 12 导联心电图不能确诊左后分支阻滞，需要参考既往的心电图记录和临床信息。左后分支阻滞常见于有明显左心室疾病的患者。

- 电轴为 90°～120°。
- 下壁导联Ⅱ、Ⅲ和 aVF 起始向量为负向。
- 不存在导致电轴右偏的其他原因。
- 其他特征：
  ——QRS 波群轻度增宽。
  ——下壁导联出现继发性 T 波改变（倒置）。

左后分支阻滞可以出现“S_{I} Q_{III} T_{III}”的图形，但是与急性肺栓塞的心电图相比 QRS 波群振幅更大，以此可以鉴别（病例 90）。

心电图表现

- 窦性心律，心率为 90 次 / 分。
- 提示左后分支阻滞的特征：
  ——电轴右偏＋110°（图 40-1）。
  ——下壁导联Ⅱ、Ⅲ和 aVF 起始向量为负向（q 波）（图 40-2）。
  ——下壁导联 T 波倒置。
- 不完全性左束支传导阻滞的特征：
  ——V_5 和 V_6 导联起始无 q 波。
  ——QRS 波群轻度增宽。
- V_1 导联 P 波呈负向，提示左心房异常：
  ——左心房异常同时合并左心室高电压改变提示可能存在左心室肥大。

电轴右偏的原因

- ➔ 左后分支阻滞。
- ➔ 儿童及高瘦成人的正常心电图改变。
- ➔ 右心室肥大。
- ➔ 慢性肺部疾病合并或不合并肺动脉高压。
- ➔ 严重的左心室疾病。
- ➔ 前侧壁心肌梗死。
- ➔ 肺栓塞。
- ➔ 房间隔缺损。
- ➔ 室间隔缺损。

临床注解

该男性患者临床和超声心动图均无右心室肥大的证据，没有下壁心肌梗死或者慢性肺病病史。

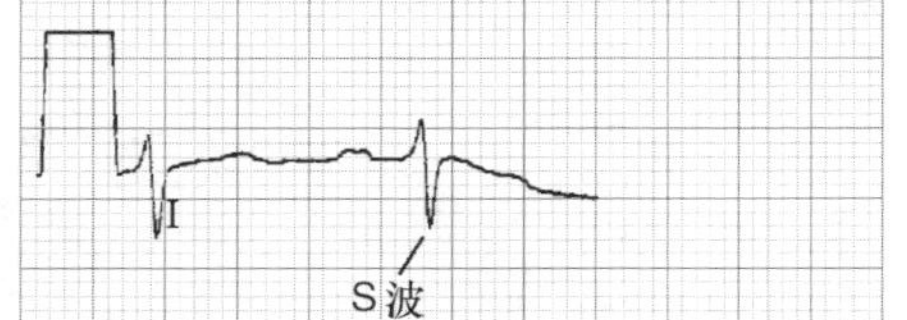

图 40-1　I 导联负向

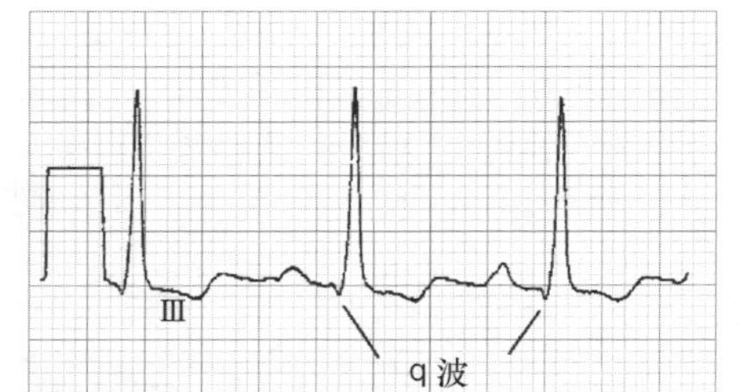

图 40-2　Ⅲ导联

病例 41

70 岁女性，卒中

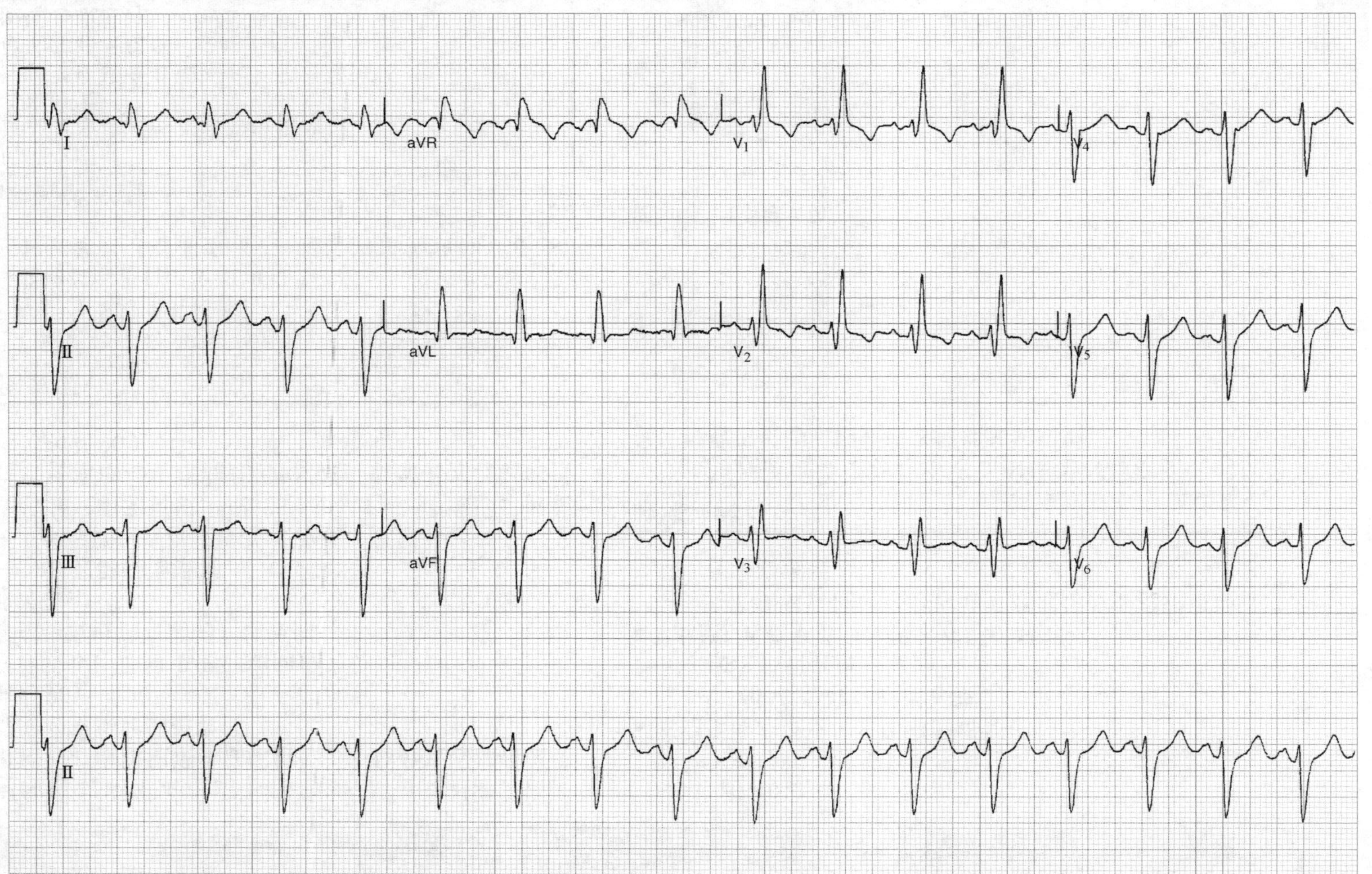

- QRS 波时限≥ 120 ms（3 个小格）。
- V_1 导联出现 R′波。
- 电轴左偏超过－30°。
- 下壁导联Ⅱ、Ⅲ和 aVF 起始为 r 波。
- 无导致电轴左偏的其他原因。

心电图表现

- 窦性心动过速，心率为 108 次 / 分。
- RBBB 特征：
  ——QRS 波群时限接近 140 ms，V_1 导联呈 rsR′型（图 41-1）。
  ——V_1 和 V_2 导联 T 波倒置（图 41-1）。
- 左前分支阻滞的特征：
  ——电轴异常左偏－80°（图 41-2）。
  ——下壁导联起始为 r 波（图 41-3）。
- V_1 导联 P 波终末呈负向（图 41-1）：
  ——提示可能存在左心房异常。

临床注解

该女性患者偶然发现以下心电图表现。同时存在 RBBB 和左后分支阻滞（也称为双分支阻滞）有可能进展为完全性心脏传导阻滞。

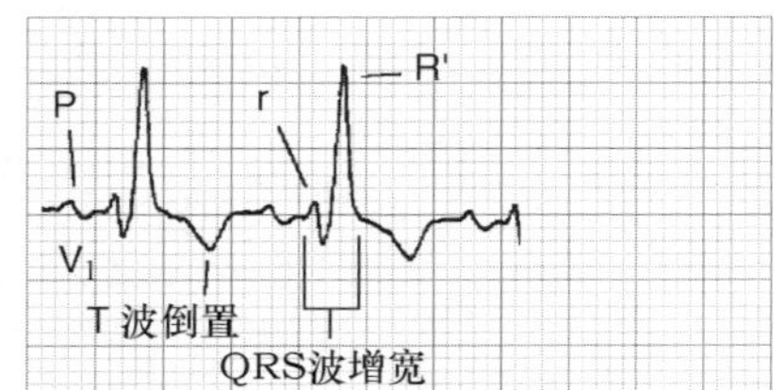

图 41-1　RBBB 特征

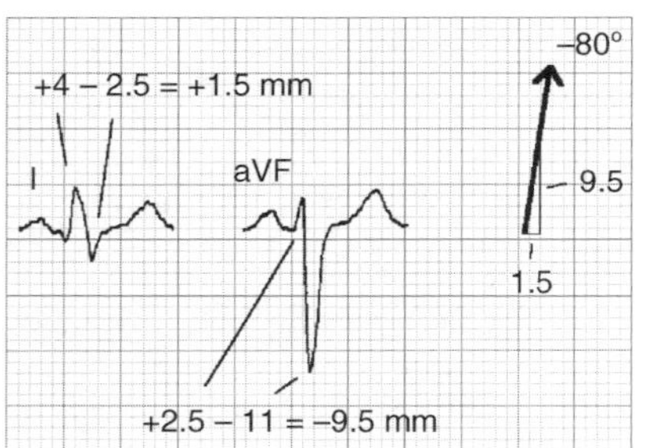

图 41-2　电轴左偏

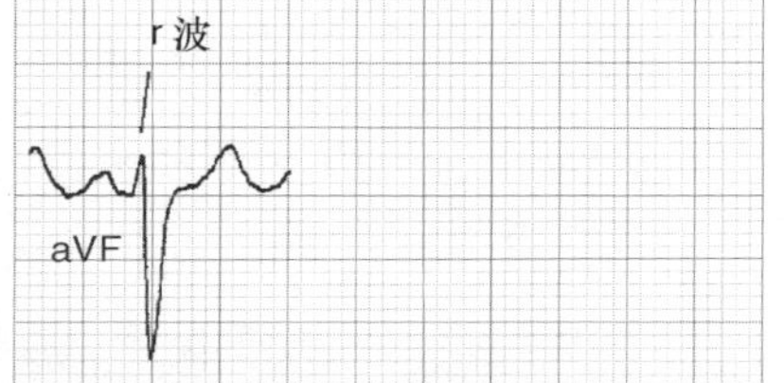

图 41-3　下壁导联

病例 42

68 岁男性，晕厥史

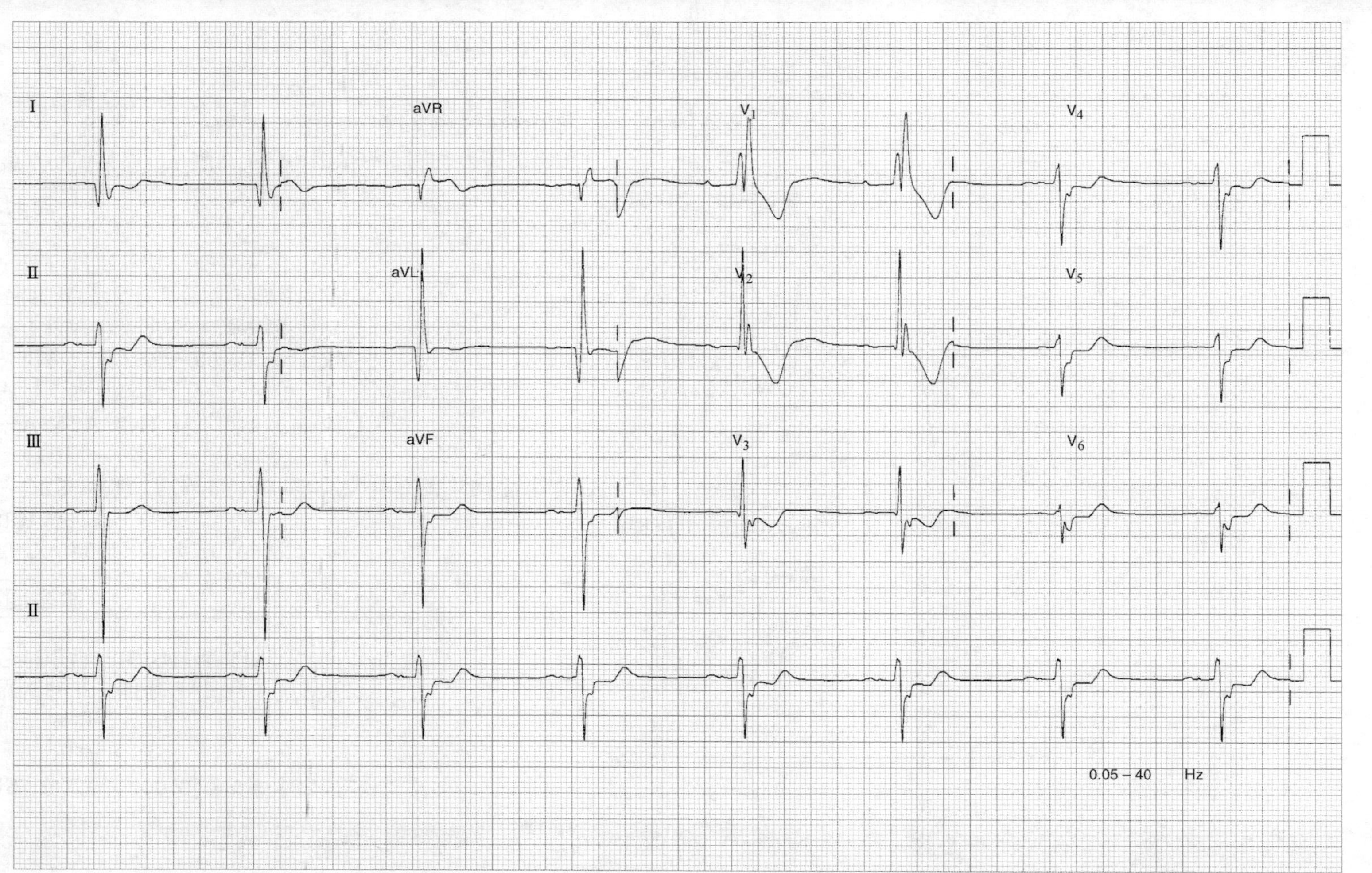

42　右束支传导阻滞（RBBB）合并左前分支阻滞和长 PR 间期（三分支阻滞）

- QRS 波群时限≥ 120 ms（3 个小格）。
- V_1 导联出现 R′波。
- 电轴左偏超过－30°。
- 下壁导联Ⅱ、Ⅲ和 aVF 起始为 r 波。
- 无导致电轴左偏的其他原因。
- PR 间期 >200 ms（5 个小格）。

心电图表现

- 窦性心律，心率为 72 次 / 分。
- RBBB 特征：
  ——QRS 波群时限接近 135 ms，V_1 导联呈 rsR′型（图 42-1）。
- 左前分支阻滞特征：
  ——电轴左偏－50°。
  ——下壁导联Ⅱ、Ⅲ和 aVF 起始为 r 波（图 42-2）。
- 一度房室传导阻滞特征：
  ——PR 间期延长，时限 240 ms（图 42-1）。

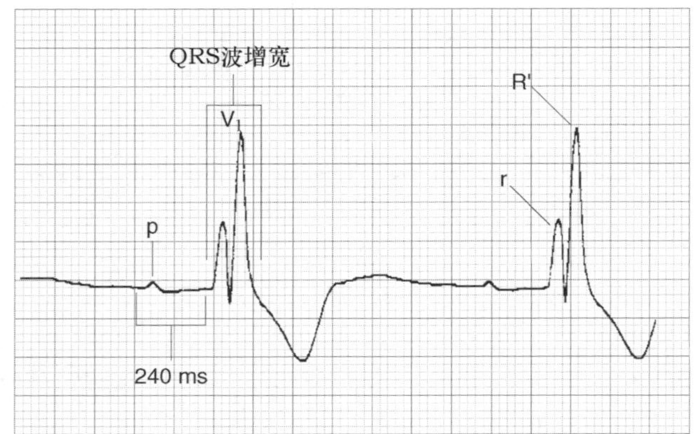

图 42-1　**RBBB 和长 PR 间期的特征**

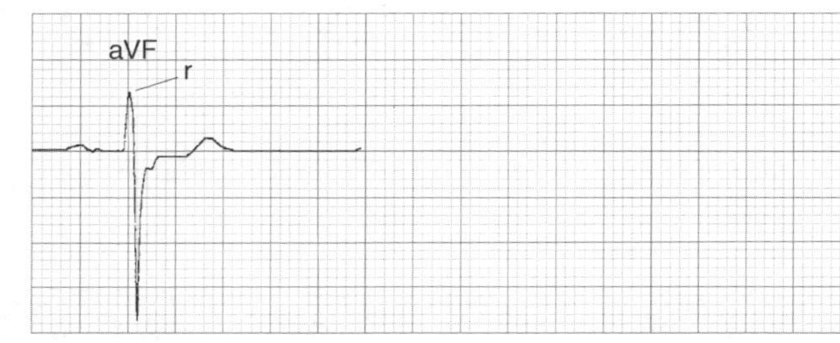

图 42-2　**下壁导联**

临床注解

心电图发现三分支阻滞常常提示传导系统存在广泛病变。PR 间期的延长不一定是第三分支（此患者中的左后分支）阻滞的特异表现，可以由其他原因引起，电生理检查常常对鉴别有所帮助。然而，三分支阻滞并出现晕厥的患者进展为完全性心脏传导阻滞的风险更高。此患者最终接受了起搏治疗。

病例 43

74 岁女性，因宽 QRS 波心动过速入院

I aVR V_1 V_4

II aVL V_2 V_5

III aVF V_3 V_6

II

LOC 00000 – 0000 纸速：25 mm/s 肢体：10 mm/mV 胸：10 mm/mV

50 ∿ 0.15 – 150 Hz

- 有时束支传导阻滞的程度有时间依赖性，RR 间期短时更容易产生差异性传导。

心电图表现

- 窦性心律，频发房性早搏。
- 心室率在 75 ～ 130 次 / 分，电轴正常。

　　这份心电图从左至右记录了 10 s。下面节律条图中Ⅱ导联的记录与上面导联同步，为发现异常提供了线索。

- 时相性室内差异性传导（图 43-1）：
  ——第 1、第 2、第 4 和第 5 个 QRS 波群为室上性的。
  ——每个 QRS 波群之前均有 P 波。
  ——第 3 个 QRS 波群不确定。
  ——短 RR 间期常与 QRS 波群增宽有关。
- 其他部分也可见时相性差异性传导（图 43-2）。

临床注解

　　急救车心电图记录显示心房扑动合并完全性左束支传导阻滞。

差异性传导的原因

➔ 永久性：
——束支传导阻滞。
——心室预激。
➔ 频率依赖性：
——快频率依赖性差异性传导（见本例）。
——慢频率依赖性差异性传导。

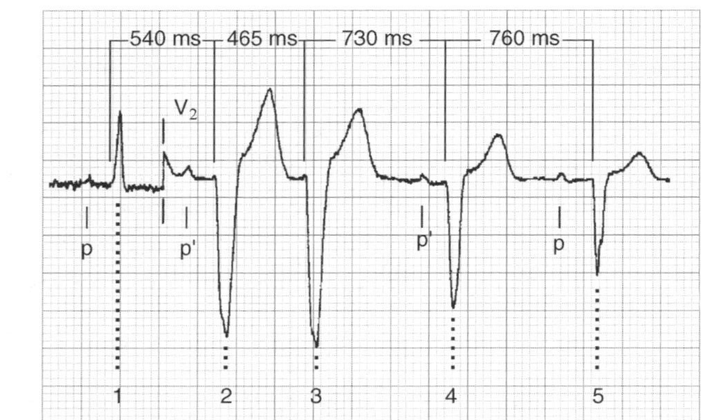

图 43-1　V_2 导联

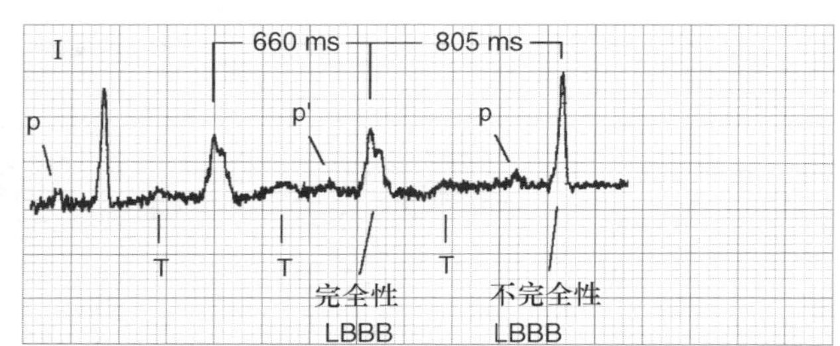

图 43-2　I 导联。LBBB：左束支传导阻滞

房室传导阻滞

病例 44

73 岁男性，糖尿病

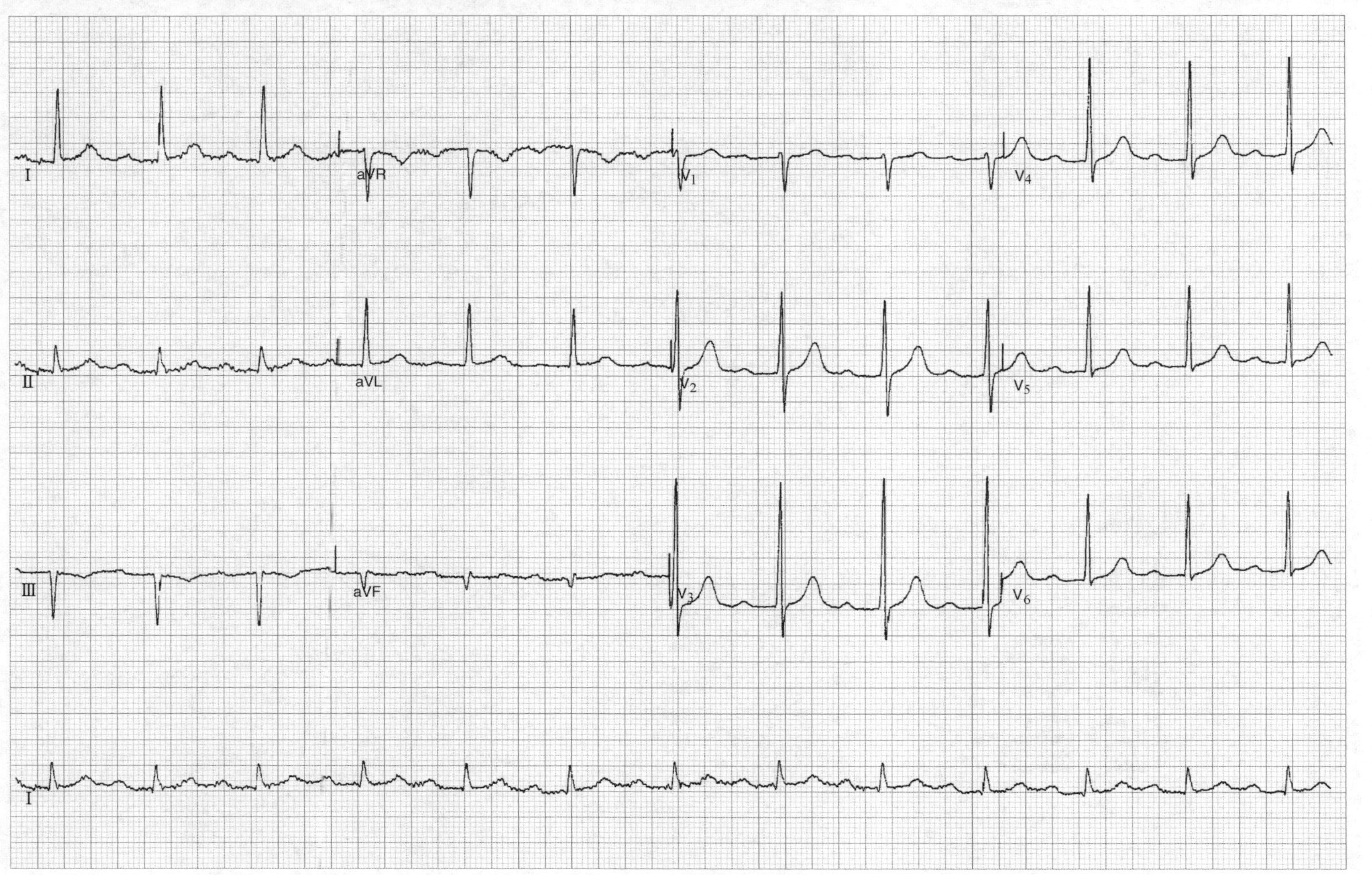

44　一度房室传导阻滞

- PR 间期＞200 ms（5 个小格），但实际上 PR 间期在 200 ～ 220 ms 之间临床意义不大。

心电图表现

- 窦性心律，心率为 75 次 / 分，QRS 波电轴正常。
- 一度房室传导阻滞表现：
  ——PR 间期延长，320 ms（图 44-1）。
- 可能有陈旧性下后壁心肌梗死。

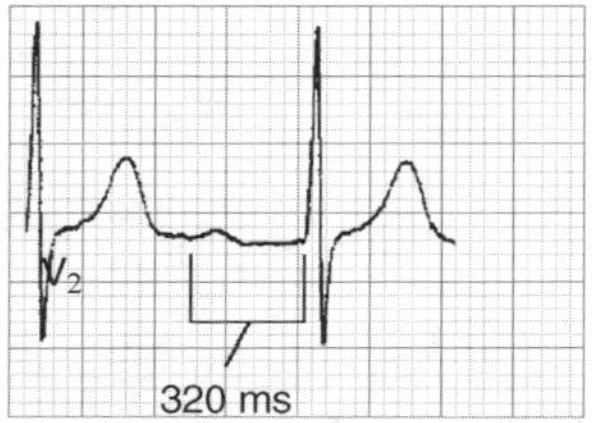

图 44-1　PR 间期延长

PR 间期延长的常见原因
→ 迷走神经张力增加。
→ 特发性。
→ 缺血性心脏病。
→ 风湿性全心炎。
→ 地高辛中毒。
→ 电解质紊乱。

病例 45

48 岁男性，胸痛 2 天

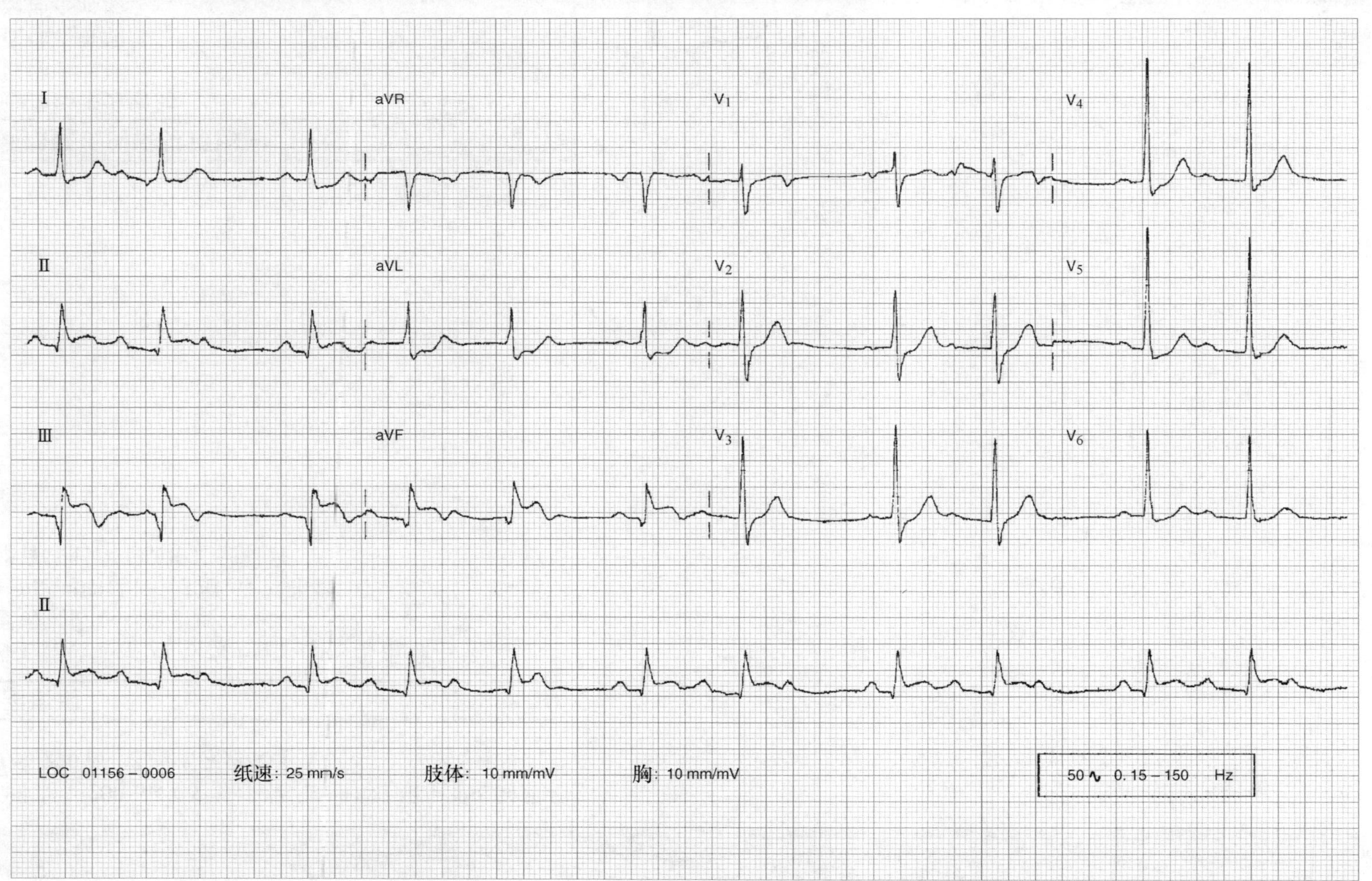

45 二度房室传导阻滞——莫氏Ⅰ型或文氏型房室传导阻滞

- PR 间期进行性延长直到一个 P 波不能下传，这个 P 波不能下传的间期为不完全性代偿间歇（即小于正常窦性间期的 2 倍）。

心电图表现

- 二度房室传导阻滞（3∶2 和 4∶3 房室传导比率）：
  ——心房率恒定，频率为 96 次 / 分。
  ——平均心室率为 66 次 / 分。
- QRS 波群电轴正常。
- 文氏型房室传导阻滞表现：
  ——PR 间期进行性延长直到出现房室传导阻滞（图 45-1）。
- 急性下壁心肌梗死表现（图 45-2）：
  ——ST 段抬高。
  ——Q 波形成。

临床注解

该患者患有急性下壁心肌梗死和一过性二度房室传导阻滞，但是并不需要植入起搏器。文氏型房室传导阻滞可能会进展至完全性心脏传导阻滞，但是逸搏心律通常起源于近希氏束旁（窄 QRS 波群），患者耐受性良好。

文氏型房室传导阻滞的常见原因

→下壁心肌梗死。
→药物中毒（地高辛、β 受体阻滞剂、钙离子拮抗剂）。
→迷走神经张力增高（如运动员）。

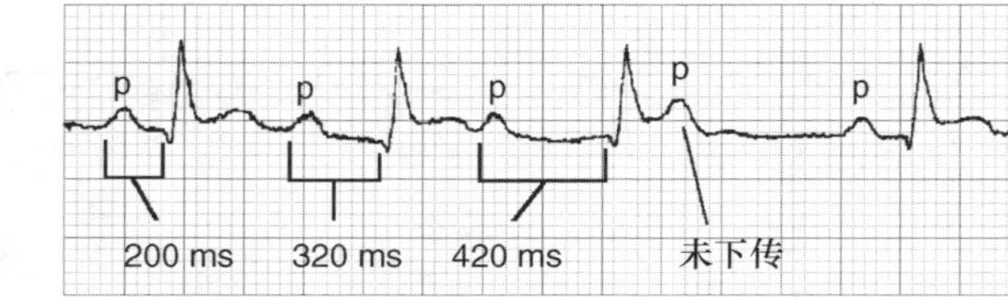

图 45-1　节律条图

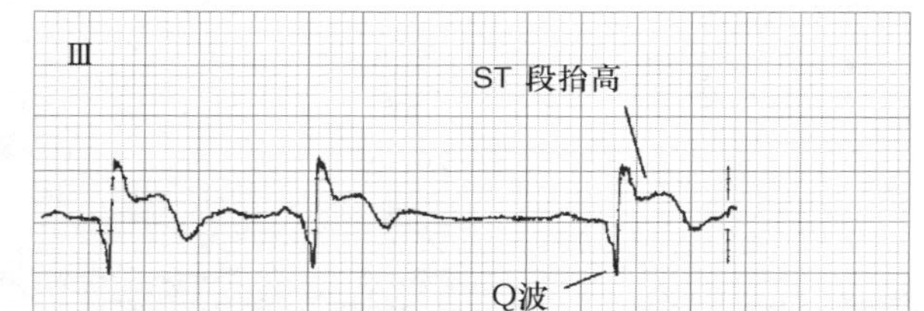

图 45-2　Ⅲ导联

病例 46

86 岁女性，反复晕厥发作

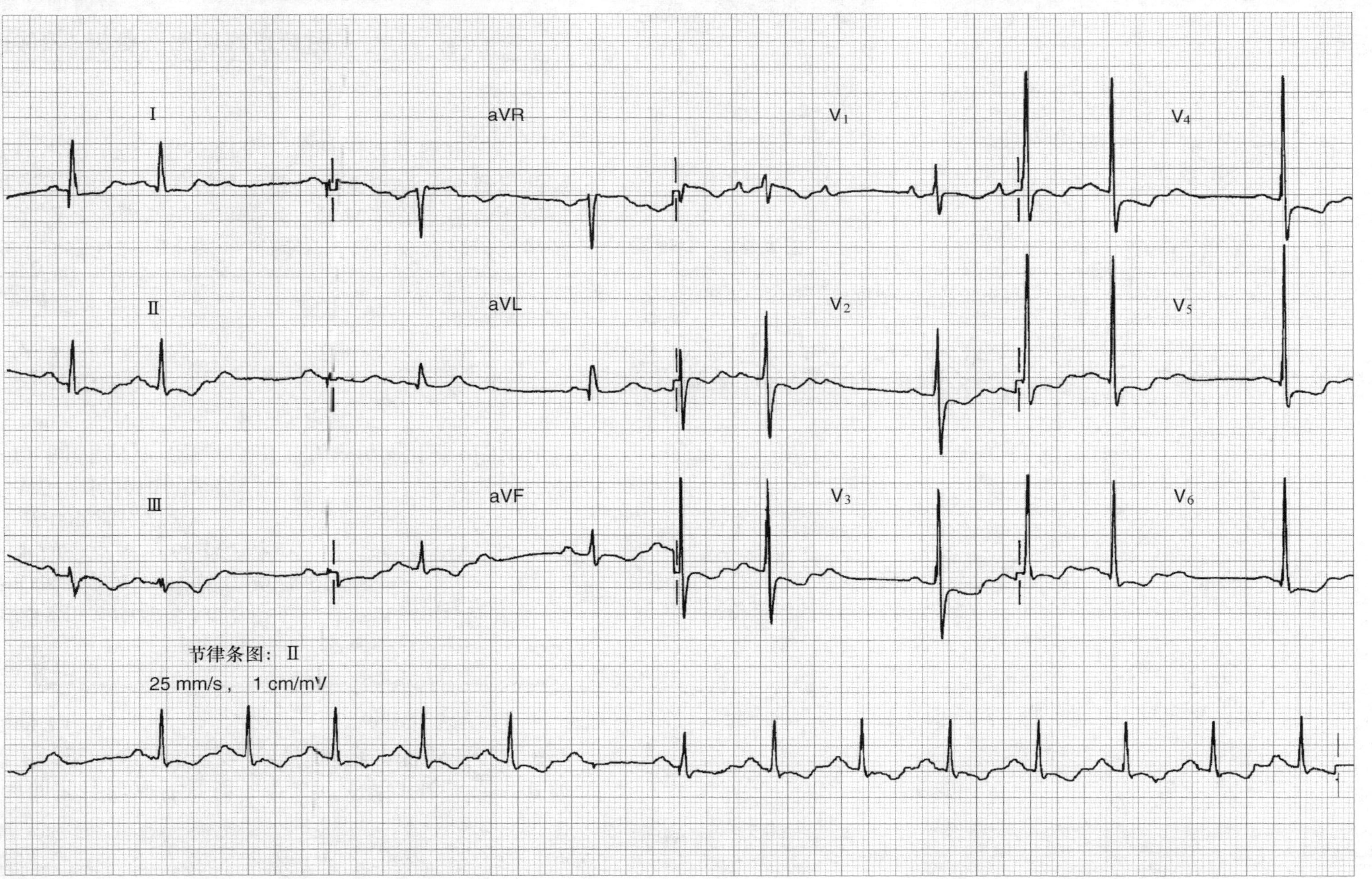

- 下传冲动的 PR 间期大多恒定不变，偶有心房冲动传导受阻，不能引起心室收缩，例如在房室结或者希氏束 - 浦肯野系统出现间歇性的传导阻滞，会导致心房冲动传导受阻，其中希氏束 - 浦肯野系统病变更常见，常合并 QRS 波群时限延长。

心电图表现

- 窦性心律，心率为 90 次 / 分，QRS 波群电轴正常。
- 莫氏Ⅱ型房室传导阻滞表现（图 46-1）：
  ——PR 间期恒定。
  ——在节律条图中的第 1 和第 7 个 P 波后没有出现 QRS 波群。
- 左心室肥大表现：
  ——$S_{V_2}+R_{V_5}>35$ mm。
  ——广泛导联 ST 段压低、T 波倒置。

临床注解

这是位植入永久心脏起搏器的患者。和文氏型房室传导阻滞不同，莫氏Ⅱ型房室传导阻滞病变通常位于希氏束，而不是房室结，所以当传导阻滞进展至完全性心脏传导阻滞时，逸搏心律通常较慢，表现为宽大的 QRS 波群。

莫氏Ⅱ型房室传导阻滞的常见原因

- ➔心脏传导系统退行性病变。
- ➔前间隔心肌梗死。

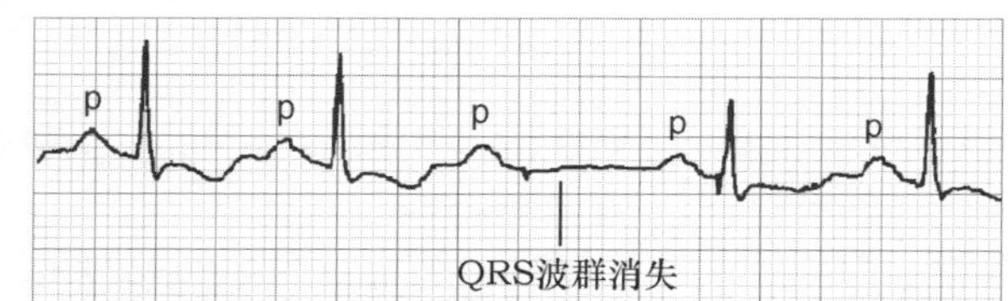

图 46-1 节律条图

病例 47

70 岁男性，心脏术后心动过缓

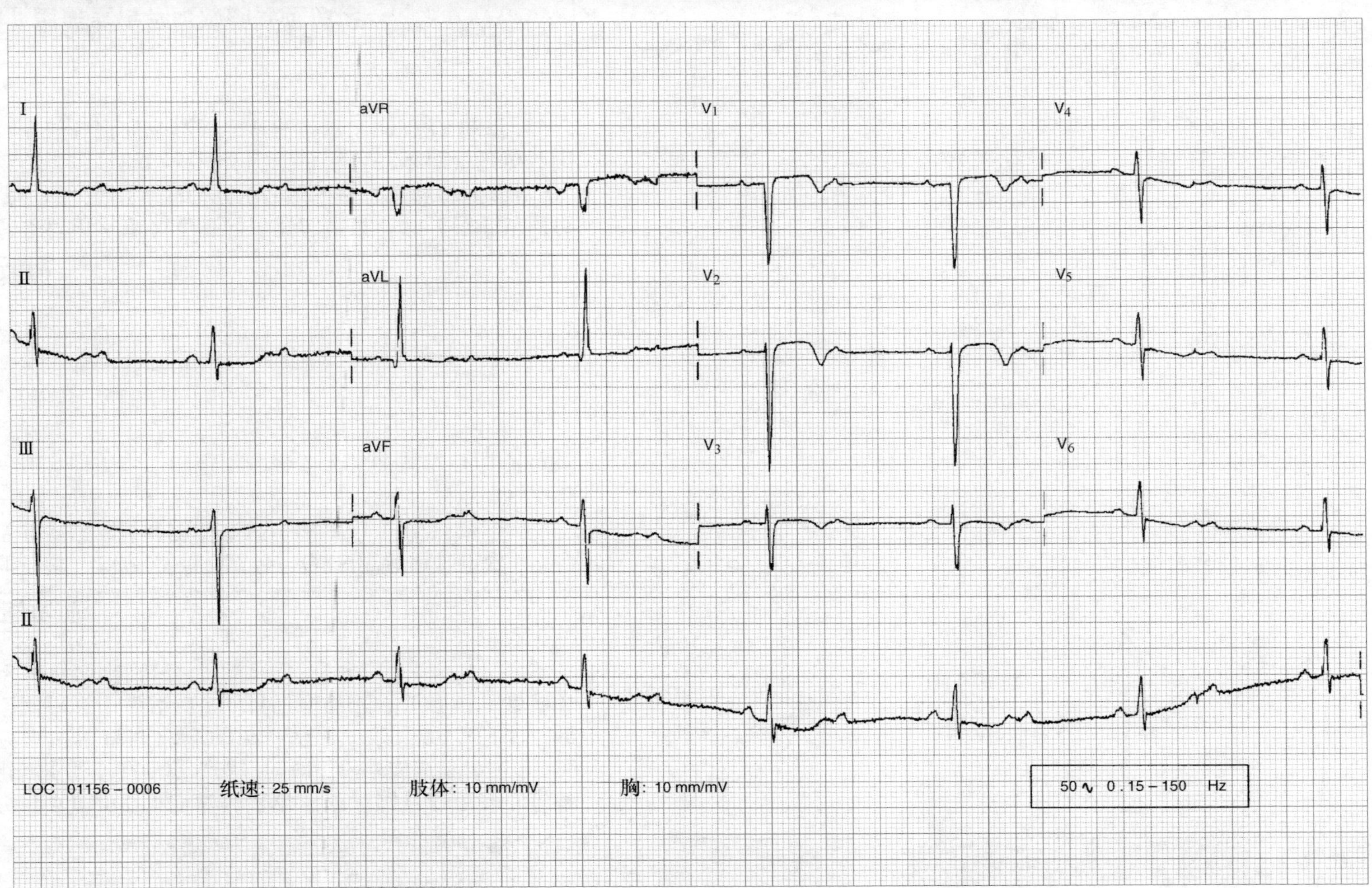

47　二度房室传导阻滞——2∶1房室传导阻滞

- 冲动每间隔一个 P 波下传至心室。
- 下传冲动的 PR 间期恒定。

心电图表现

- 二度房室传导阻滞：
  ——心房率为 84 次 / 分。
  ——心室率为 42 次 / 分。
- QRS 波群电轴正常。
- 窄 QRS 波群（提示传导阻滞位于房室结水平）。
- 2∶1 房室传导阻滞表现：
  ——P 波交替下传至心室（图 47-1）。
- 左心室肥大表现：
  ——R_{aVL}>11 mm。

临床注解

该患者因严重的主动脉瓣狭窄于近期接受主动脉瓣置换术，术后出现完全性心脏传导阻滞，已植入永久心脏起搏器，推断原因可能是房室结在术中受到损伤。

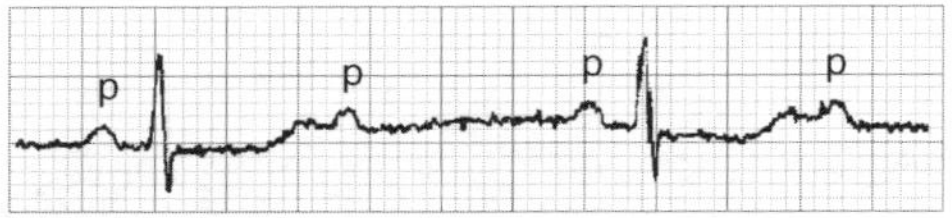

图 47-1　节律条图

病例 48

54 岁男性，运动耐力差

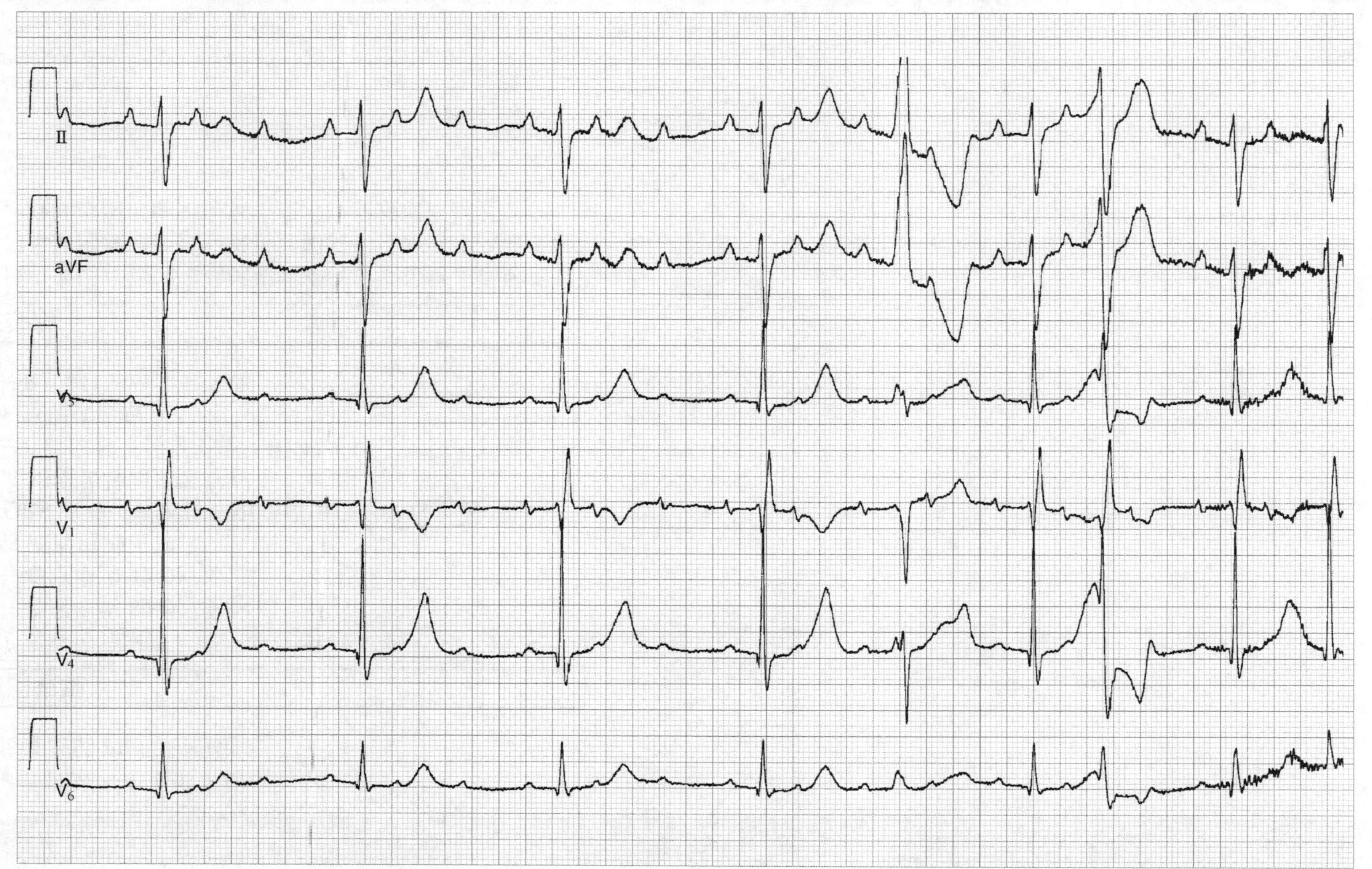

48 二度房室传导阻滞——高度阻滞

- 房室传导比例为 3∶1 或更高。
- 下传的心房冲动 PR 间期恒定不变。

心电图表现

- 二度房室传导阻滞：
  ——心房率为 120 次 / 分。
  ——心室率为 40 次 / 分。
- 高度房室传导阻滞表现：
  ——下传的心房冲动 PR 间期恒定不变（PR 间期延长，240 ms）。
  ——每 3 个 P 波后出现一个 QRS 波群（图 48-1），即为 3∶1 传导阻滞。
- 两个室性期前收缩（图 48-2）。
- 双束支传导阻滞表现（右束支传导阻滞＋左前分支阻滞）：
  ——QRS 波群时限延长，160 ms。
  ——V_1 导联出现 R′波。
  ——电轴左偏。
  ——下壁导联起始呈 r 波。
- 可能的陈旧性前壁心肌梗死的证据：
  ——前侧壁导联出现 Q 波（图 48-3）。

临床注解

该心电图来源于一位在门诊进行运动耐量测试的患者。他在 6 周前患急性前壁心肌梗死，现主诉运动耐力下降和头晕。在活动平板上运动 4 min 后出现上述传导阻滞，后植入永久心脏起搏器。

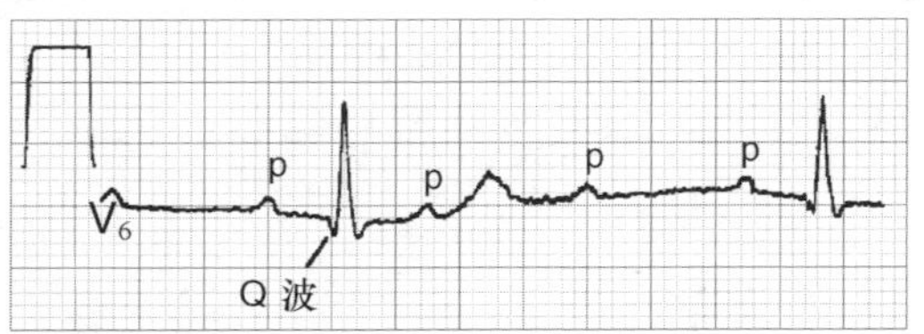

图 48-1 V_6 导联

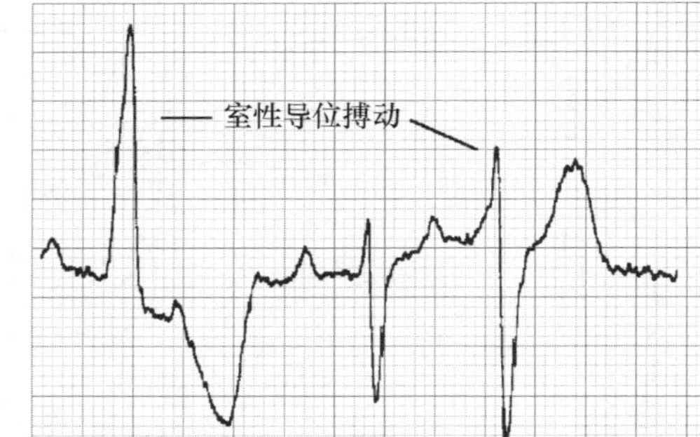

图 48-2 aVF 导联

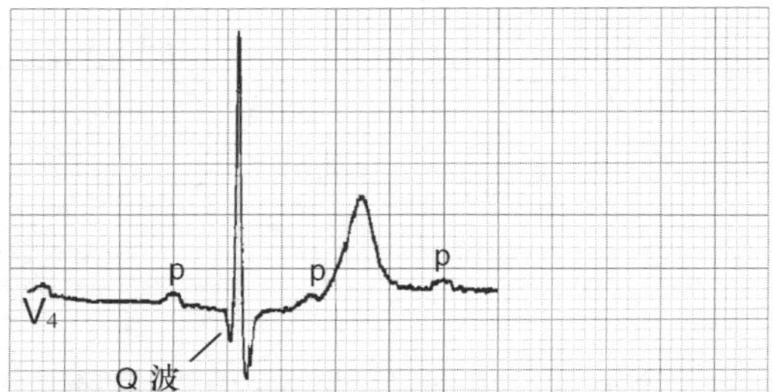

图 48-3 V_4 导联

病例 49

84 岁男性，“晕厥”就诊

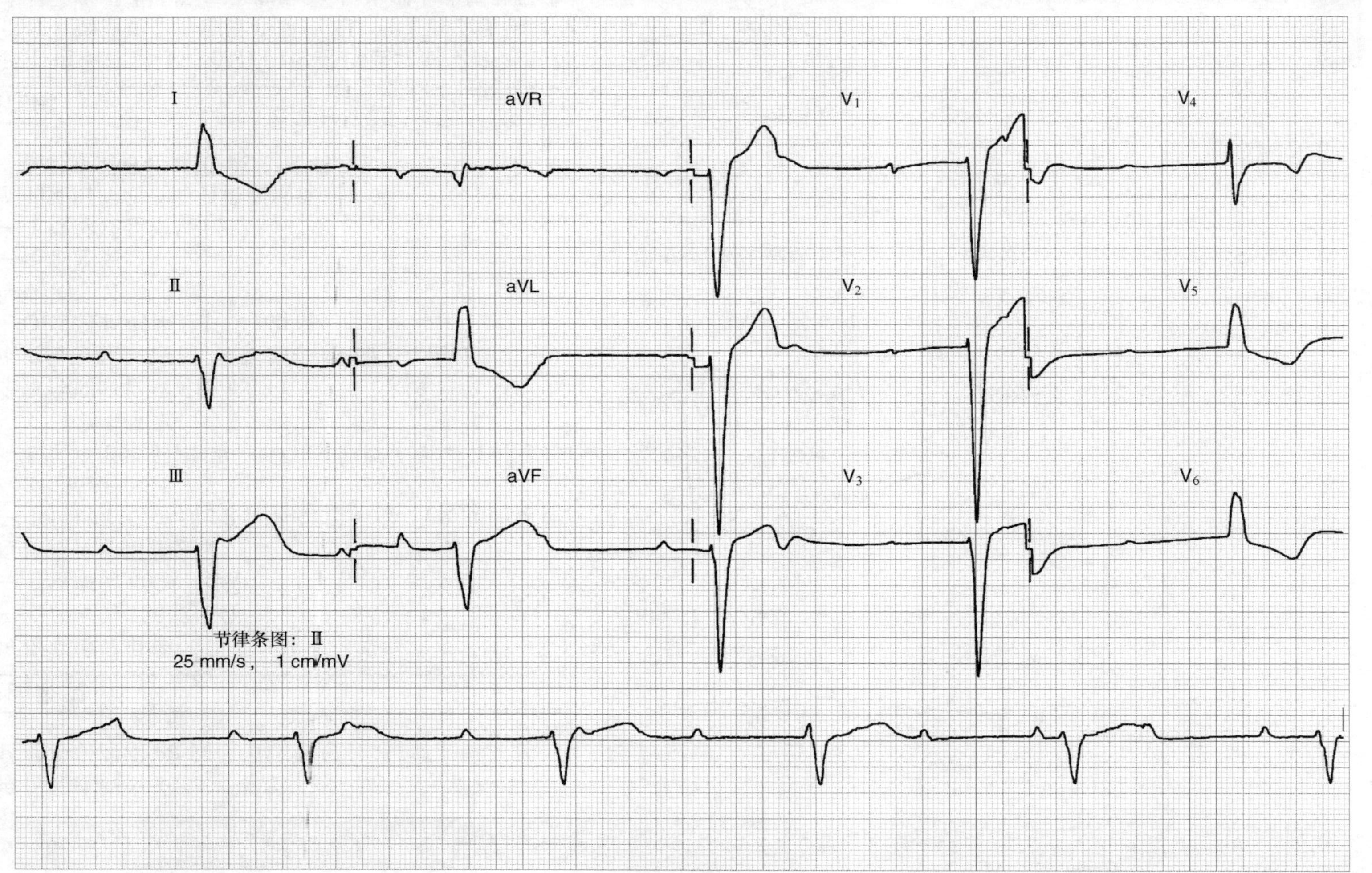

49 三度房室传导阻滞——宽 QRS 波逸搏

- 心房冲动正常，但不能下传至心室，即完全性房室分离。当房室传导阻滞部位位于希氏束 - 浦肯野系统的低位时，出现宽 QRS 波的室性逸搏。三度房室传导阻滞也称完全性房室传导阻滞。

心电图表现

- 完全性房室传导阻滞：
  ——心房率为 70 次 / 分。
  ——心室率为 31 次 / 分。
- 完全性房室传导阻滞表现：
  ——心房冲动正常，但不能下传至心室（图 49-1）。
  ——宽大的呈左束支传导阻滞图形的室性逸搏心律。

临床注解

该患者的完全性房室传导阻滞是由于房室结下传导系统的退行性病变所致，需要植入永久心脏起搏器。

三度（完全性）房室传导阻滞原因

- ➔ 房室结下传导纤维退行性改变。
- ➔ 心肌梗死。
- ➔ 药物——地高辛、β 受体阻滞剂作用。
- ➔ 先天性（罕见）。

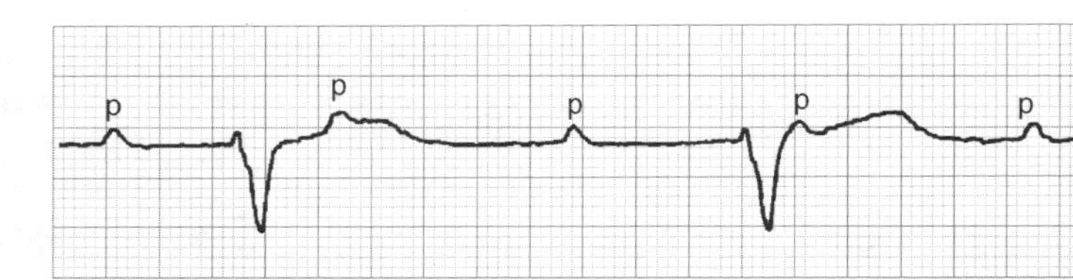

图 49-1 节律条图

病例 50

22 岁女性，有运动耐力差病史

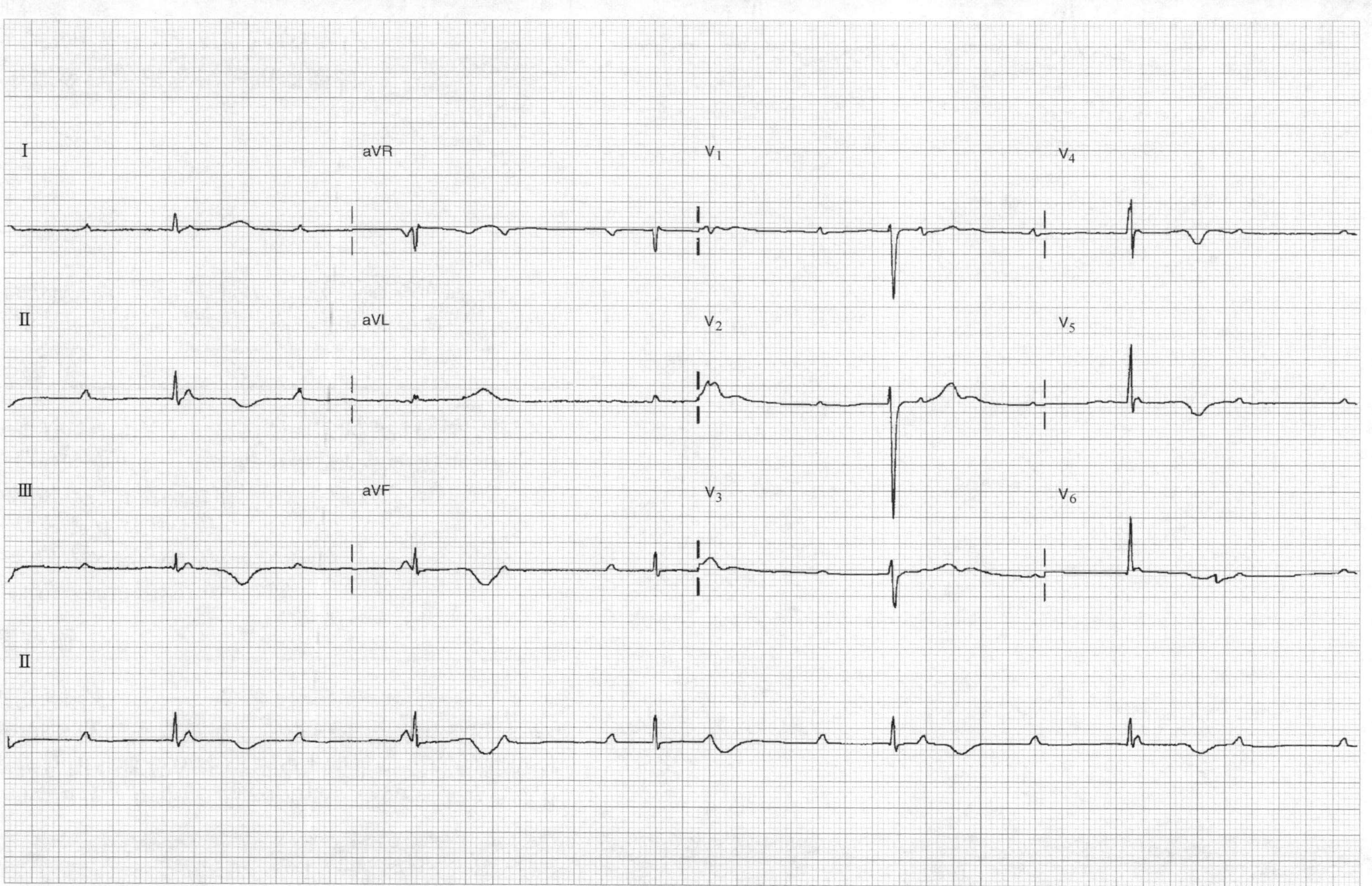

50　三度房室传导阻滞——窄 QRS 波逸搏

- 心房冲动正常，但不能下传至心室，即完全性房室分离。当房室传导阻滞部位位于希氏束 - 浦肯野系统的高位，出现经典的窄 QRS 波群形态的逸搏心律。

心电图表现

- 完全性房室传导阻滞：
  ——心房率为 75 次 / 分。
  ——心室率为 34 次 / 分。
- 完全性房室传导阻滞表现：
  ——P 波和 QRS 波群完全分离（图 50-1）。
  ——窄 QRS 波群的逸搏心律提示心室逸搏起源部位在希氏束 - 浦肯野系统以上。

临床注解

该患者患有先天性完全性房室传导阻滞，心电图是在其起搏系统因感染而被移除后获得的。先天性完全性房室传导阻滞的经典部位在房室结，因而出现窄 QRS 波群的逸搏心律。

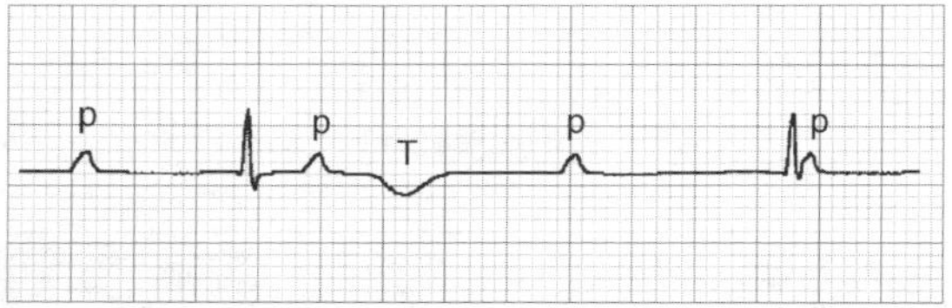

图 50-1　节律条图

病例 51

84 岁女性，头晕伴活动受限

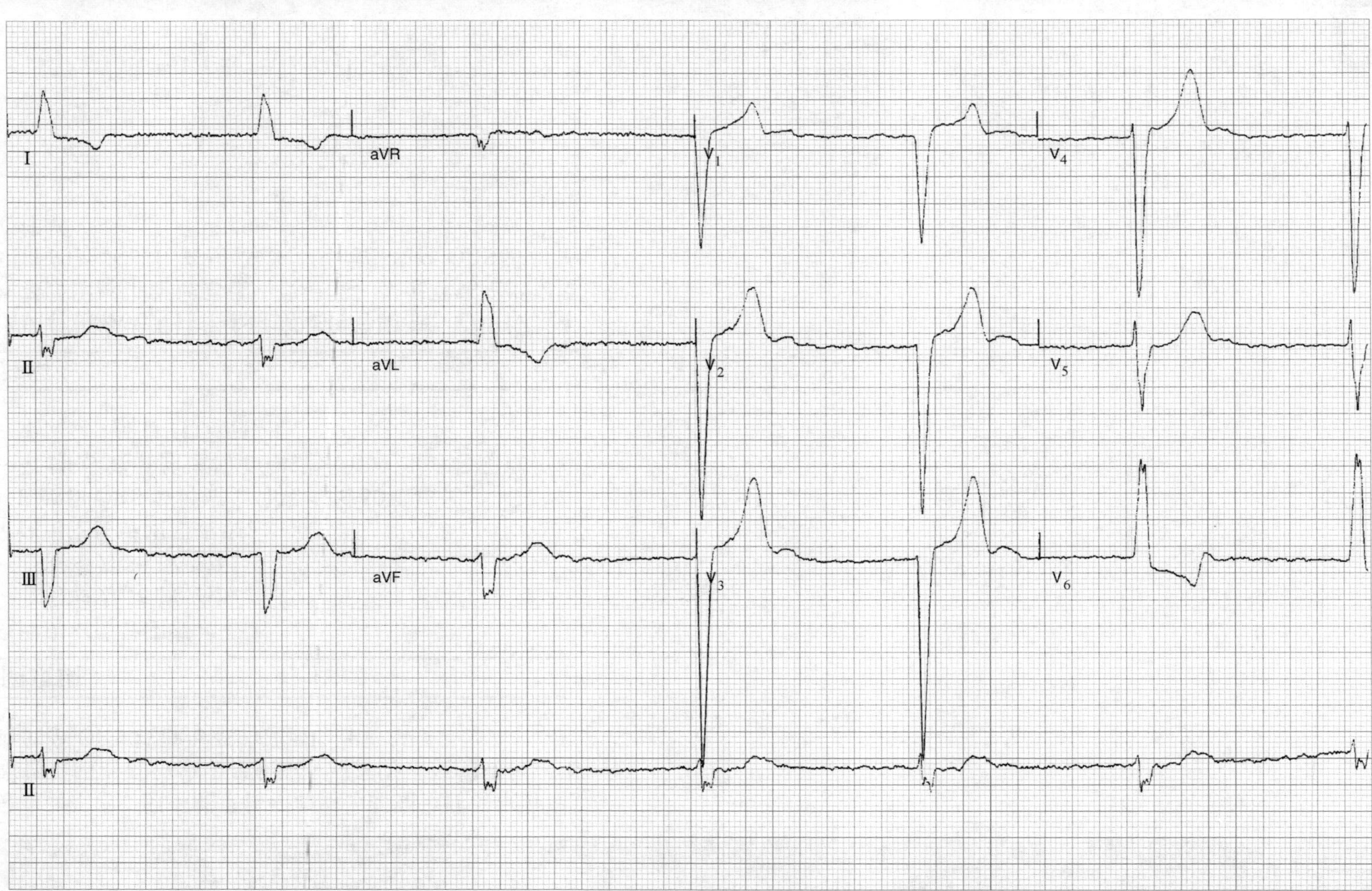

- P 波消失。
- 可见不规则的心房冲动形成的纤维颤动波。
- 和房室传导正常的心房颤动不同，此类型可以看到规律的、缓慢的室性逸搏心律，并由于逸搏起源部位的不同，可以出现窄的 QRS 波群形态，也可以出现宽大的 QRS 波群形态。

心电图表现

- 心房颤动：
  ——P 波消失。
  ——显著的纤维颤动波（图 51-1）。
- 完全性房室传导阻滞：
  ——心室率为 38 次 / 分。
  ——表现为左束支传导阻滞图形的宽 QRS 波室性逸搏心律。
- 显著的 U 波（图 51-2）。

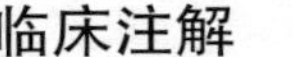

临床注解

这是一位持续性心房颤动的患者，没有服用地高辛，植入了永久心室起搏器后改善了其活动量，生活可以自理。

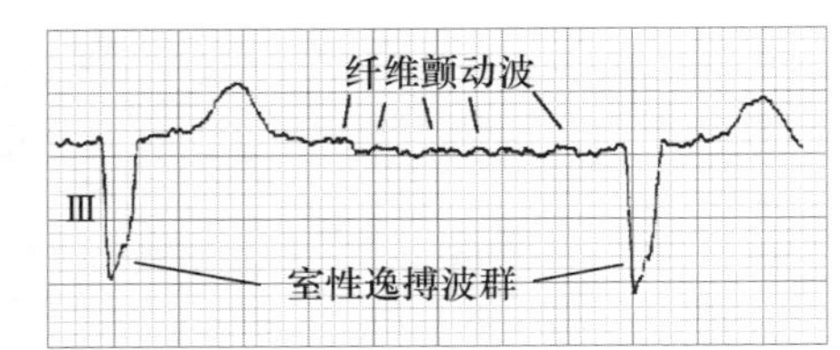

图 51-1 Ⅲ导联

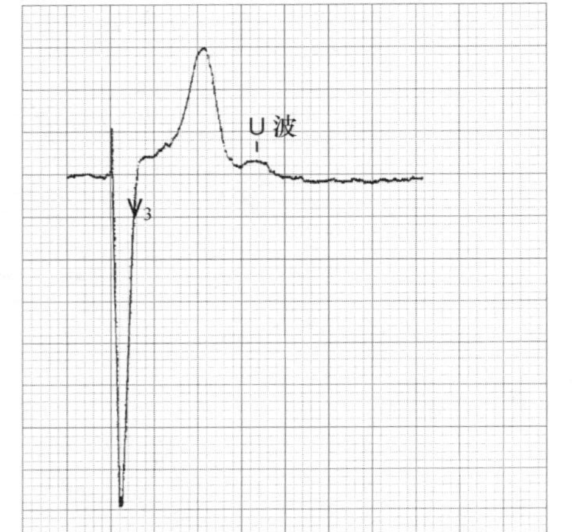

图 51-2 V_3 导联

起搏器

病例 52

82 岁男性，晕倒

I aVR V_1 V_4

II aVL V_2 V_5

III aVF V_3 V_6

II

LOC 01156－0006 纸速：25 mm/s 肢体：10 mm/mV 胸：10 mm/mV 50 ∿ 0.15－150 Hz 0

- QRS 波前有起搏信号。
- 起搏的 QRS 波群宽大畸形［由于起搏电极常置于右室心尖部，故常呈现左束支传导阻滞（LBBB）图形］。

心电图表现

- 起搏心律，心室率为 42 次 / 分：
  ——心房率为 66 次 / 分，房室分离。
- 每个 QRS 波前均有起搏信号（图 52-1）。
- 偶见起搏信号和 P 波重叠（图 52-2）。
- 异常的 QRS 波呈 LBBB 形态。

临床注解

这是一例有症状的完全性房室传导阻滞的患者，已放置临时起搏导线，但仍需植入永久起搏器。该心电图取自降低起搏频率以评估基础节律时的图形，仍为完全性心脏传导阻滞。

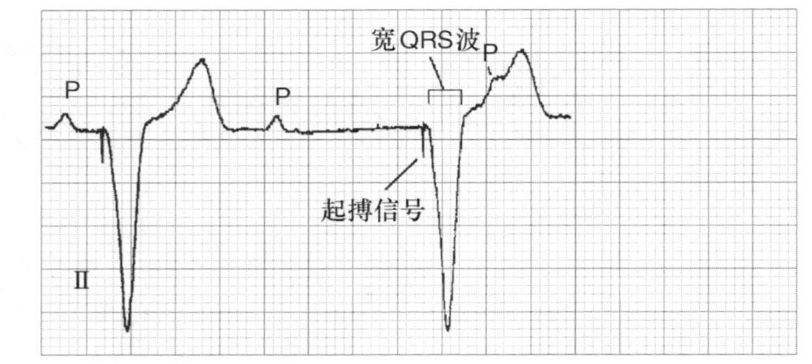

图 52-1　心室起搏

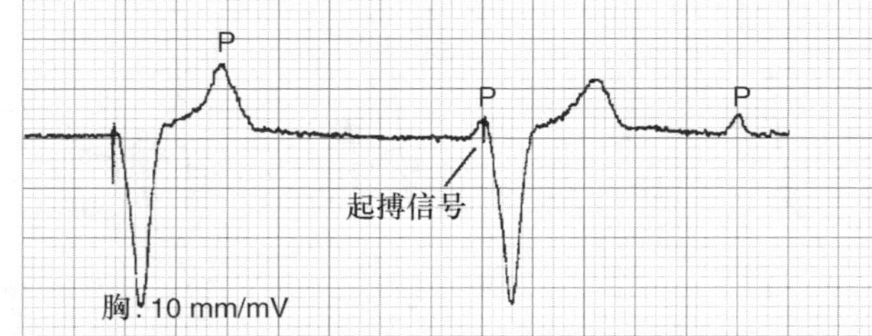

图 52-2　节律条图

起搏器命名			
起搏心腔	感知心腔	感知后反应	可程控性
A= 心房	A= 心房	T= 触发	P= 简单程控
V= 心室	V= 心室	I= 抑制	M= 多项程控
D= 双腔（A+V）	D= 双腔（A+V）	D= 两种（T+I）	C= 通信功能
O= 均无	O= 均无	O= 无感知	R= 频率应答
例如：VVIR 起搏器表示起搏心室、感知心室、感知自发心室活动后反应为抑制，且有频率应答功能。			

病例 53

60 岁女性，有缺血性心脏病和黑矇史

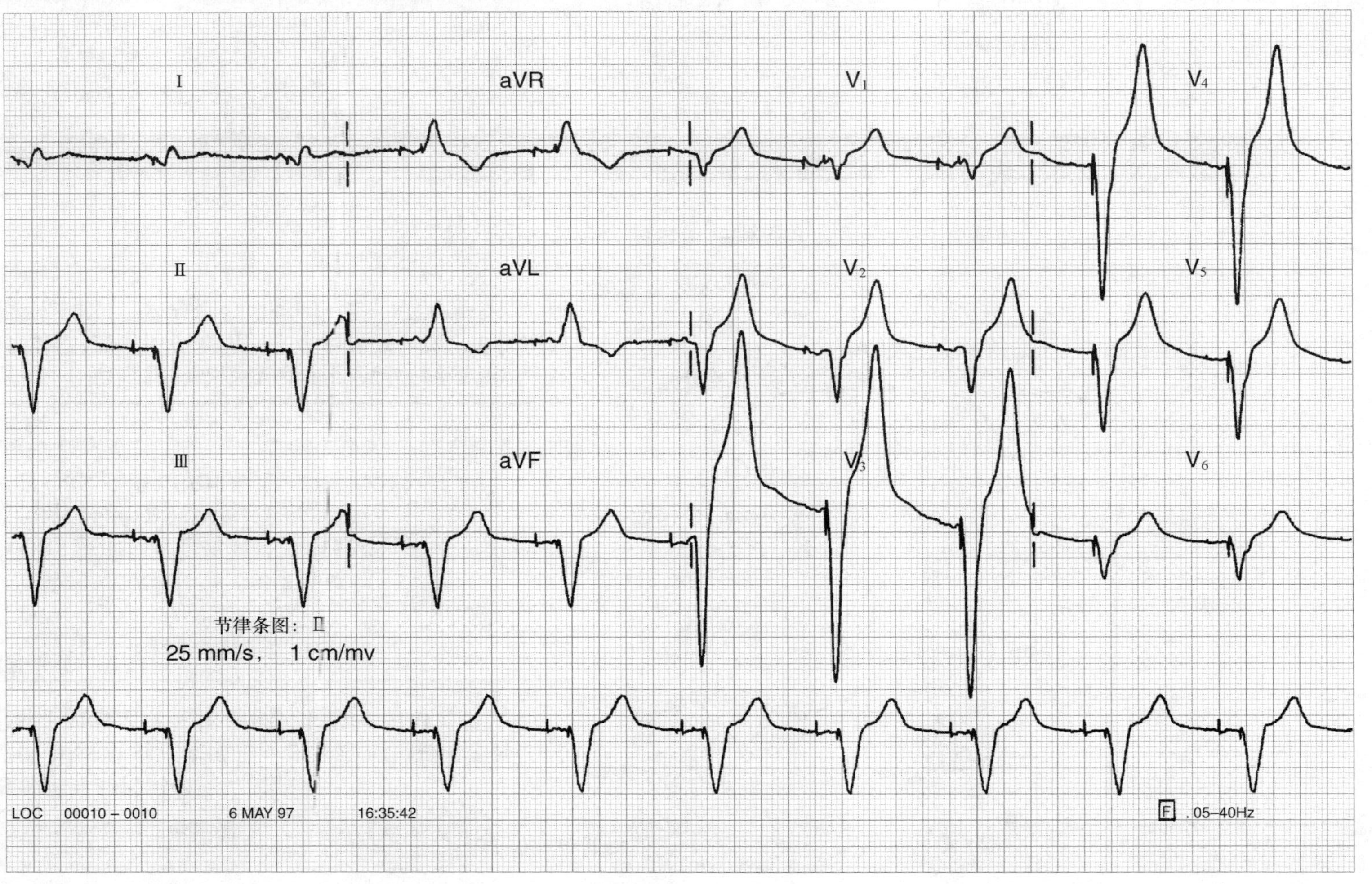

53 双腔起搏（房室顺序起搏）

- 起搏信号可以位于 P 波和（或）QRS 波之前。

双腔起搏器感知内源性的心房和心室激动，并适时按需起搏。依据右心房内起搏电极位置的不同，起搏的 P 波可为异常或类似于正常 P 波。心室起搏的 QRS 波形态依不同起搏部位而定，通常呈左束支传导阻滞（LBBB）形态。

心电图表现

- 双腔起搏心律，心率为 60 次 / 分。
- 起搏信号位于每个 P 波和 QRS 波起始（图 53-1）。

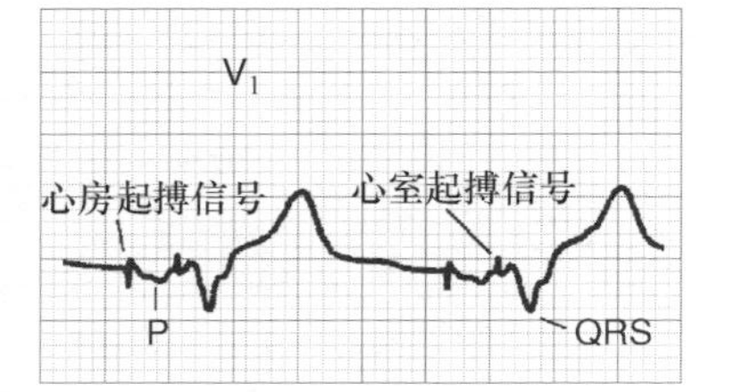

图 53-1 双腔起搏

临床注解

该女性因病态窦房结综合征植入了永久起搏器。X 线胸片（图 53-2）显示了起搏器及右心房和右心室内起搏导线的位置。胸骨内金属固定线为先前行冠状动脉旁路移植术所留。

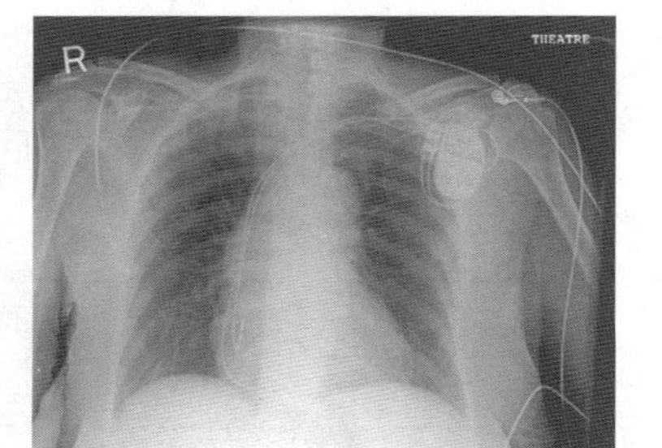

图 53-2 X 线胸片

常见植入永久起搏器适应证

- ➔ 有症状的窦房结功能障碍。
- ➔ 有症状的房室传导阻滞。
- ➔ 双分支阻滞伴晕厥或电生理检查房室传导间期延长。
- ➔ LBBB 和右束支传导阻滞（RBBB）交替出现。
- ➔ 药物治疗无效的快速性心律失常。
- ➔ 颈动脉窦过敏或血管神经性晕厥。

病例 54

58 岁男性，前壁心肌梗死后完全性心脏传导阻滞

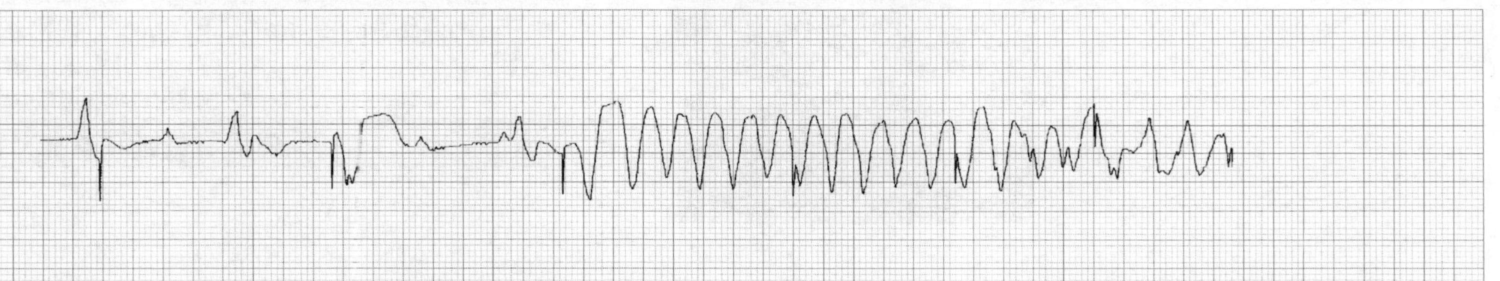

54　起搏器故障——失感知

- 起搏器不能感知心肌自发的除极电活动会给患者带来危险（如本例）。

心电图表现

- 起搏器在心室复极时（T 波）发放电脉冲引起室性心动过速（图 54-1）。

临床注解

该男性放置的临时起搏导线在皮肤入口周围有损坏而发生感知障碍，应该进行更换。

引起失感知及失夺获的原因

- ➔感知阈值太高。
- ➔电极脱位。
- ➔心内膜疾病（例如陈旧性心肌梗死、心内膜炎）。
- ➔导线的机械性损伤。
- ➔其他设备故障。

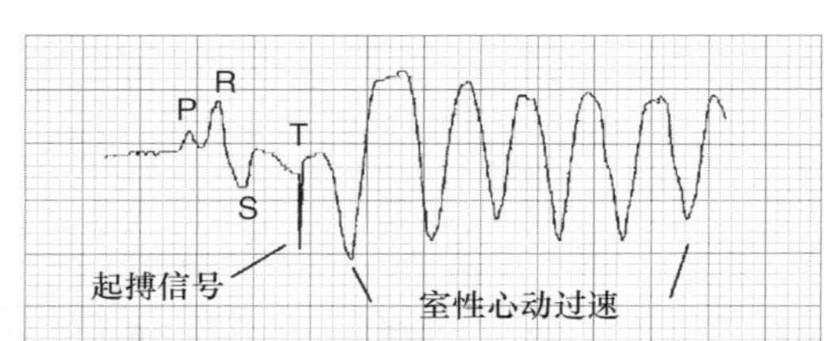

图 54-1　失感知

病例 55

79 岁男性，近期起搏器植入

55 起搏器故障——失夺获

- 起搏器发放脉冲信号但不能起搏心肌。

心电图表现

- 双腔起搏。
- 节律条图中上条记录：
  ——正常的“生理性”心室起搏，频率为 75 次 / 分。
  ——感知正常的 P 波，随后起搏心室（图 55-1）。
  ——QRS 波呈左束支传导阻滞形态。
- 节律条图中下条记录：
  ——心室起搏失夺获（图 55-2），但心室感知正常（图 55-3）。
  ——缓慢的室性逸搏心律，频率为 33 次 / 分。
  ——心房起搏正常（图 55-3），注意起搏 P 波的不同形态。
  ——心电图最后显示恢复正常起搏。

临床注解

该心电图记录来自一位近期植入永久起搏器的老年男性。该患者在次日再行手术调节心室电极位置。下条心电图提示患者基础疾病为完全性心脏传导阻滞。

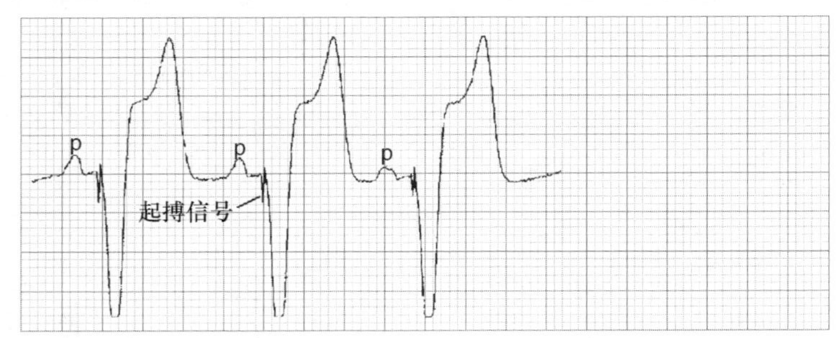

图 55-1　生理性起搏

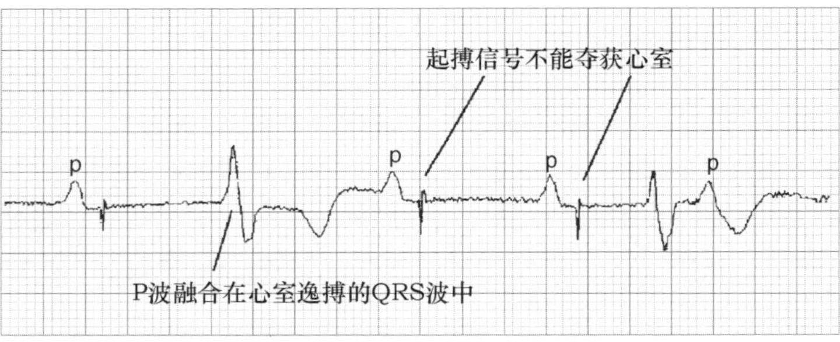

图 55-2　起搏失夺获

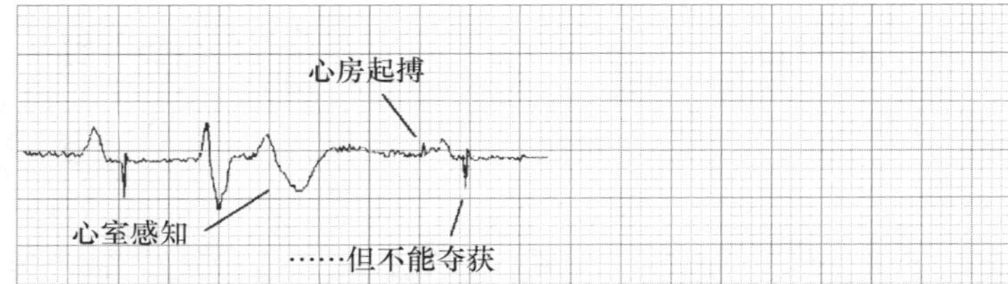

图 55-3　下条记录

病例 56

18 岁男性，反复发作黑矇史

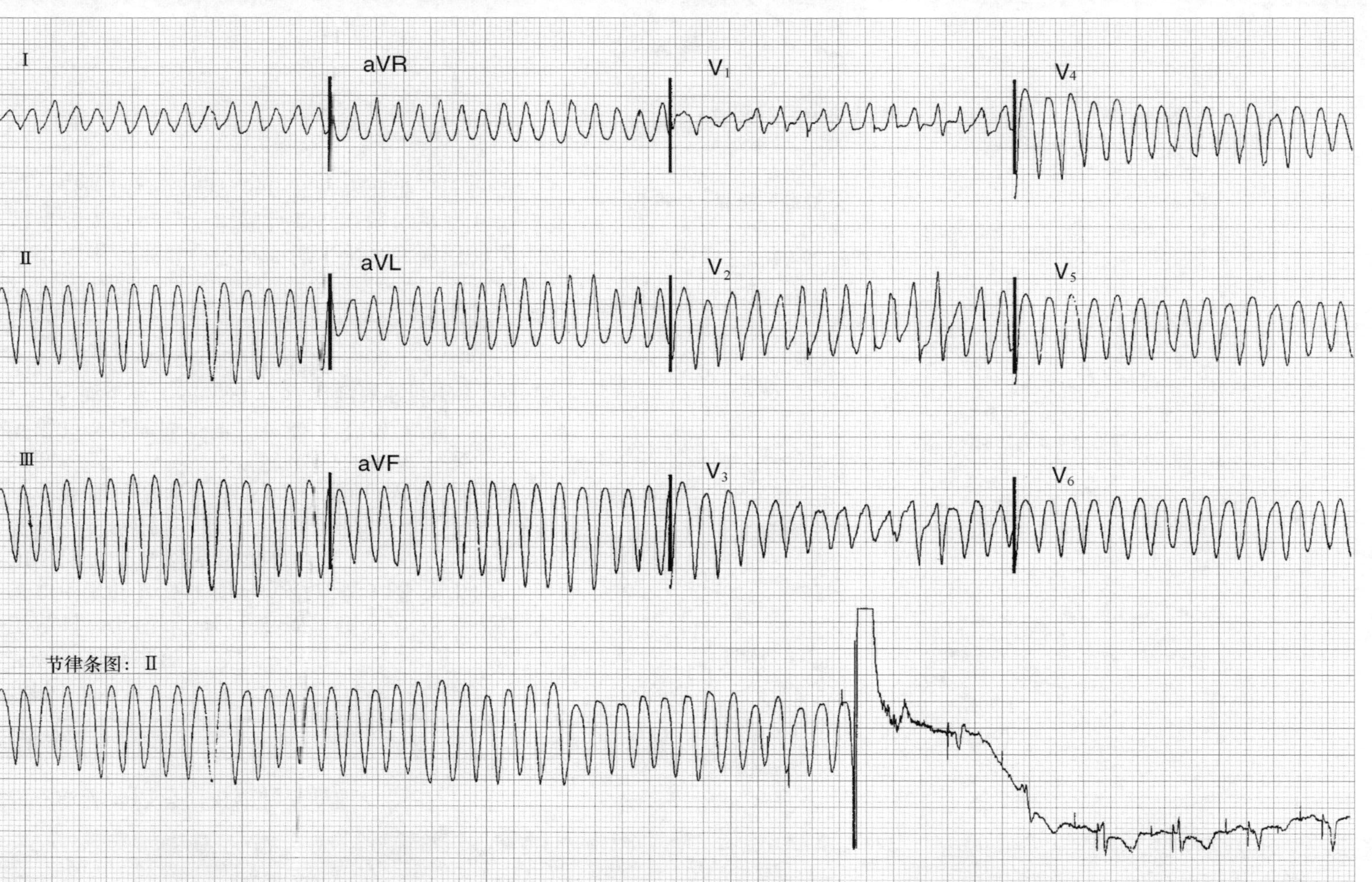

56　多形性室性心动过速经埋藏式心脏复律除颤器（ICD）复律后起搏

- 宽 QRS 波心动过速，心室率为 150 ～ 300 次 / 分。
- 大的除颤电信号后伴随起搏信号。

心电图表现

- 宽 QRS 波多形性心动过速，心率达 300 次 / 分。
- 大的除颤电信号后伴随双腔起搏信号，起搏频率为 100 次 / 分（图 56-1）。

临床注解

这是一个患先天性长 QT 间期综合征的青年男性，尽管应用了 β 受体阻滞剂、植入了起搏器并预先进行了交感神经切除术，仍有晕厥发作。

在正常情况下很难用 12 导联心电图记录到 ICD 除颤。该心电图是植入 ICD 后进行电生理检查时记录到的，室性心动过速是诱发出来的。

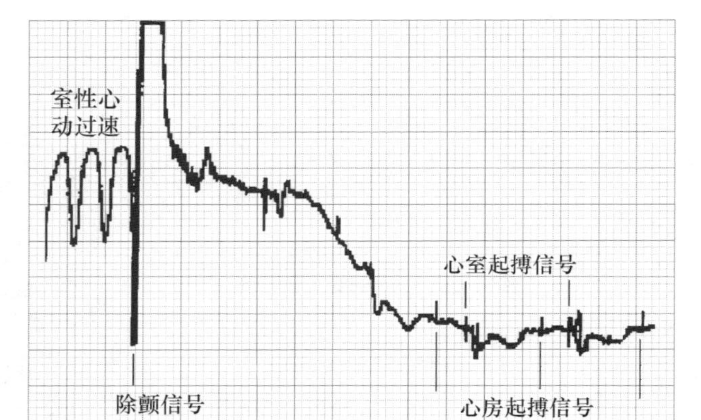

图 56-1　除颤及随后的双腔起搏

缺血性心脏病

病例 57

47 岁男性，运动试验

I aVR V_1 V_4

II aVL V_2 V_5

III aVF V_3 V_6

57 心肌缺血——ST 段压低

临床上 ST 段的水平型压低是提示缺血的有力证据，ST 段的下斜型压低提示缺血的可靠性较差。

心电图表现

- 窦性心动过速，心率为 110 次 / 分，心电轴正常。
- 在下壁和侧壁导联 ST 段水平型压低（图 57-1）。

临床注解

患者于运动 3 min 20 s 时出现胸痛和上述心电图改变。

ST 段压低的常见原因

→ 水平型压低：

——缺血。

——心内膜下心肌梗死。

——ST 段抬高的镜像改变（急性损伤）。

→ 下斜型压低：

——心室肥大。

——地高辛。

——缺血。

——高钾血症。

——束支传导阻滞。

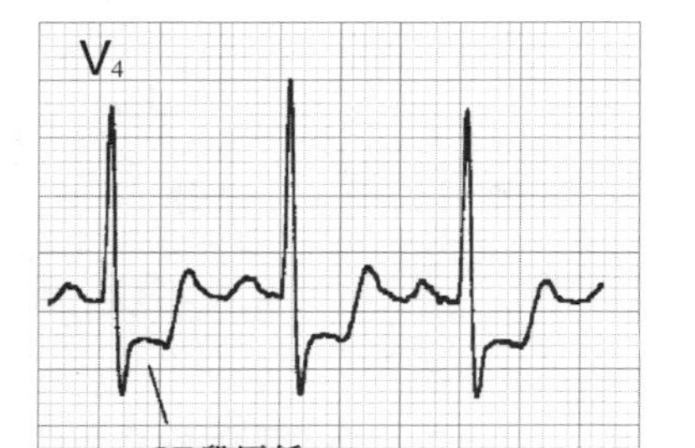

图 57-1　ST 段水平型压低

病例 58

42 岁男性，胸痛

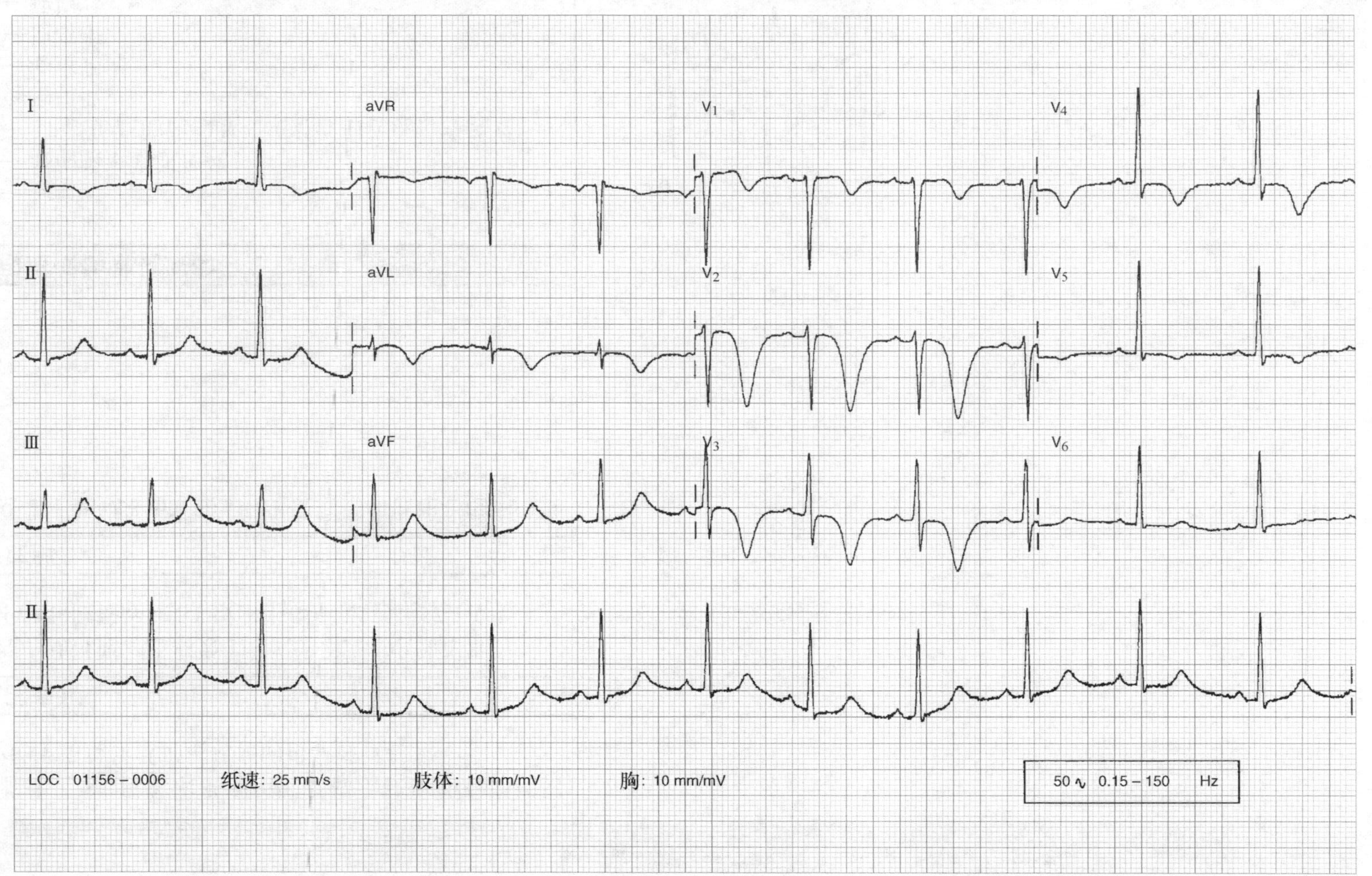

58 心肌缺血——T 波倒置

正常 T 波没有确定的标准，除缺血的许多情况均可以导致 T 波改变。但大部分成人在 V_3 ~ V_6、Ⅰ、Ⅱ和 aVF 导联出现 T 波倒置是异常的。T 波倒置是缺血的相对非特异性改变，除非倒置的 T 波呈深而对称（“箭头头部样”）改变。

心电图表现

- 窦性心律，心率为 75 次 / 分，心电轴正常。
- 前壁 V_1 ~ V_5、Ⅰ和 aVL 导联深而对称的 T 波倒置。
- QT 间期延长（QT = 480 ms，QTc = 540 ms）（图 58-1）。

临床注解

这名患者心肌梗死后出现心绞痛，前一天心电图正常，随后的血管造影发现冠状动脉左前降支 50% 狭窄伴血栓。经过 4 天肝素静点治疗，心电图恢复正常。

深而对称的 T 波倒置的原因

- → 心内膜下心肌缺血。
- → 心内膜下心肌梗死（非 Q 波梗死）。
- → 肥厚型梗阻性心肌病。
- → 健康青少年样心电图。
- → 颅内出血。

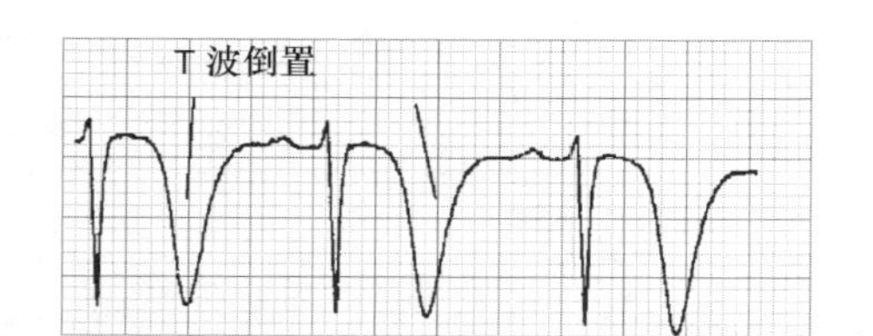

图 58-1　V_2 导联示“箭头头部样”T 波倒置

病例 59

61 岁女性，常规术前心电图

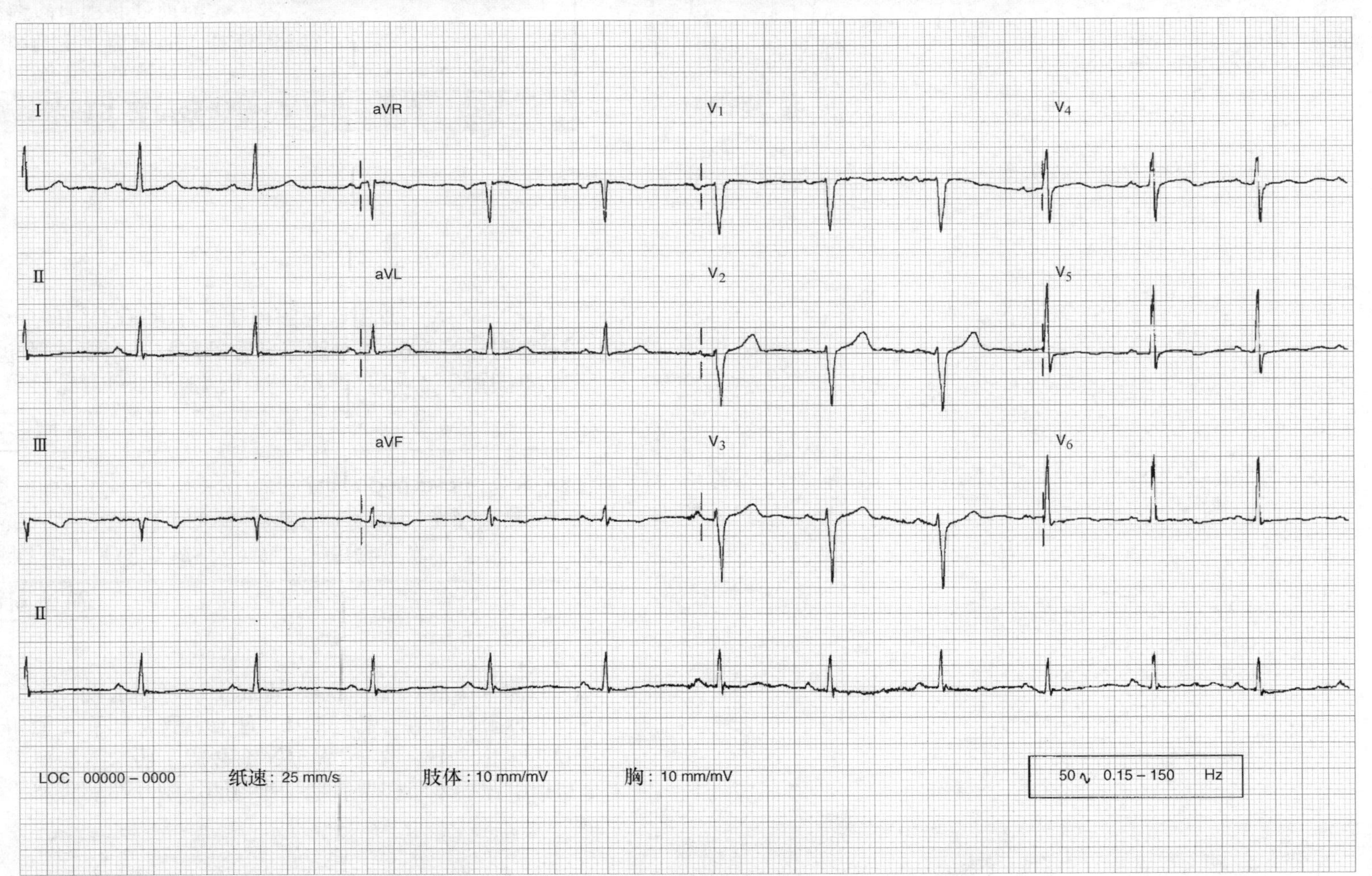

59 心肌缺血——非特异性改变

通常情况下，缺血的心电图改变比上述两个病例所示更加微小，被称为非特异性 ST 段和 T 波改变。这些变化包括微小的或下斜型 ST 段压低、T 波低平、异常高尖 T 波以及轻微的 T 波倒置。

心电图表现

- 窦性心律，心率为 72 次 / 分，心电轴正常。
- 侧壁导联（V_4 ～ V_6）T 波低平（图 59-1）。
- Ⅱ导联 T 波低平，Ⅲ、aVF 导联出现轻微的 T 波倒置（图 59-2）。

临床注解

这名患者有稳定型心绞痛病史，此份心电图是其进行髋关节置换术前的常规检查。

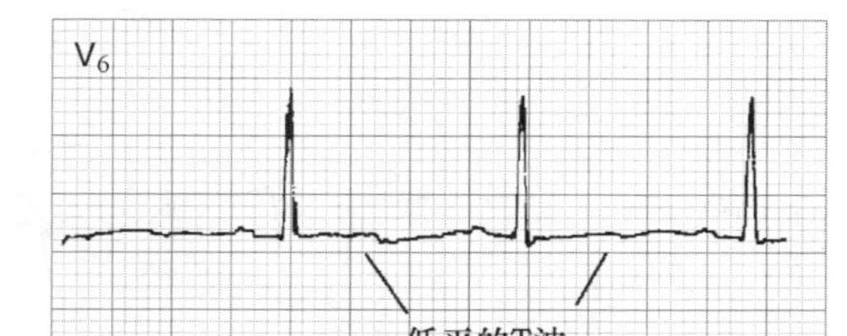

图 59-1　T 波低平

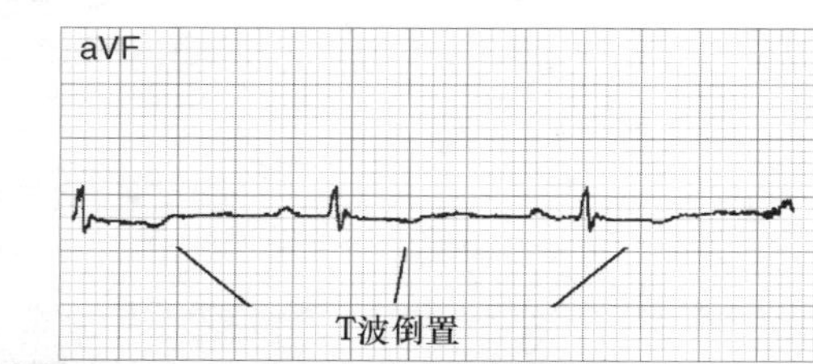

图 59-2　T 波倒置

T 波改变的常见原因

- ➔心肌缺血。
- ➔生理性（赛跑、过度换气、焦虑、冰水）。
- ➔左心室肥大。
- ➔药物（如地高辛）。
- ➔心肌炎 / 心包炎。
- ➔肺栓塞。
- ➔心室内传导延迟。
- ➔电解质异常。

病例 60

36 岁男性，压榨样胸痛 40 min

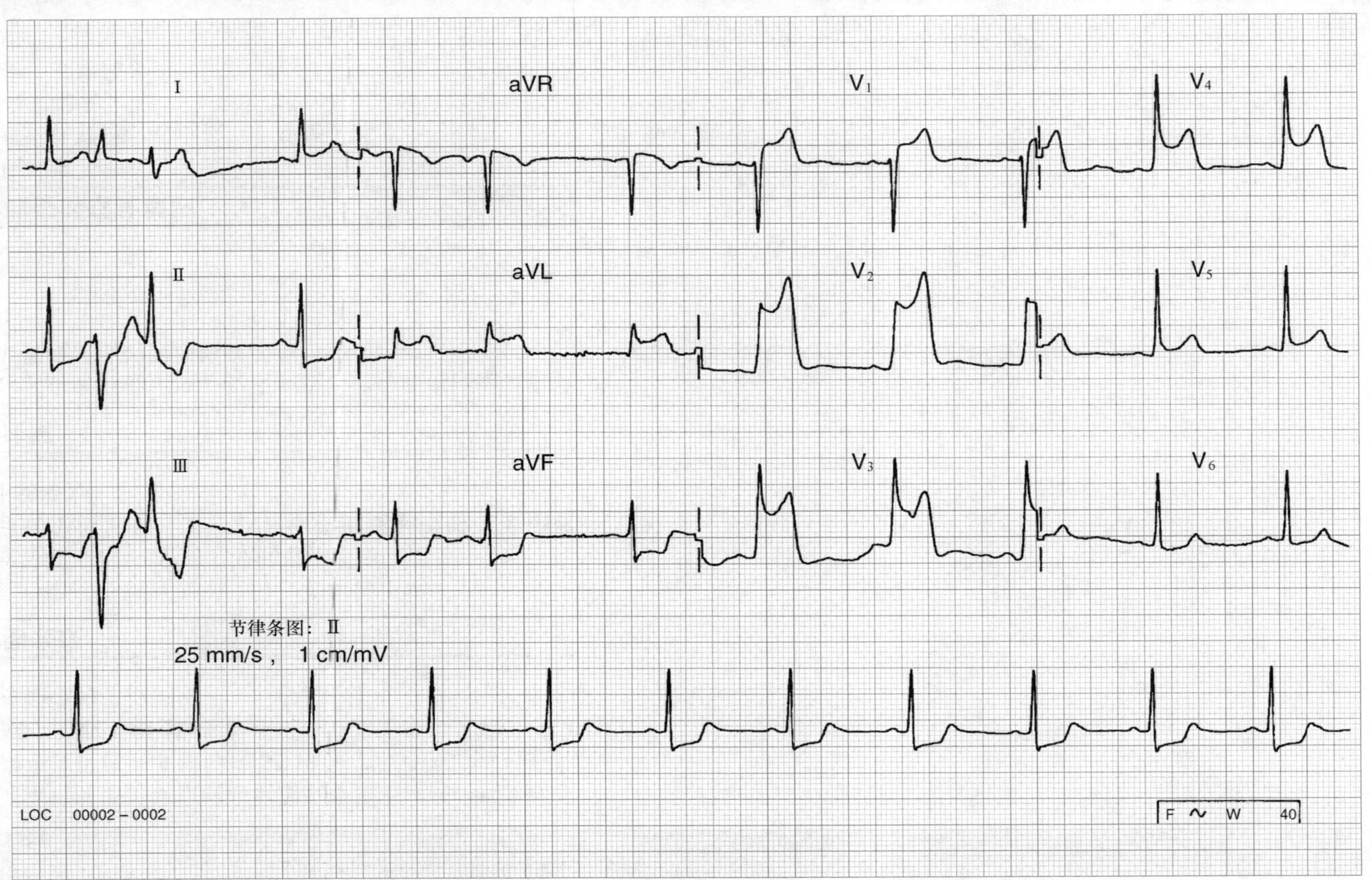

- 大部分或全部前壁导联（V_1 ～ V_6、Ⅰ和 aVL）急性心肌损伤的改变（ST 段抬高）。
- 有或无下壁导联的镜像改变（ST 段压低）。

（注：心肌梗死可以根据出现变化的不同导联位置而划分不同区域。然而由于导联位置可能会发生变化，因此梗死部位的划分并不严格。重在识别急性损伤的图形并与其他可导致 ST 段抬高的疾病鉴别。）

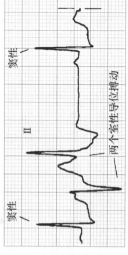

心电图表现

- 窦性心律，心率为 66 次 / 分，心电轴正常。
- 在前壁导联超急性期（心肌梗死的最初几个小时）改变（图 60-1）：
  ——心室激动时间延长（正常 <1 个小格）。
  ——R 波增高。
  ——ST 段上斜型抬高。
  ——T 波增宽，高度增加。（注意 V_5 和 V_6 导联不符合以上模式，匆忙时胸导联容易放错位置。）
- Ⅱ、Ⅲ和 aVL 导联 ST 段压低（图 60-2）：
  ——急性损伤的镜像改变。
- 连续的两个从不同异位起搏点产生的室性期前收缩（图 60-3）。

ST 段抬高的原因

➔ 急性心肌损伤：
——缺血性心脏病。
——创伤。
➔ 心包炎。
➔ 左束支传导阻滞。
➔ 早期复极。
➔ V_1 ～ V_3 导联可见 ST 段抬高：
——深 S 波后 ST 段抬高明显。

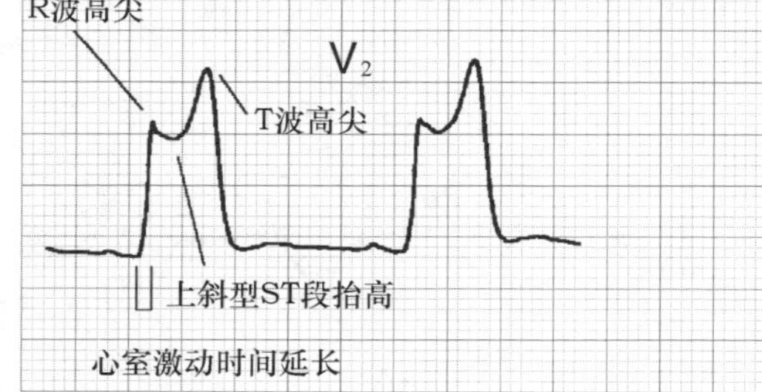

图 60-1　急性损伤

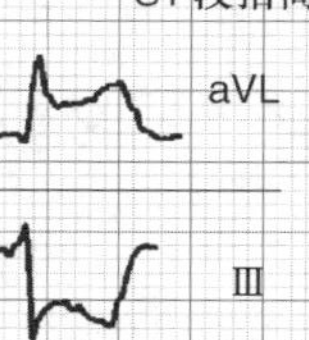

图 60-2　镜像改变

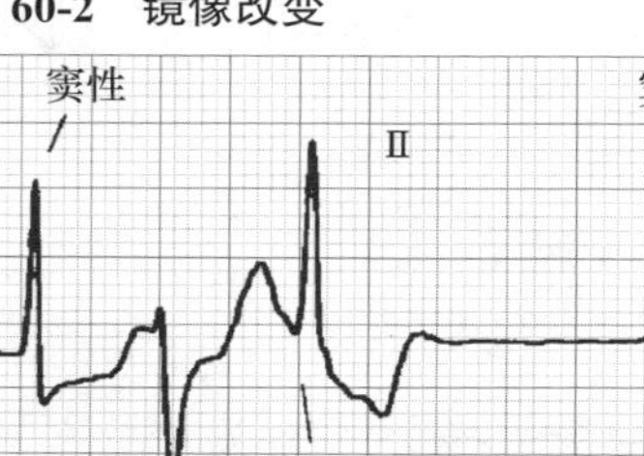

图 60-3　导位搏动

病例 61

67 岁女性，胸痛 3 h

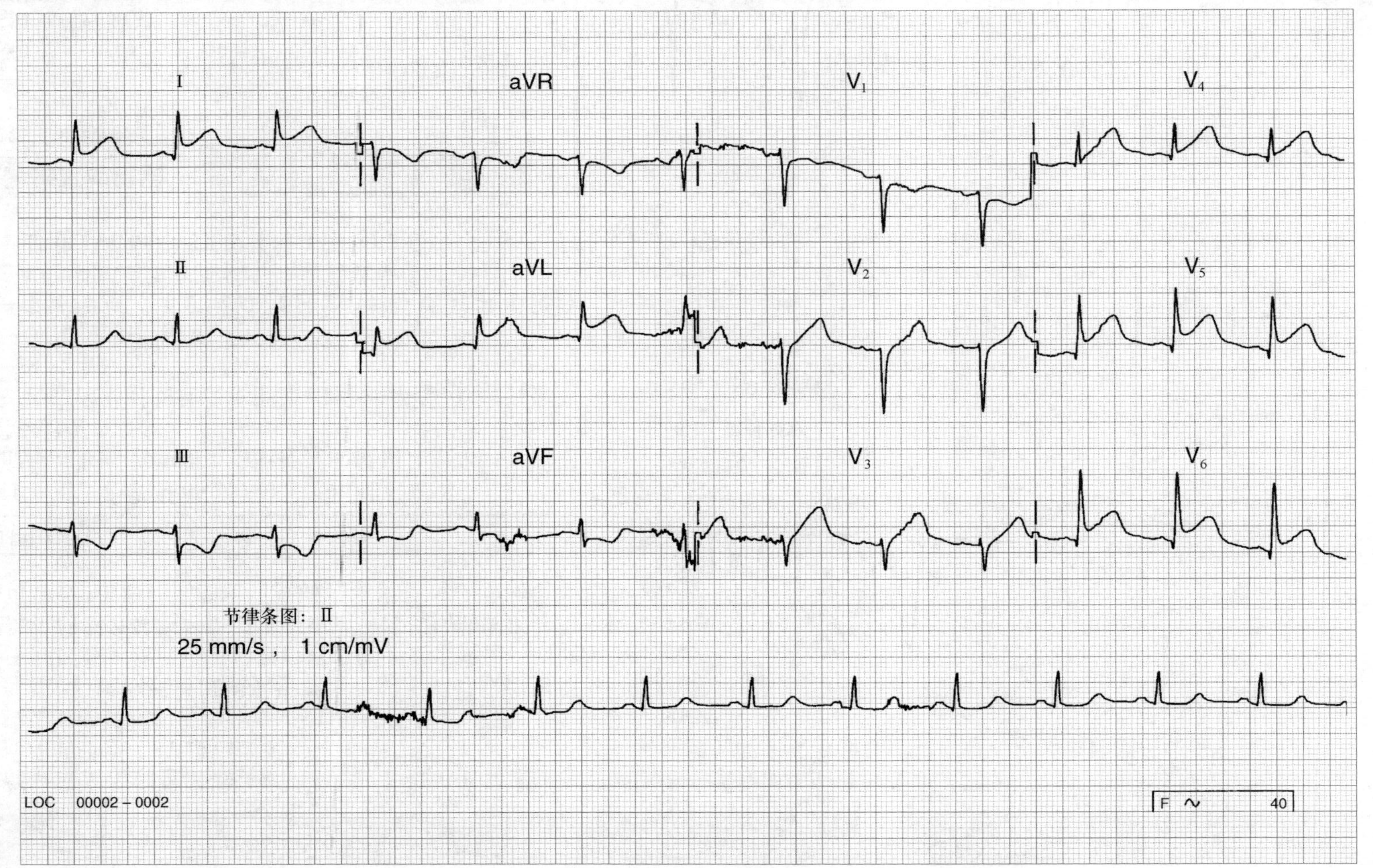

- 侧壁导联（$V_4 \sim V_6$、Ⅰ和 aVL）急性心肌损伤的改变（ST 段抬高）。
- 可有或无下壁导联的镜像改变（ST 段压低）。

心电图表现

- 窦性心律，心率为 72 次 / 分，心电轴正常。
- $V_4 \sim V_6$、Ⅰ和 aVL 导联急性心肌损伤的改变（图 61-1）：
  ——ST 段上斜型抬高。
  ——高尖 T 波。
- Ⅲ、aVF 下壁导联 ST 段镜像压低（图 61-2）。
- 存在陈旧性前间壁心肌梗死可能（图 61-3）。

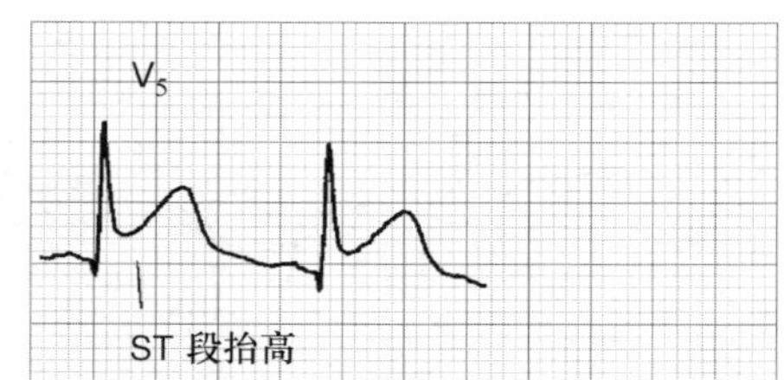

图 61-1　急性损伤

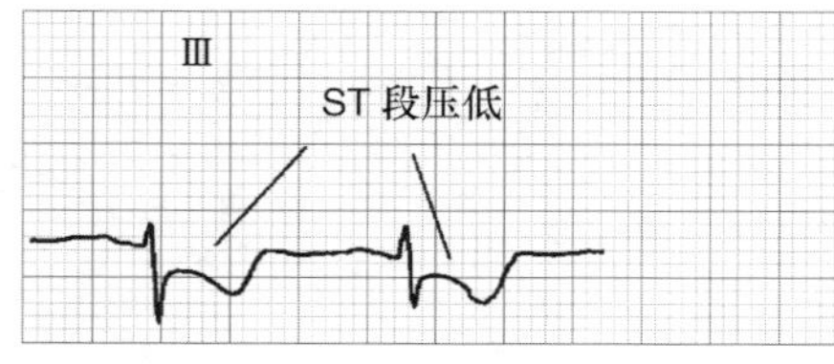

图 61-2　镜像改变

R 波递增不良的原因

- ➔ 陈旧性前间壁心肌梗死。
- ➔ 慢性阻塞性呼吸道疾病。
- ➔ 左心室肥大。
- ➔ 左束支传导阻滞。
- ➔ 导联放置的影响。
- ➔ 正常变异。

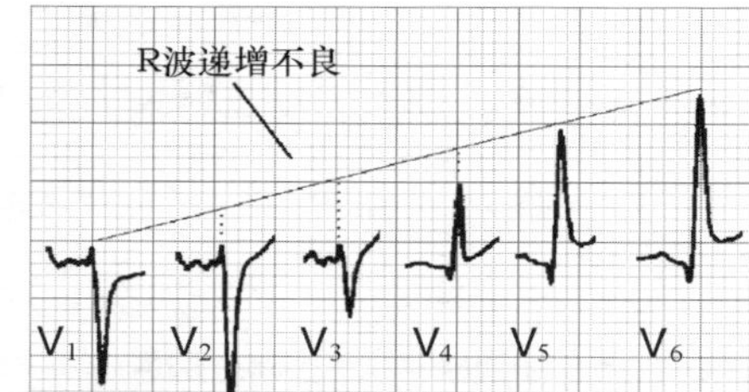

图 61-3　$V_1 \sim V_6$ 导联

病例 62

50 岁男性，剧烈胸痛 7 h

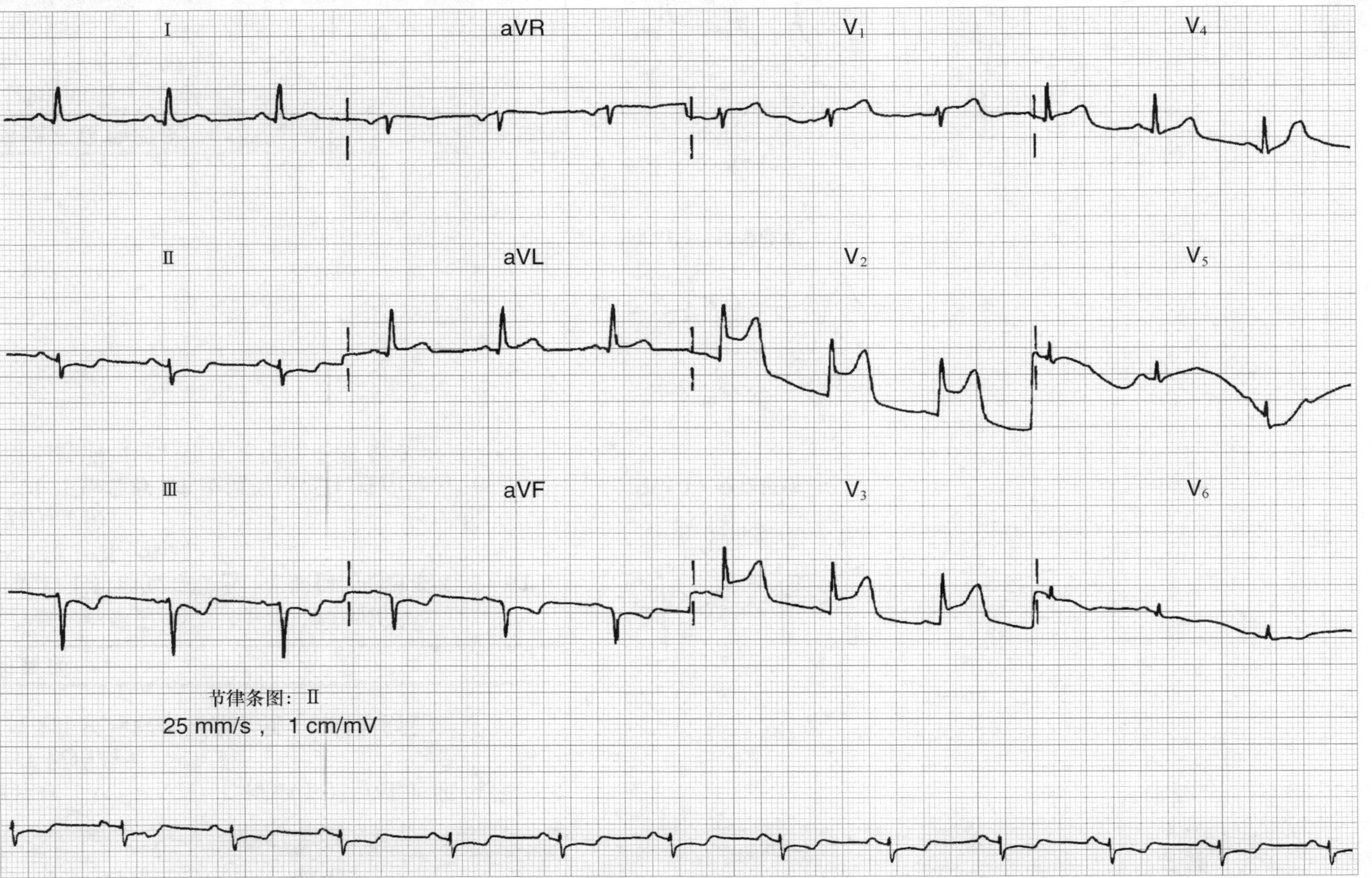

62　急性前间壁心肌梗死

- 前间壁 V_1 ～ V_4 导联急性心肌损伤的改变（ST 段抬高）。
- 有或无下侧壁导联的镜像改变（ST 段压低）。

心电图表现

- 窦性心律，心率为 78 次 / 分，电轴左偏－45°。
- V_1 ～ V_3 导联急性心肌损伤改变（图 62-1）：
  ——ST 段上斜型抬高。
  ——高尖 T 波。
- Ⅱ、Ⅲ和 aVF 导联镜像改变（图 62-2）。

临床注解

该男性血管造影显示在冠状动脉左前降支中段有狭窄伴血栓，血管成形术治疗成功。

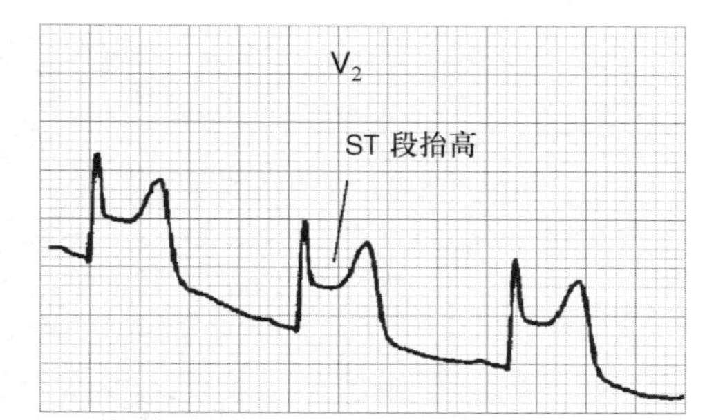

图 62-1　急性损伤

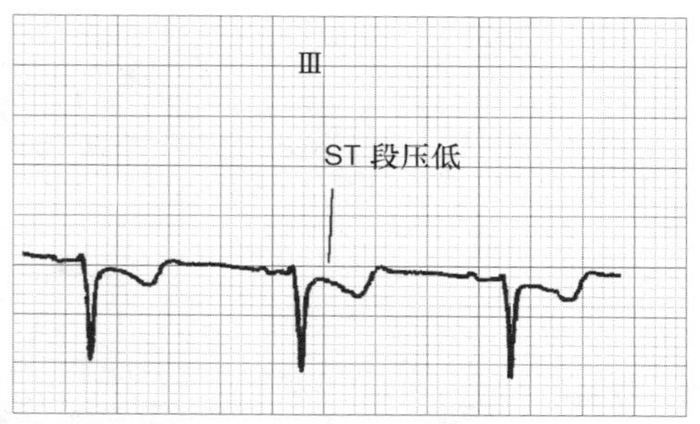

图 62-2　镜像改变

病例 63

83 岁女性，突发呼吸困难

I aVR V_1 V_4

II aVL V_2 V_5

III aVF V_3 V_6

节律条图：II

25 mm/s，1 cm/mV

LOC 00003 – 0003 24 NOV 95 18:47:13 . 05–40Hz 0

- Ⅰ和 aVL 导联急性心肌损伤的改变（ST 段抬高）。
- 有或无下壁导联的镜像改变（ST 段压低）。

心电图表现

- 窦性心动过速，心率为 108 次 / 分，心电轴正常。
- Ⅰ和 aVL 导联急性心肌损伤改变（图 63-1）：
  ——ST 段上斜型抬高。
  ——高尖 T 波。
- 下壁Ⅲ和 aVF 导联镜像的 ST 段压低（图 63-2）。

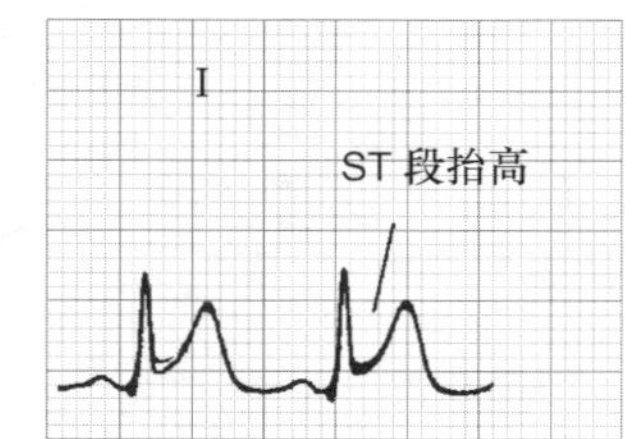

图 63-1 急性损伤

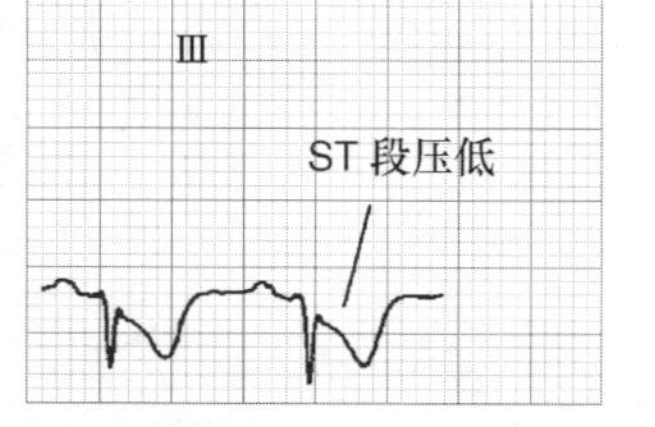

图 63-2 镜像改变

病例 64

56 岁男性，胸痛、呕吐 90 min

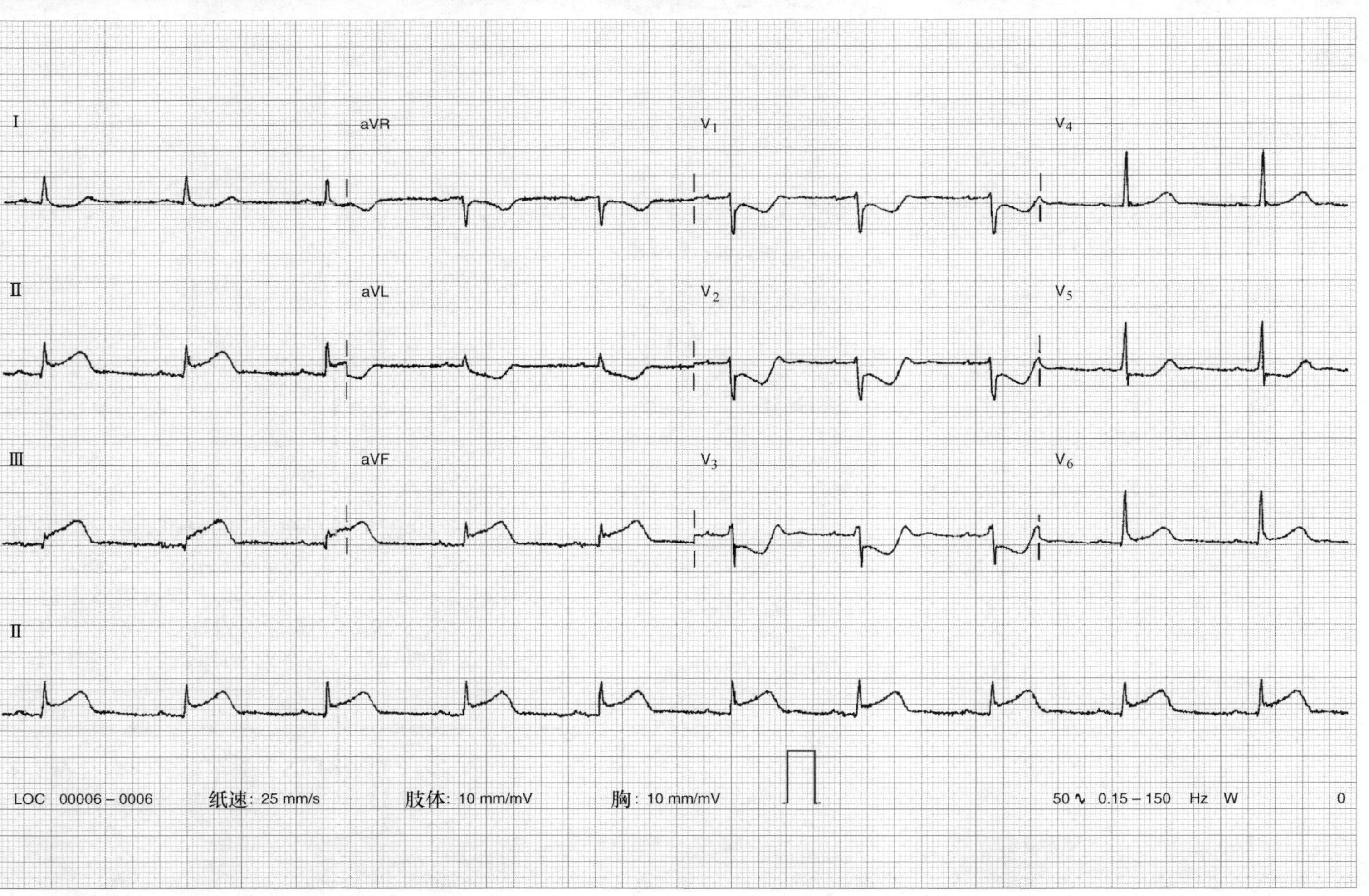

64 急性下壁心肌梗死

- 下壁Ⅱ、Ⅲ和 aVF 导联急性心肌损伤的改变（ST 段抬高）。
- 有或无前壁导联的镜像改变（ST 段压低）。

心电图表现

- 窦性心律，心率为 60 次 / 分，心电轴正常。
- PR 间期 200 ms，正常为 120 ～ 200 ms（3 ～ 5 个小格）。
- 下壁Ⅱ、Ⅲ和 aVF 导联急性心肌损伤的改变（图 64-1）：

  ——ST 段上斜型抬高。

  ——高尖 T 波。

  本例中 V_6 导联也有上述改变，提示为下侧壁（下壁心尖部）心肌梗死。
- 前壁 V_1 ～ V_3、Ⅰ和 aVL 导联镜像的 ST 段压低（图 64-2）。

临床注解

V_{4R} 导联无 ST 段抬高，除外了显著的右心室心肌梗死。

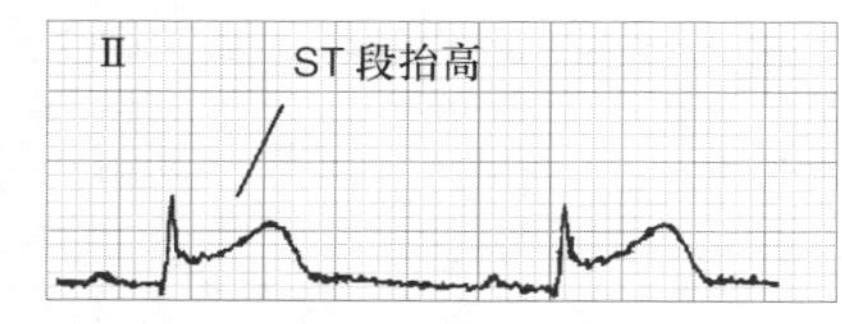

图 64-1　急性损伤

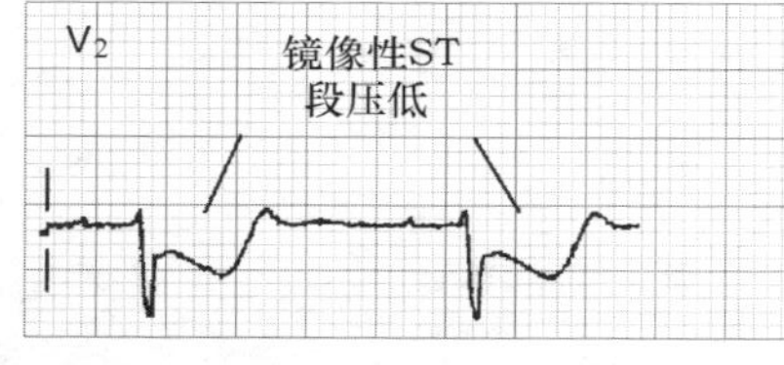

图 64-2　镜像改变

病例 65

54 岁女性，胸痛 30 min

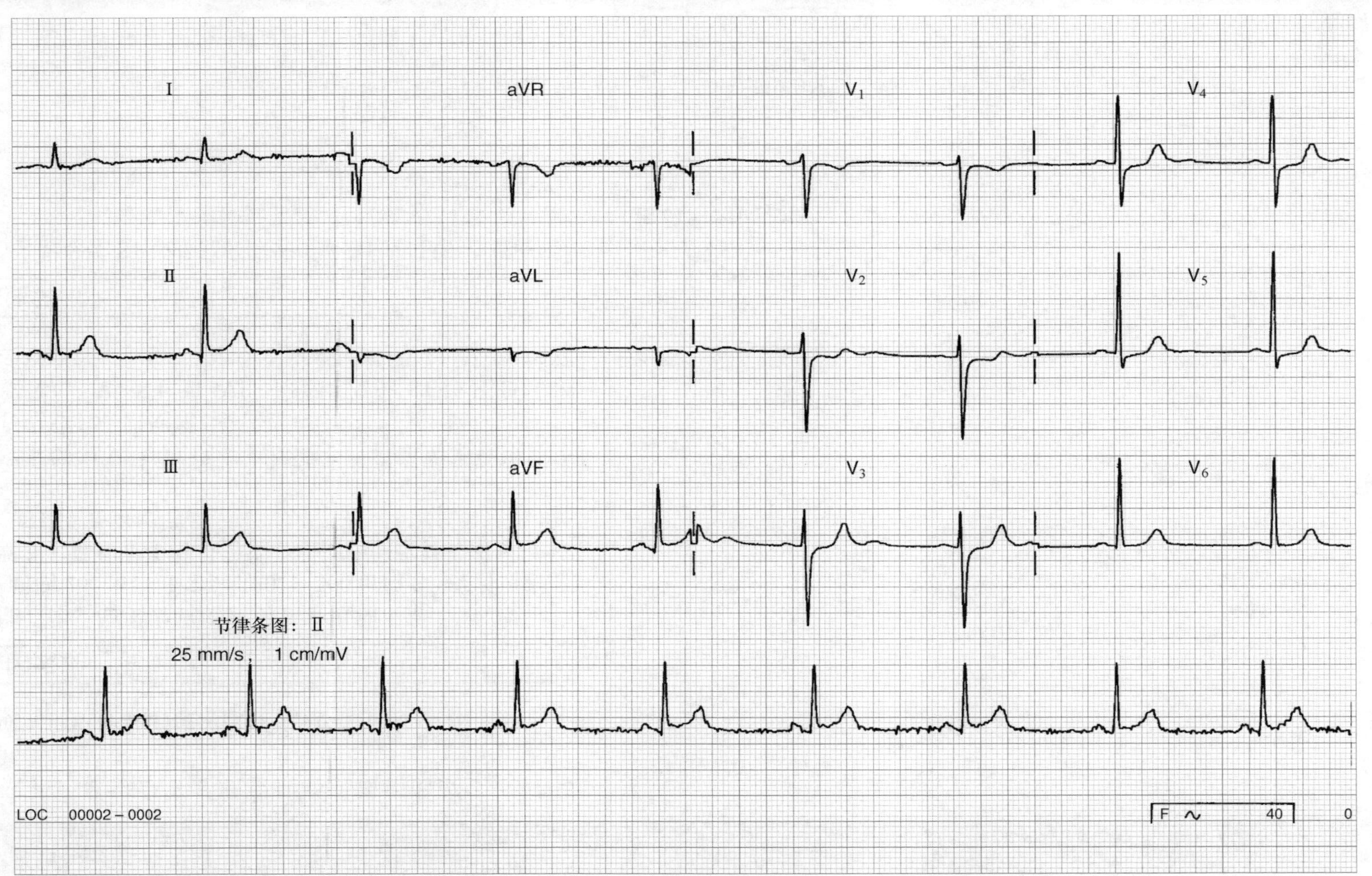

65 超急性期下壁心肌梗死

下壁心肌梗死的心电图特征可能较其他部位心肌梗死的特征出现更早。

- 下壁Ⅱ、Ⅲ和 aVF 导联仅见轻微的急性心肌损伤改变（ST 段抬高），前壁导联出现对应的镜像改变（ST 段压低）。

在处理这样的临界心电图时，临床特征很重要。

心电图表现

- 窦性心律不齐，心率为 54 次 / 分，心电轴正常。
- Ⅱ、Ⅲ和 aVF 导联轻微的 ST 段抬高（图 65-1）。
- 前壁 V_1 ～ V_4 和 aVL 导联镜像的 ST 段压低（图 65-2）。

临床注解

该女性在出现胸痛后 40 min 接受溶栓治疗。

有时在 30 min 内重复心电图检查可以及时修正诊断。

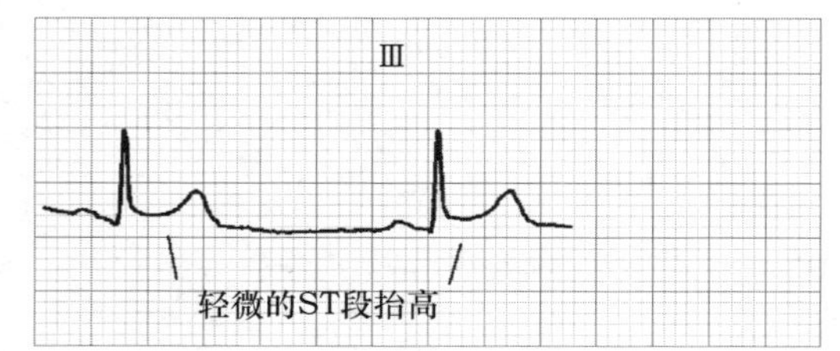

图 65-1　超急性期的急性损伤

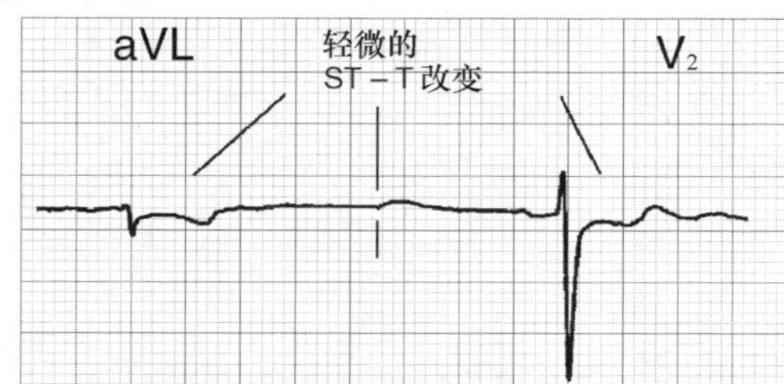

图 65-2　超急性期的镜像改变

病例 66

60 岁男性，胸痛，颈静脉怒张 +4 cm，血压 80/50 mmHg

I　aVR　V_1　V_4

II　aVL　V_2　V_5

III　aVF　V_3　V_6

II　V4R

LOC 00006 – 0006　纸速：25 mm/s　肢体：10 mm/mV　胸：10 mm/mV

● V_{4R} 导联（右侧锁骨中线第 5 肋间）ST 段抬高 >1 mm。右心室心肌梗死通常合并急性下壁心肌梗死。

心电图表现

● 窦性心律，心率为 78 次 / 分，心电轴正常，不完全性右束支传导阻滞。
● 急性右心室心肌梗死：
——在 V_{4R} 导联 ST 段抬高（图 66-1）。
● 急性心肌梗死（图 66-2）：
——Ⅱ、Ⅲ和 aVF 导联 ST 段抬高。
——高尖 T 波。
——q 波出现。
● 前壁导联镜像的 ST 段压低（图 66-3）。
● 交界性期前收缩（JPB）（图 66-4）。
● V_4 ～ V_6 导联室性期前收缩。

临床注解

右心室心肌梗死是心源性休克的一个重要的可逆病因，其一线治疗是静脉输液。

右心室心肌梗死的临床特点

→ 低血压。
→ 肺野清晰。
→ 颈静脉充盈压增高。
→ Kussmaul 征阳性。

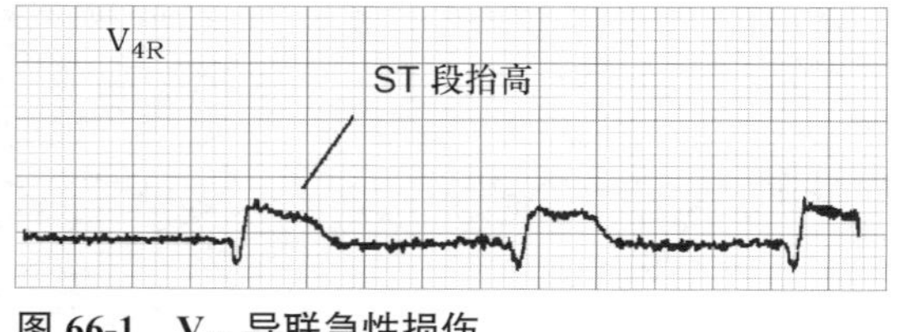

图 66-1 V_{4R} 导联急性损伤

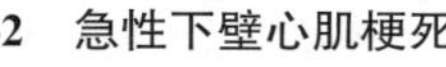

图 66-2 急性下壁心肌梗死

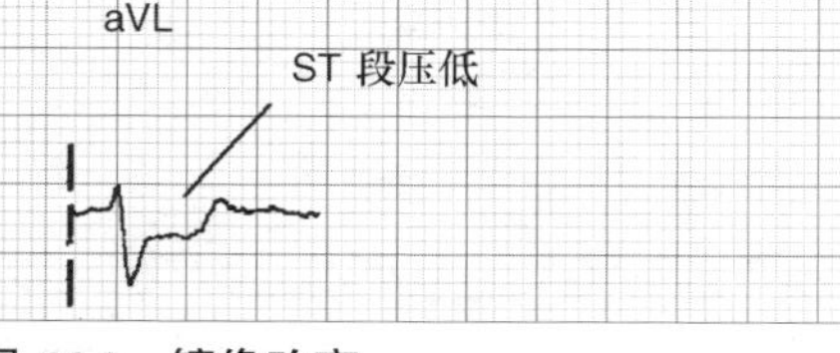

图 66-3 镜像改变

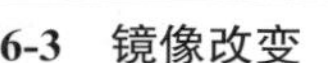

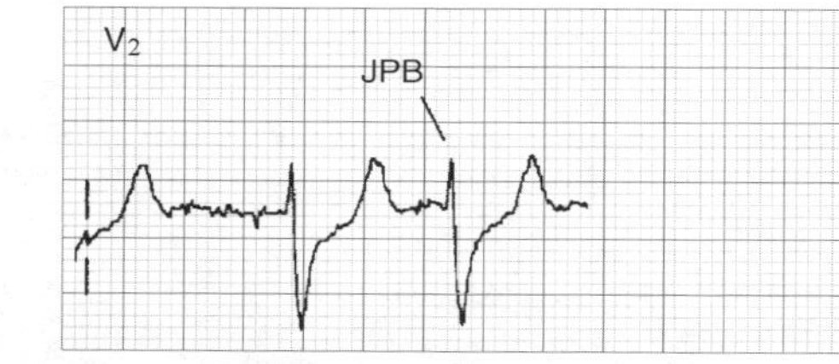

图 66-4 交界性期前收缩

病例 67

78 岁女性，胸痛、晕厥，血压 64/40 mmHg

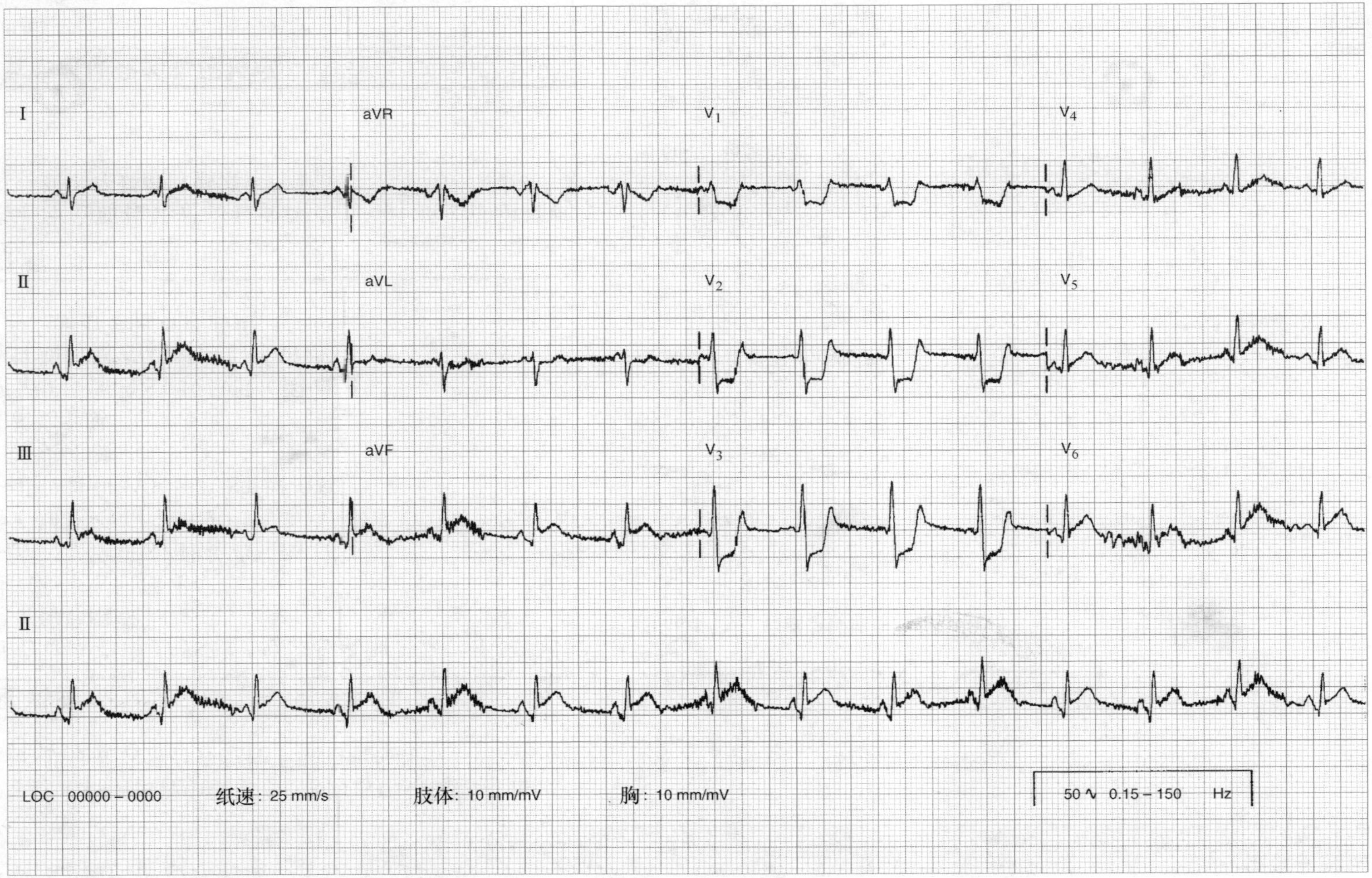

I aVR V_1 V_4

II aVL V_2 V_5

III aVF V_3 V_6

II

LOC 00000－0000 纸速：25 mm/s 肢体：10 mm/mV 胸：10 mm/mV

50 ∿ 0.15－150 Hz

由于后壁与前间隔位置相对，因此急性后壁心肌梗死常在前间隔导联表现出镜像改变。

- $V_1 \sim V_3$ 导联 ST 段压低。
- $V_1 \sim V_3$ 导联 R 波明显，T 波直立。

后壁心肌梗死通常合并下壁和（或）侧壁心肌梗死。

心电图表现

- 窦性心律，心率为 90 次 / 分，心电轴正常。
- 急性后壁心肌梗死（图 67-1）：
  ——$V_1 \sim V_3$ 导联急性心肌损伤的镜像改变。
- 下侧壁心肌梗死：
  ——下壁导联 ST 段抬高（图 67-2）。
  ——侧壁 V_5 和 V_6 导联 ST 段抬高（图 67-3）。

临床注解

为行直接血管成形术而进行的急诊冠状动脉造影显示：优势左旋支闭塞以及下壁、后壁和侧壁心肌梗死。

这一优势左旋支为后降支供血，而后降支通常由右冠状动脉供血。

血管成形术未成功。

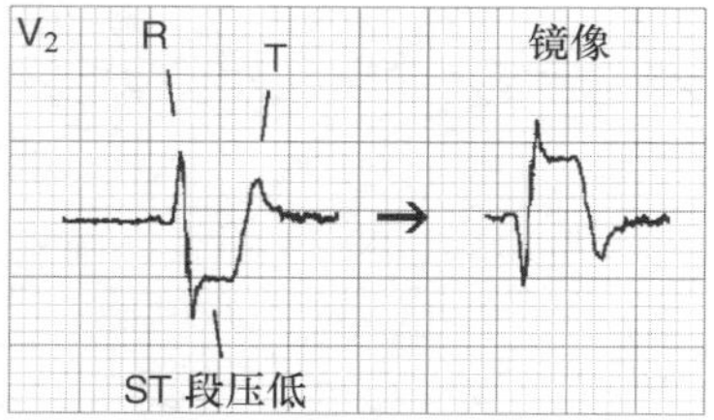

图 67-1　急性损伤的镜像改变

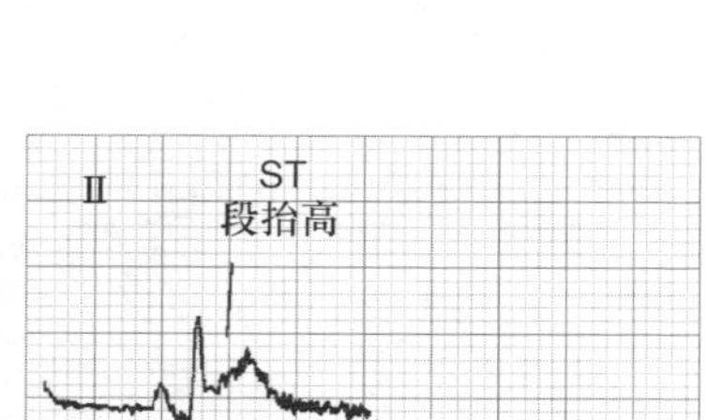

图 67-2　下壁导联

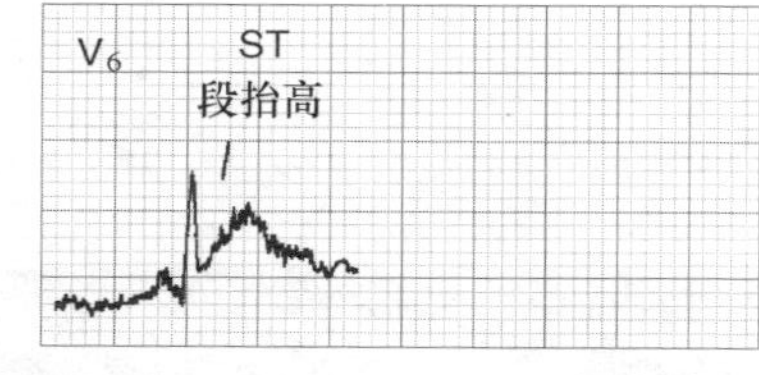

图 67-3　侧壁导联

病例 68

74 岁女性，剧烈压榨样胸痛 90 min

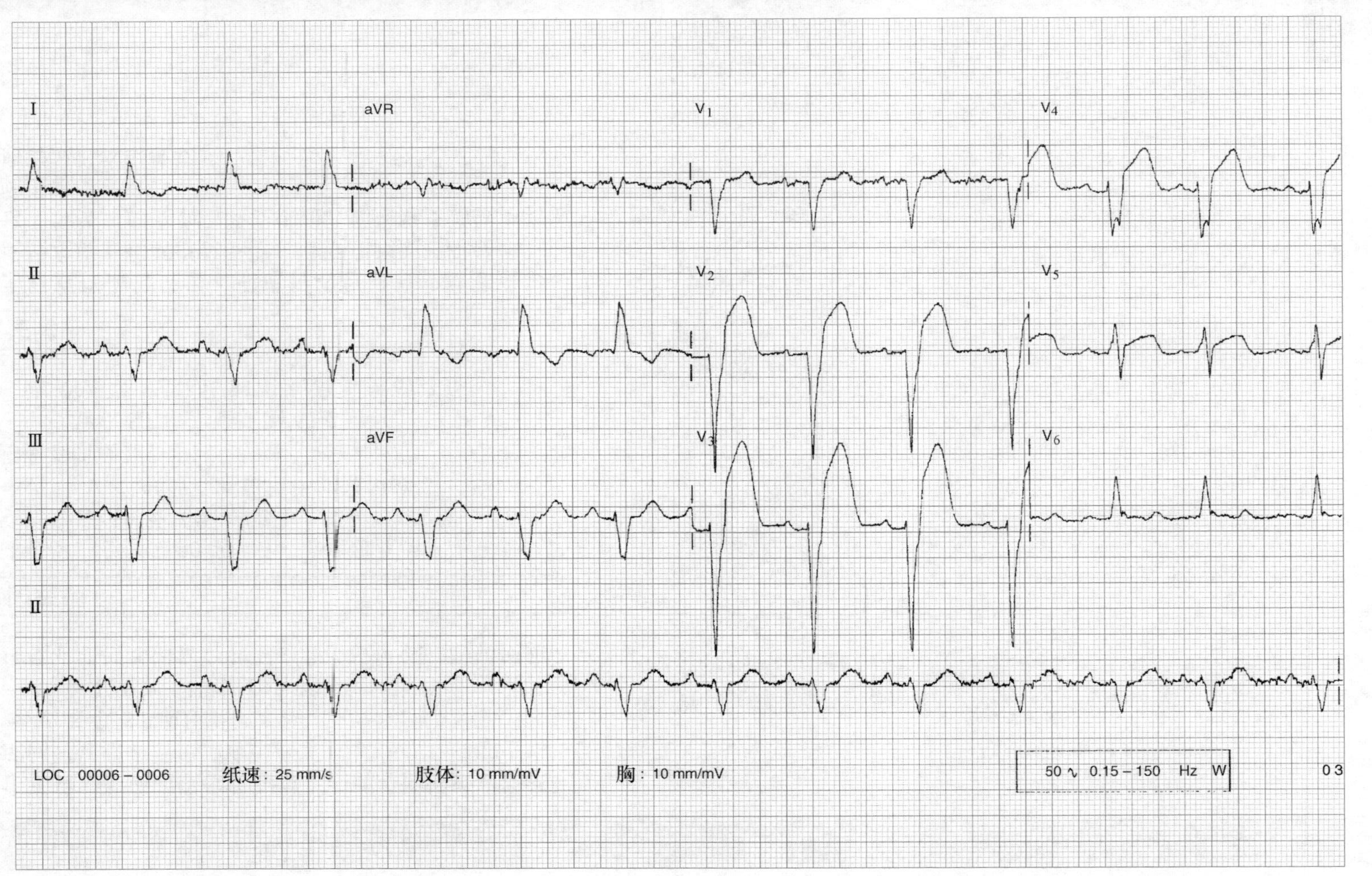

左束支传导阻滞（LBBB）时通常很难诊断心肌梗死。LBBB 通常会掩盖所有的梗死图形，然而约三分之二的病例可有 ST-T 改变[1]。

没有诊断心肌梗死可靠的标准，但也有一些提示：

- 临床病史。
- 在 2 个或 2 个以上的侧壁导联（V_5 ～ V_6、I 和 aVL）出现 q 波（>30 ms）：
  ——提示前间壁梗死[2]。
- 原发的 ST 段和 T 波改变：
  ——左束支传导阻滞时 ST 段和 T 波改变是继发的，与 QRS 主波方向相反。在心肌损伤所对应的导联出现原发性 ST 段和 T 波改变。而发现左束支传导阻滞时 ST 段和 T 波改变与 QRS 主波方向一致则提示心肌损伤。
- ST 段抬高程度超过单纯 LBBB 导致的抬高程度：
  ——原发的 ST 段抬高“加上”继发的 ST 段抬高。

心电图表现

- 窦性心律，心率为 80 次 / 分，电轴左偏－45°。
- 左束支传导阻滞（图 68-1）：
  ——QRS 波宽（128 ms）。
  ——V_1 导联无 R′波。
- V_2 ～ V_4 导联过度抬高的 ST 段和 T 波（图 68-2）。
- 侧壁导联 I 和 aVL 的 q 波（图 68-3）：
  ——非诊断性的。

临床注解

肌钙蛋白 T 升高证实急性心肌梗死的诊断。

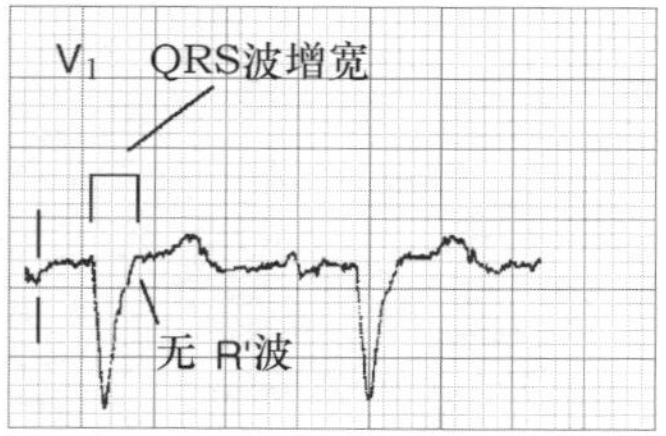

图 68-1　左束支传导阻滞

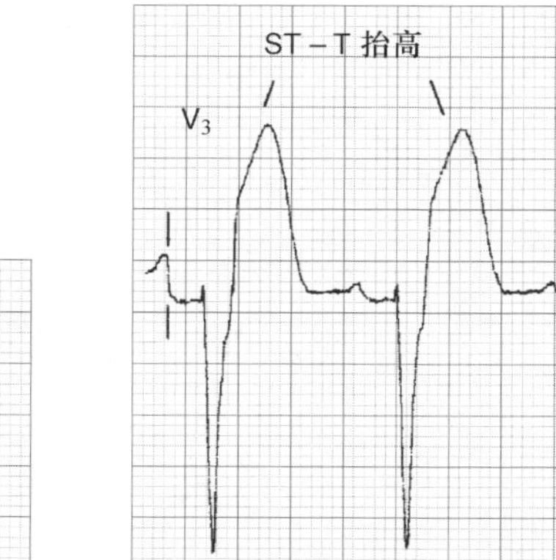

图 68-2　过度抬高的 ST-T 改变

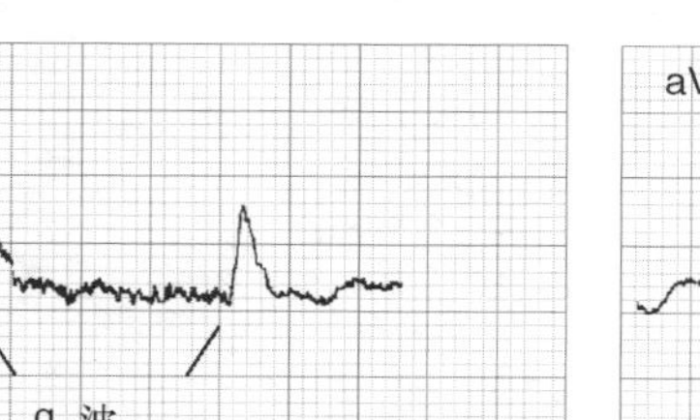

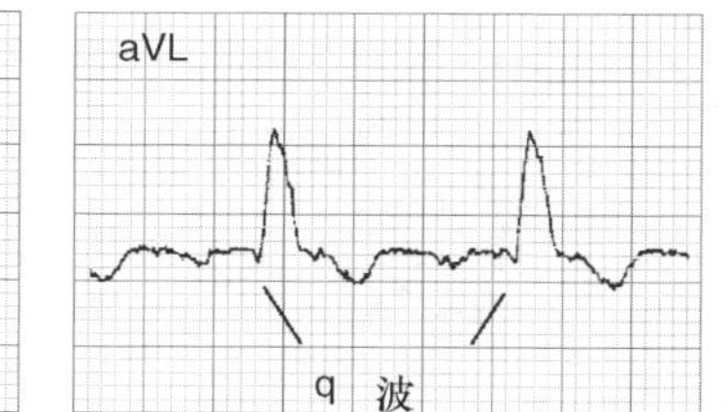

图 68-3　侧壁 q 波

[1] Sgarbossa E B，Pinski S L，Barbagelata A et al 1996 Electrocardiographic diagnosis of evolving acute myocardial infarction in the presence of left bundle-branch block. New England Journal of Medicine 334：481-487.

[2] Rhoades D V et al 1961 The electrocardiogram in the presence of myocardial infarction and intraventricular block of the left bundle-branch type. American Heart Journal 62：735.

肥厚型表现

病例 69

54 岁女性，支气管扩张

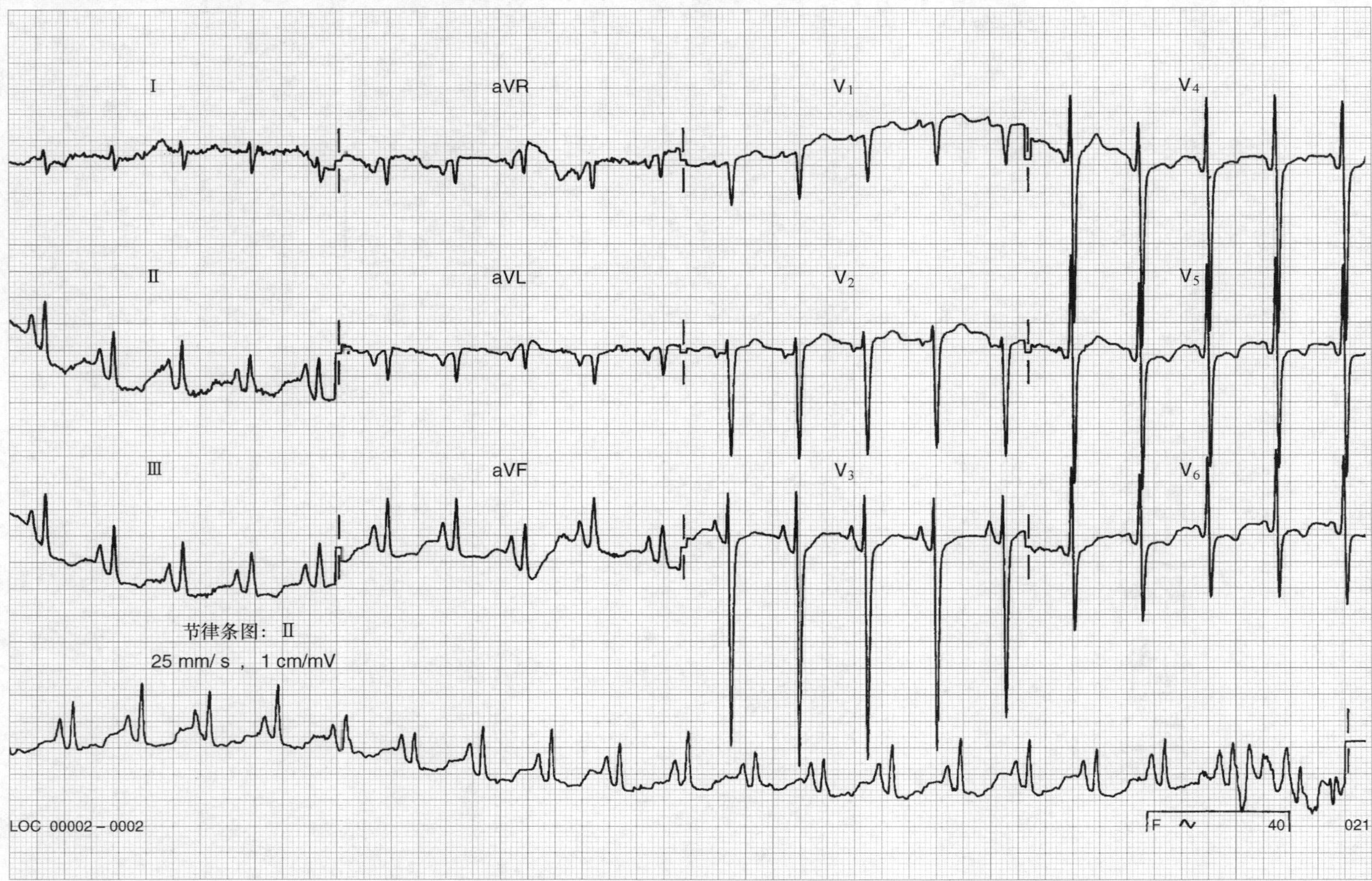

- 在Ⅱ、Ⅲ和 aVF 导联，高尖 P 波（A 型），P 波高度 >3 mm。
- 其他特征：
  ——右胸导联 P 波高（>1.5 mm）。
  ——显著的心房复极波（Ta）。

心电图表现

- 窦性心动过速，心率为 120 次 / 分，电轴右偏。
- 肺性 P 波的诊断特征：
  ——在Ⅱ、Ⅲ和 aVF 导联异常高大的 P 波（图 69-1）。
  ——V_3 导联的高大 P 波（图 69-2）。
  ——显著的 Ta 波（图 69-2）。
- 慢性阻塞性呼吸道疾病的特点：
  ——顺钟向转位（后期转变）。
  ——QRS 波电轴后移（右胸导联出现深 S 波）。

临床注解

该女性 X 线胸片（图 69-3）显示右心房扩大和慢性肺部疾病的特征（肺过度膨胀和膈肌低平）。

右心房异常的原因

→ 右心室压力增高：
——任何原因引起的肺动脉高压。
——肺源性心脏病。
→ 三尖瓣狭窄：
——获得性（静脉用药导致的心内膜炎）。
——先天性（Ebstein 畸形）。
→ 右心房缺血或梗死（罕见）。

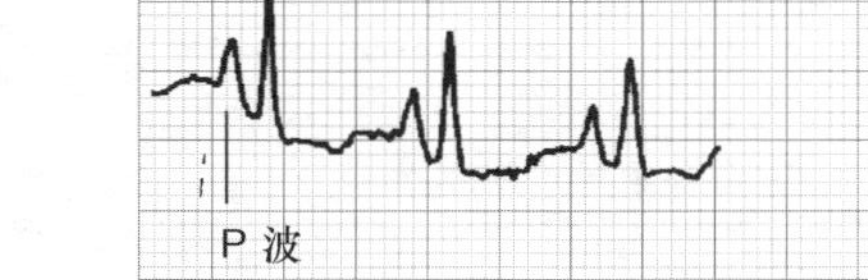

图 69-1 肺性 P 波

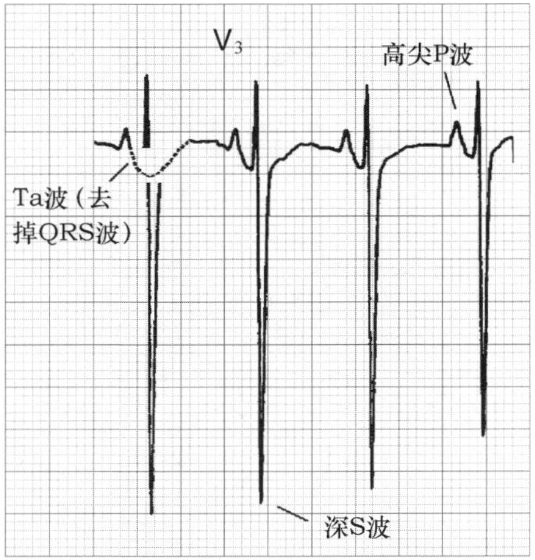

图 69-2 Ta 波

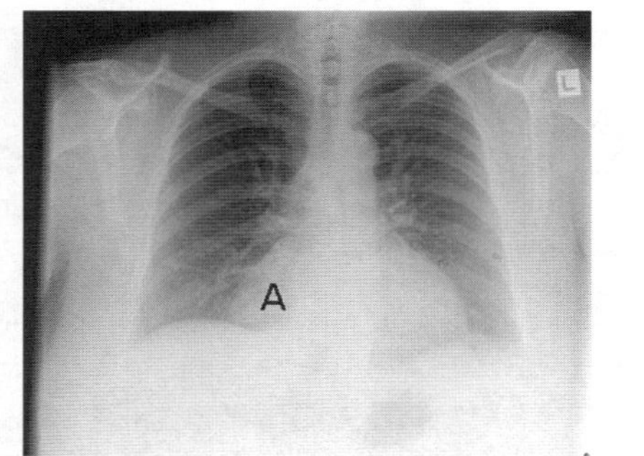

图 69-3 X 线胸片提示右心房扩大（A）

病例 70

43 岁毛利男性，心脏舒张期杂音

- Ⅰ、Ⅱ、aVF 或 aVL 导联 P 波切迹（M 型），时限 >120 ms（3 个小格）。
- 其他特征：
  ——V_1 导联 P 波的终末负向部分持续时间延长、>40 ms（1 个小格），振幅增加（为 0.1 mV）。
  ——M 型波两峰之间的时限 >40 ms（1 个小格）。

图 70-1 二尖瓣 P 波

心电图表现

- 窦性心律，心率为 72 次 / 分，QRS 波电轴垂直。
- 二尖瓣 P 波的特点：
  ——下壁导联宽大、有切迹的 P 波（图 70-1）。
  ——V_1 导联 P 波负向部分明显（图 70-2）。
- 右心室肥大的特点：
  ——V_1 导联 R 波为主，伴 ST 段压低和 T 波倒置（图 70-2）。
  ——侧壁导联深 S 波（图 70-3）。

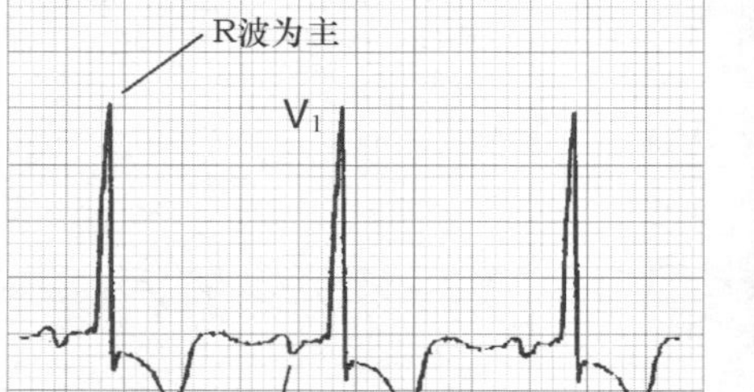

图 70-2 V_1 导联。-ve：V_1 导联 P 波终末负向部分

临床注解

左心房肥大合并右心室肥大提示二尖瓣狭窄。这名患者在风湿性心脏病基础上患有二尖瓣狭窄。其 X 线胸片（图 70-4）提示心脏扩大、肺动脉流出道扩大（A）和左心房扩大（B）。

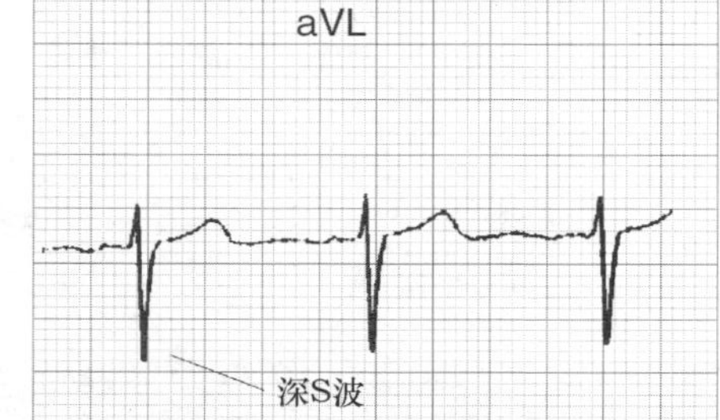

图 70-3 aVL 导联

图 70-4 X 线胸片

左心房异常的原因

→ 左心房肥大。
→ 左心房扩张。
→ 心房内传导阻滞。
→ 左心房瘢痕。

病例 71

24 岁女性，风湿热病史

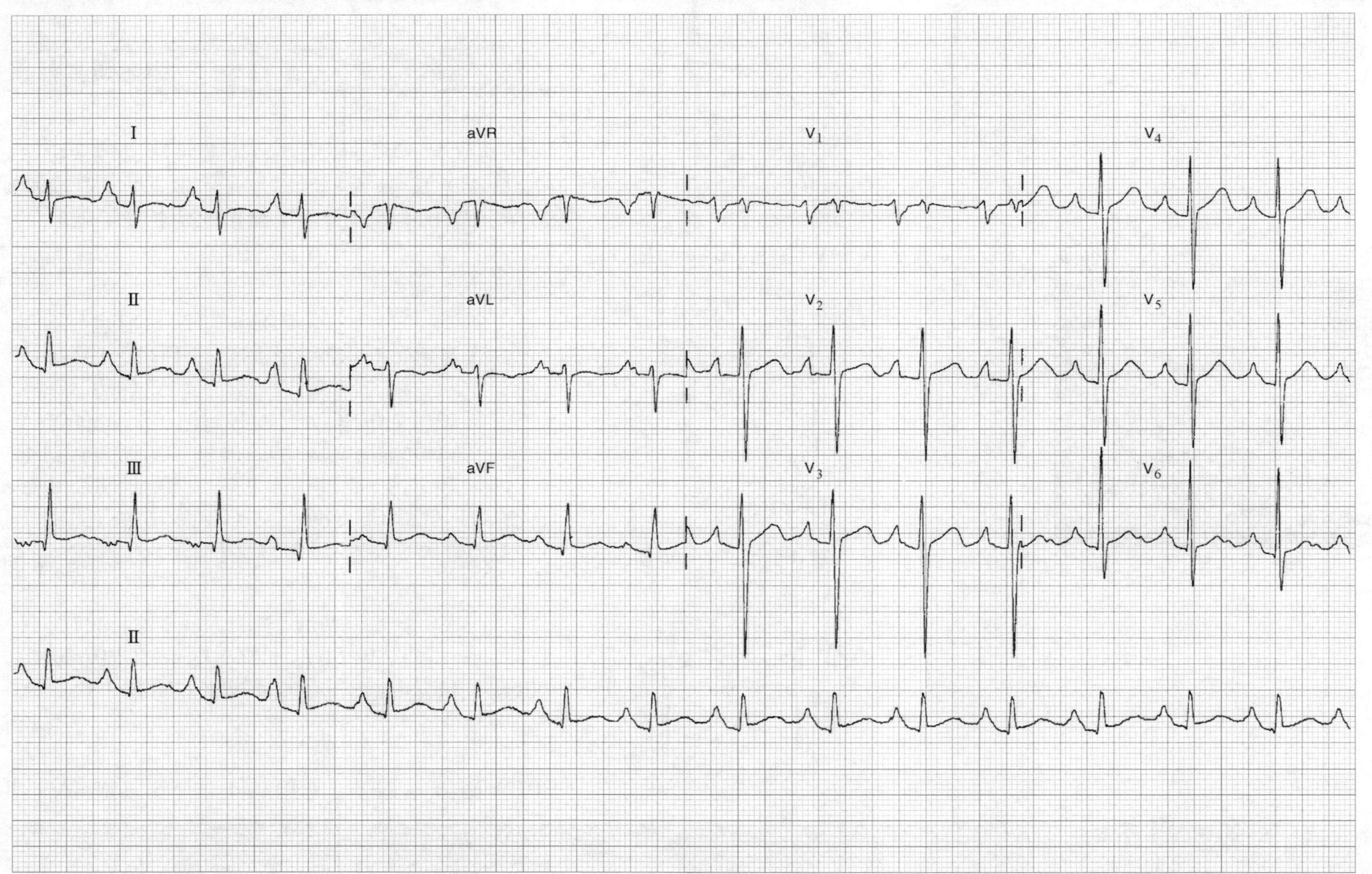

- 肢体导联 P 波高度＞3 mm，时限＞120 ms（3 个小格）。
- V_1 导联的大双相 P 波的初始正偏转＞2 mm、终末负向至少 1 mm，时限 40 ms（1 个小格）。
- V_1 导联 P 波高度＞2 mm。肢体导联或左心前导联 P 波切迹，时限＞120 ms。

这三个标准中的任何一条均可提示双心房肥大的诊断。

心电图表现

- 窦性心律，心率为 92 次 / 分，心电轴垂直。
- 双心房肥大的特点：

——肢体导联的 P 波宽大、高且有切迹（图 71-1）。

——V_1 导联大双相 P 波（图 71-2）。

——左胸导联 P 波切迹，时限＞120 ms（图 71-3）。

——PR 间期延长，时限＞200 ms（图 71-4）。

临床注解

该女性患有风湿性三尖瓣疾病。其心导管检查提示重度三尖瓣狭窄、重度二尖瓣狭窄以及重度主动脉瓣狭窄。

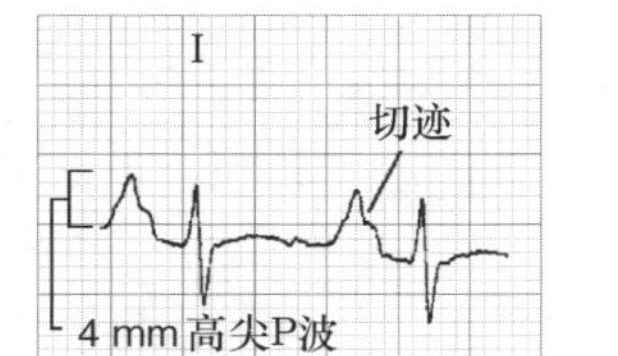

图 71-1　I 导联

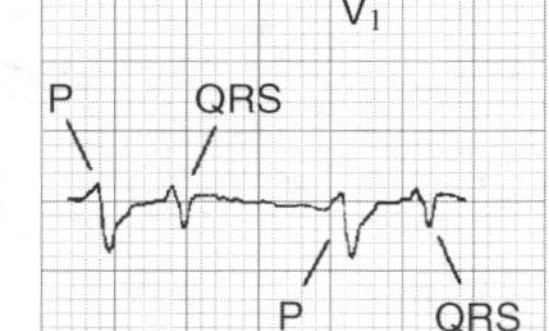

图 71-2　大双相 P 波

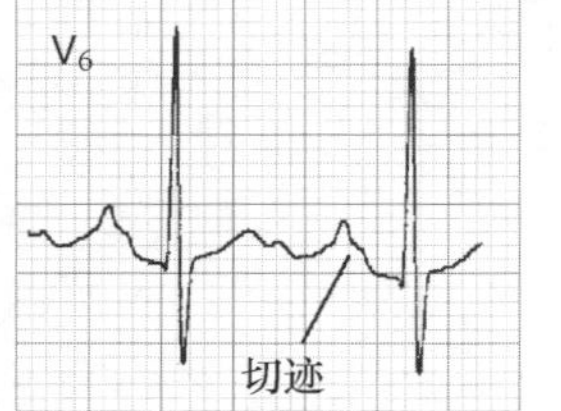

图 71-3　V_6 导联

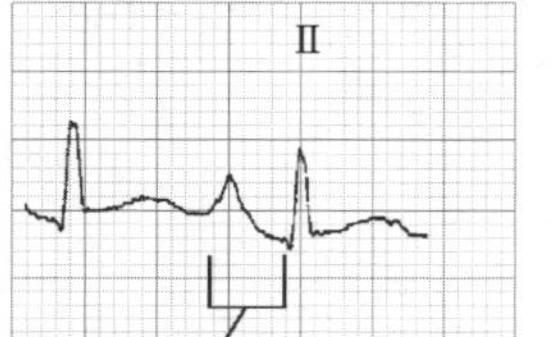

图 71-4　PR 间期延长

病例 72

25 岁女性，唐氏综合征

I aVR V_1 V_4
II aVL V_2 V_5
III aVF V_3 V_6
II

72 右心室肥大（RVH）

- 电轴右偏（电轴 > ＋90°）。
- V_1 导联 R 波为主。
- 无前侧壁心肌梗死或束支传导阻滞的证据。
- 其他特征：
  ——右胸导联（V_1 ～ V_4）ST 段压低和 T 波倒置。
  ——侧壁导联（V_4 ～ V_6、Ⅰ和 aVL）深 S 波。

心电图表现

- 窦性心律，心率为 84 次 / 分。
- 右心室肥大的特点：
  ——电轴右偏＋125°（图 72-1）。
  ——V_1 导联 R 波为主（图 72-2）。
  ——侧壁导联深 S 波（图 72-3）。
- 右心房肥大的特点：
  ——下壁导联和 V_1 导联异常高大的 P 波（图 72-2 和图 72-4）。

临床注解

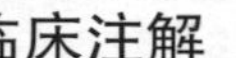

该女性患有先天性室间隔缺损伴大的右向左分流（艾森门格综合征）。该患者有重度发绀，并于采集这份心电图后几天去世。

V_1 导联 R 波为主的原因

- → 可见于正常儿童。
- → 右心室肥大。
- → 右束支传导阻滞。
- → 正后壁心肌梗死。
- → 心室预激（WPW 综合征）。
- → 进行性假肥大性肌营养不良（Duchenne muscular dystrophy）。

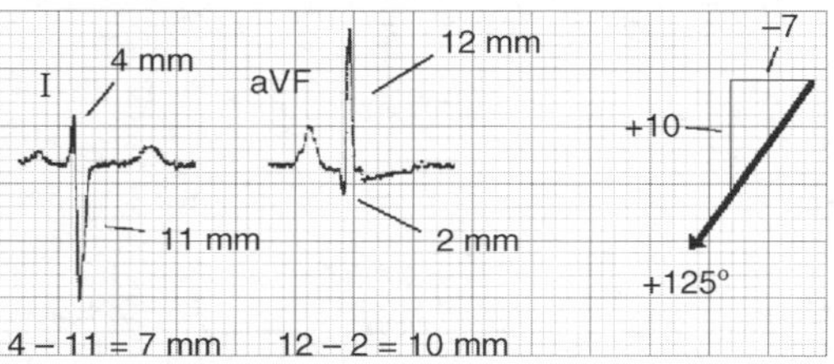

图 72-1 电轴右偏

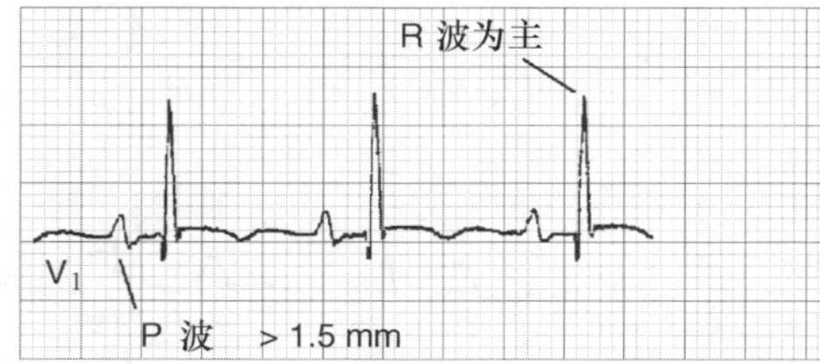

图 72-2 V_1 导联

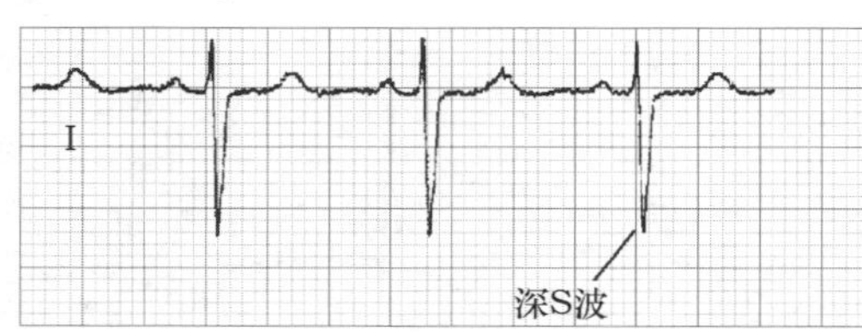

图 72-3 Ⅰ导联

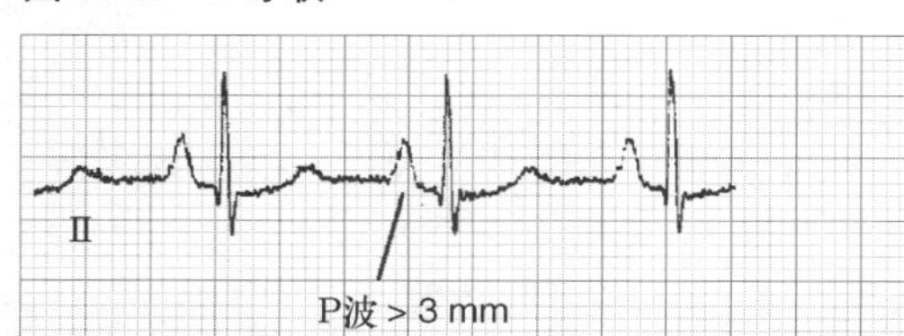

图 72-4 肺性 P 波

病例 73

25 岁男性，足球运动员，收缩期喷射性杂音

I aVR V_1 V_4

II aVL V_2 V_5

III aVF V_3 V_6

节律条图：II

25 mm/s， 1 cm/mV

73 左心室肥大（LVH）——肢体导联诊断标准

- 存在一些基于 QRS 波电压变化来诊断左心室肥大的标准（如下），其特异性好，但敏感性差。
- 其他特点：
  ——在 R 波为主的导联上 ST 段压低和 T 波倒置（左心室劳损表现）。
  ——逆钟向转位（早期过渡）。
  ——心室激动时间延长。
  ——左胸导联倒置的 U 波。
  ——电轴左偏。

LVH 的电压标准

Sokolow & Lyon[1]：	$S_{V_1}+R_{V_5}$（或 R_{V_6}）>35 mm
Cornell[2]：	$S_{V_3}+R_{aVL}$>28 mm（男性中）
	$S_{V_3}+R_{aVL}$>20 mm（女性中）
Framingham[3]：	R_{aVL}>11 mm
	R_{V_4} ～ R_{V_6}>25 mm
	S_{V_1} ～ S_{V_3}>25 mm
	S_{V_1}（或 S_{V_2}）$+R_{V_5}$（或 R_{V_6}）>35 mm
	$R_{\mathrm{I}}+S_{\mathrm{III}}$>25 mm
Romhilt & Estes[4]：	按点积分系统

[1] Sokolow M，Lyon T P 1949 Ventricular complex in left ventricular hypertrophy as obtained by unipolar precordial and limb leads. American Heart Journal 37：161.
[2] Casale P N et al 1987 Improved sex-specific criteria for left ventricular hypertrophy for clinical and computer interpretation of electrocardiograms: validation with autopsy findings. Circulation 75（3）：565-572.
[3] Levy D et al 1990 Determinants of sensitivity and specificity of electrocardiographic criteria for left ventricular hypertrophy. Circulation 81：815-820.
[4] Romhilt D W，Estes E H 1986 Point score system for the ECG diagnosis of left ventricular hypertrophy. American Heart Journal 75：752-758.

心电图表现

- 窦性心动过缓，心率为 54 次 / 分。
- 左心室肥大的特点（图 73-1）：
  ——电轴左偏。
  ——早期导联过渡（V_2 导联 R 波为主）。
  ——Ⅰ和 aVL 导联高 R 波。
  ——左胸导联高 R 波，V_1 导联深 S 波。
  ——广泛的 ST 段压低和 T 波倒置。

临床注解

超声心动图诊断为肥厚型梗阻性心肌病（HOCM）。

超声心动图是年轻运动员中 HOCM 较好的筛查工具，其较心电图更敏感。

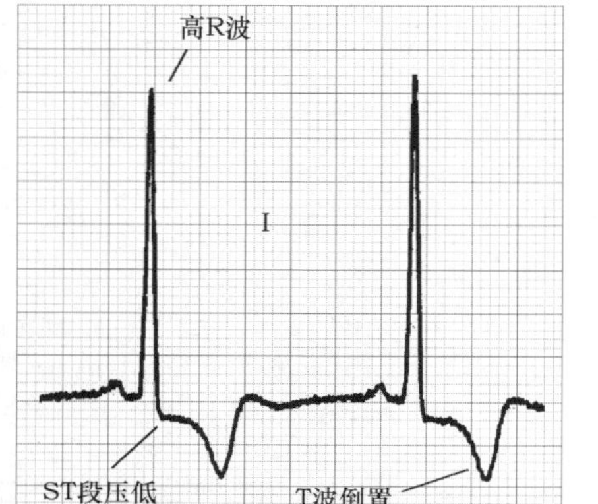

图 73-1　Ⅰ导联

病例　74

70 岁男性，长期高血压

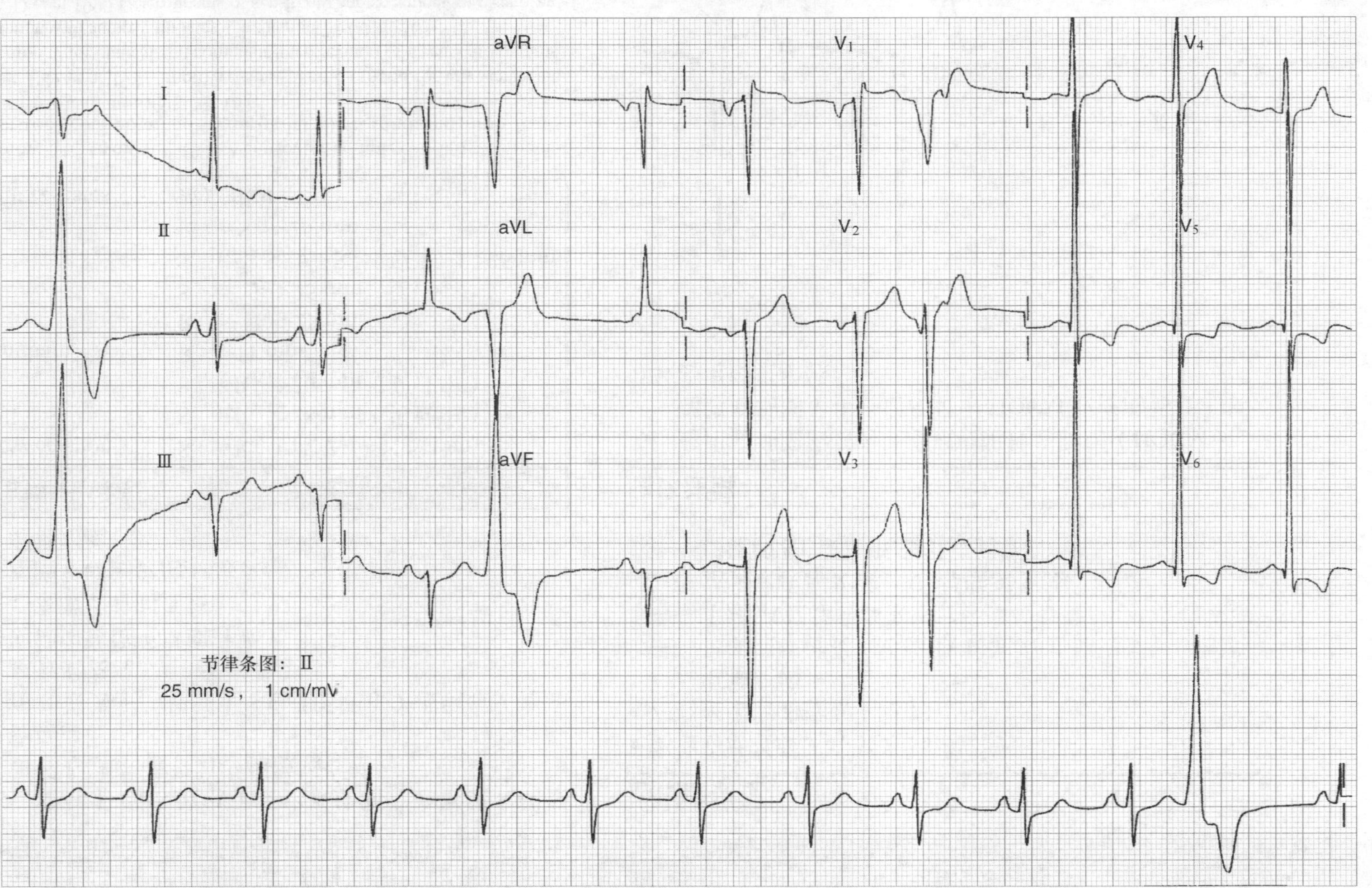

74 左心室肥大（LVH）——胸导联诊断标准

- 基于 QRS 波电压的变化，存在一些诊断 LVH 的标准。
- 其他特点：
  ——在 R 波为主的导联上出现 ST 段压低和 T 波倒置（左心室劳损表现）。
  ——逆钟向转位（早期过渡）。
  ——心室激动时间延长。
  ——左胸导联倒置的 U 波。
  ——电轴左偏。
  ——相关的左心房异常。

心电图表现

- 窦性心律，心率为 54 次 / 分。
- 频繁的室性期前收缩（VPB）。
- 左心室肥大的特点：
  ——电轴左偏（−30°）。
  ——LVH 的胸导联电压标准，$S_{V_1}+R_{V_6}$>35 mm（图 74-1）。
  ——R_{aVL}>11 mm。
  ——相关的左心房异常（图 74-2）。
  ——广泛的 ST 段压低和 T 波倒置（图 74-1）。

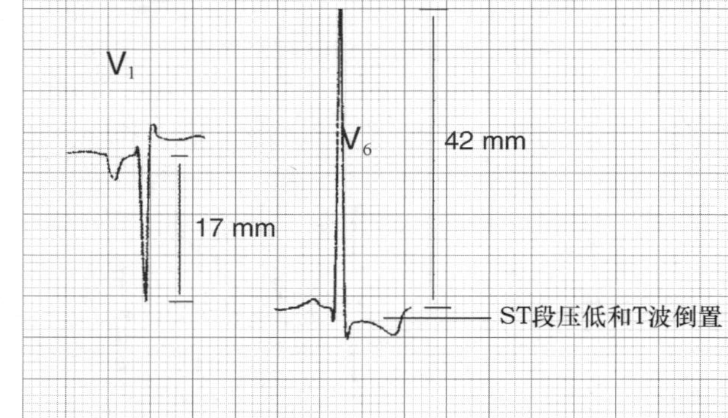

图 74-1 左心室肥大的电压标准

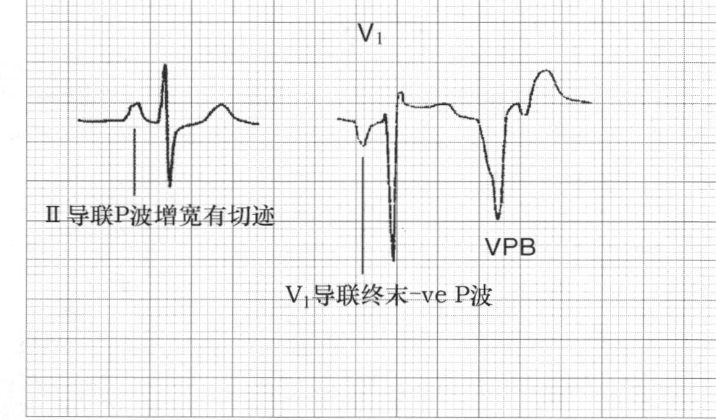

图 74-2 左心房异常

左心室肥大的原因

➔ 收缩期负荷重：
——系统性高血压。
——主动脉瓣狭窄。
——主动脉缩窄。
——肥厚型心肌病。
➔ 舒张期负荷重：
——二尖瓣关闭不全。
——主动脉瓣关闭不全。

病例 75

17 岁女性，响亮的全收缩期杂音

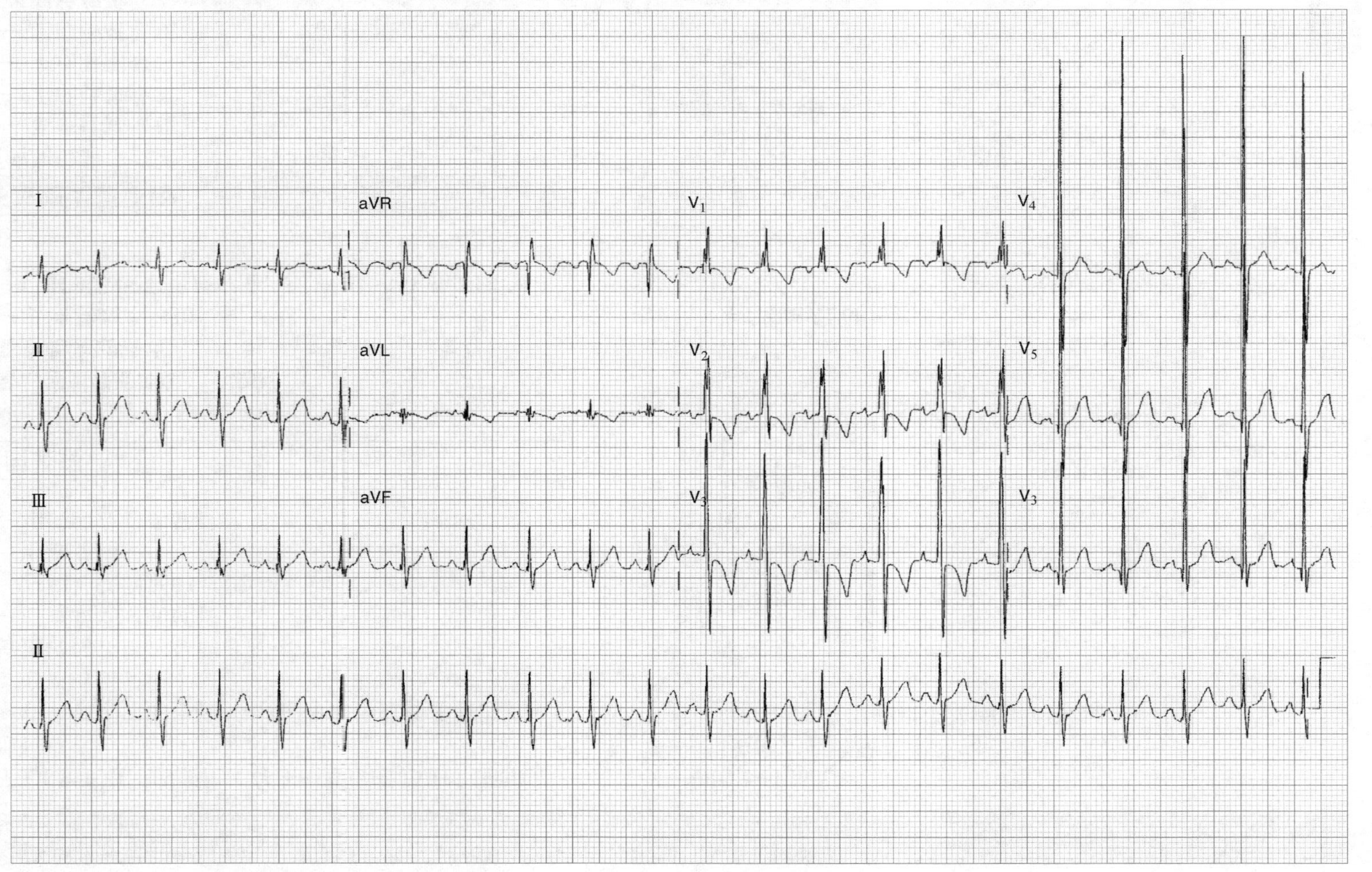

75 双心室肥大

- 左心室肥大（LVH）的胸导联电压标准合并电轴右偏及右胸导联 R 波为主。
- 前正中导联高振幅双相 RS 波（最常见于室间隔缺损）。
- 相关的左心房扩大的证据。

心电图表现

- 窦性心动过速，心率为 130 次 / 分。
- 右心室肥大特点：
  ——电轴右偏（+100°）。
  ——V_1 导联 R 波为主（rSR′）。
  ——右胸导联 ST 段压低和 T 波倒置（图 75-1）。
- 左心室肥大的特点：
  ——左胸导联高大 R 波（R_{V_5} 达 35 mm）。
  ——V_1 导联 P 波负向部分显著，提示相关的左心房异常（图 75-2）。
- 前正中导联高振幅双相 RS 波（图 75-1）。

临床注解

该年轻女性患有轻到中度的室间隔缺损。

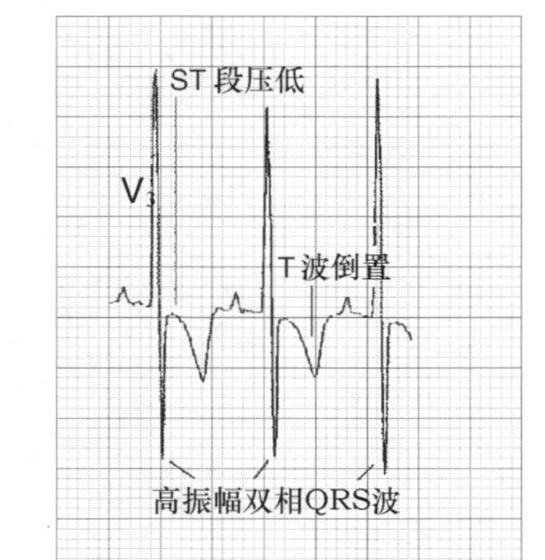

图 75-1　V_3 导联

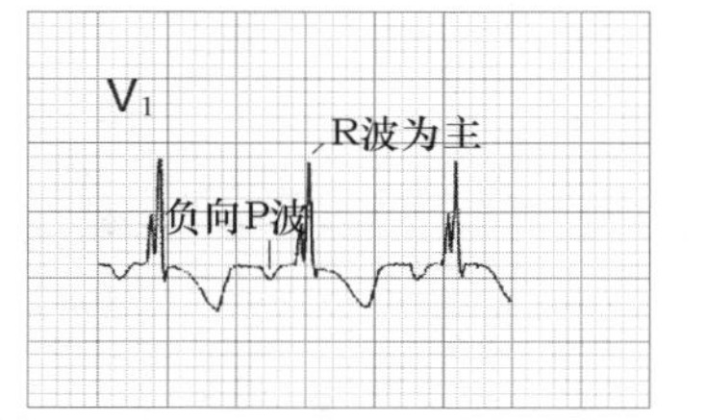

图 75-2　V_1 导联

全身性疾病和药物作用

76 低体温
77 高钾血症（心电图轻度改变）
78 高钾血症（心电图极端变化）
79 低钾血症
80 低钙血症
81 高钙血症
82 地高辛（洋地黄）效应
83 三环类抗抑郁药过量

病例 76

79 岁瘦弱女性被发现躺在家中地板上

- 心动过缓。
- QRS 波和 ST 段交界处有明显的反折波（J 波）:
  ——图 76-1 所示来自另外一个极端的病例，体温为 26℃。
- 心室激动时间延长。
- QT 间期延长。
- 寒战所致心电图伪影。

心电图表现

- 心动过缓，心率为 48 次 / 分。
- $V_4 \sim V_6$ 导联 J 波明显（图 76-2）。
- V_2 和 V_3 导联可见寒战所致伪影。
- 左前分支阻滞：
  ——电轴左偏 −36°。
  ——下壁导联 QRS 波群起始为 R 波。

临床注解

该女性中心体温为 27℃。

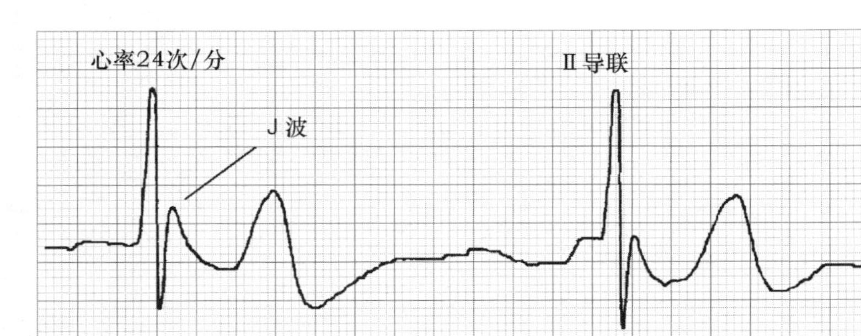

图 76-1　低体温。明显 J 波（自另一病例）

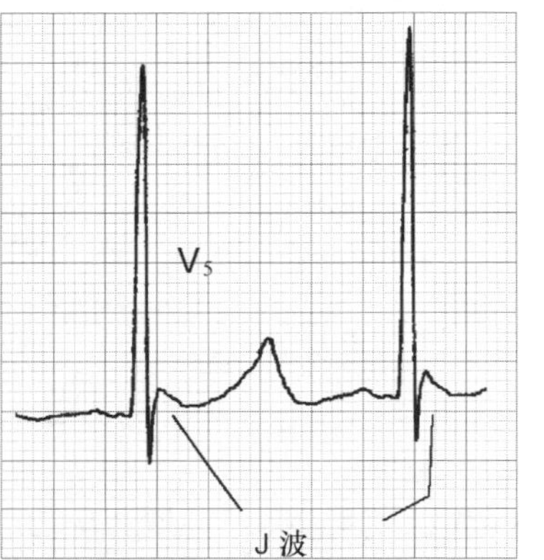

图 76-2　J 波

病例　77

58 岁男性，慢性肝病

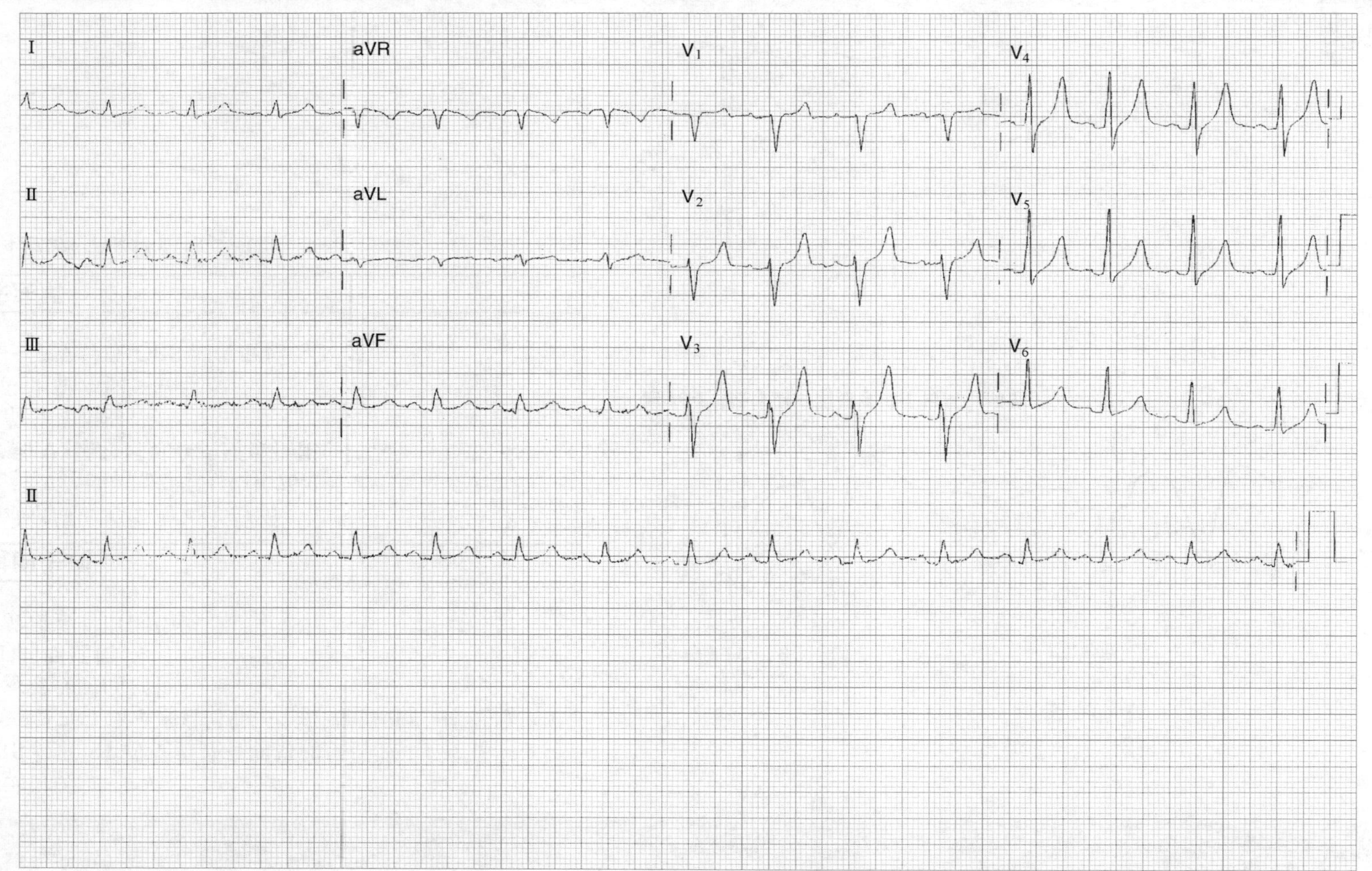

77 高钾血症（心电图轻度改变）

- P 波低平或消失。
- PR 间期延长。
- QRS 波群增宽，终末部分显著。
- R 波振幅减低。
- 电轴偏转。
- ST 段缩短或消失。
- T 波高尖（通常是高钾血症最早期的心电图表现）。
- 心房颤动。
- 心室颤动。

心电图表现

- 窦性心律，心率为 98 次 / 分，QRS 波电轴正常（+50°）。
- P 波低平。
- QRS 波时限 120 ms，为正常上限值（图 77-1）。
- ST 段缩短，呈上斜型（图 77-1）。
- T 波高尖（图 77-2）。

高钾血症的常见原因

➔ 细胞内钾释放增多：
——代谢性酸中毒。
——胰岛素缺乏。
——创伤。
——肿瘤溶解。
——地高辛过量。
➔ 尿排泄减少：
——急性或慢性肾衰竭。
——药物（保钾利尿剂、血管紧张素转化酶抑制剂、环孢素、他克莫司）。
——醛固酮减少症。

临床注解

该男性患酒精性肝硬化，服用螺内酯（保钾利尿剂）治疗腹水和水肿，因利尿过度出现脱水和肾衰竭收入院。血清钾 7.5 mmol/L。

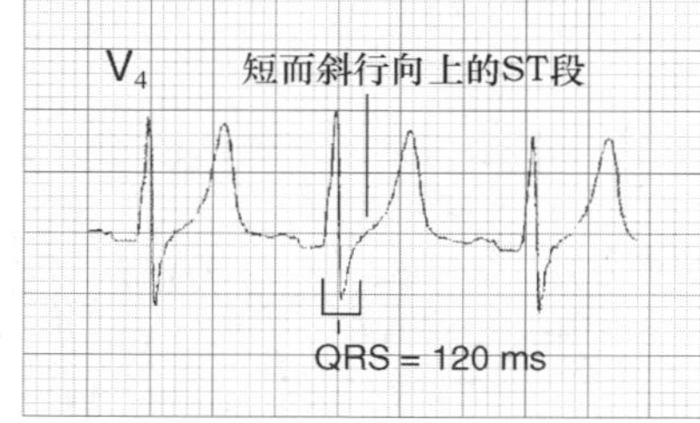

图 77-1　V_4 导联

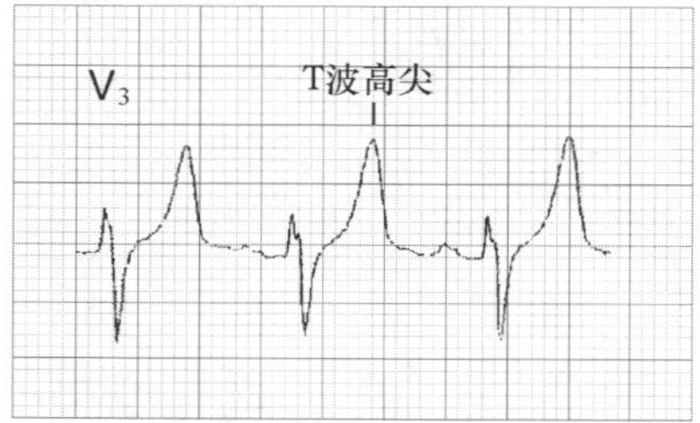

图 77-2　V_3 导联

病例 78

52 岁男性，四肢无力显著

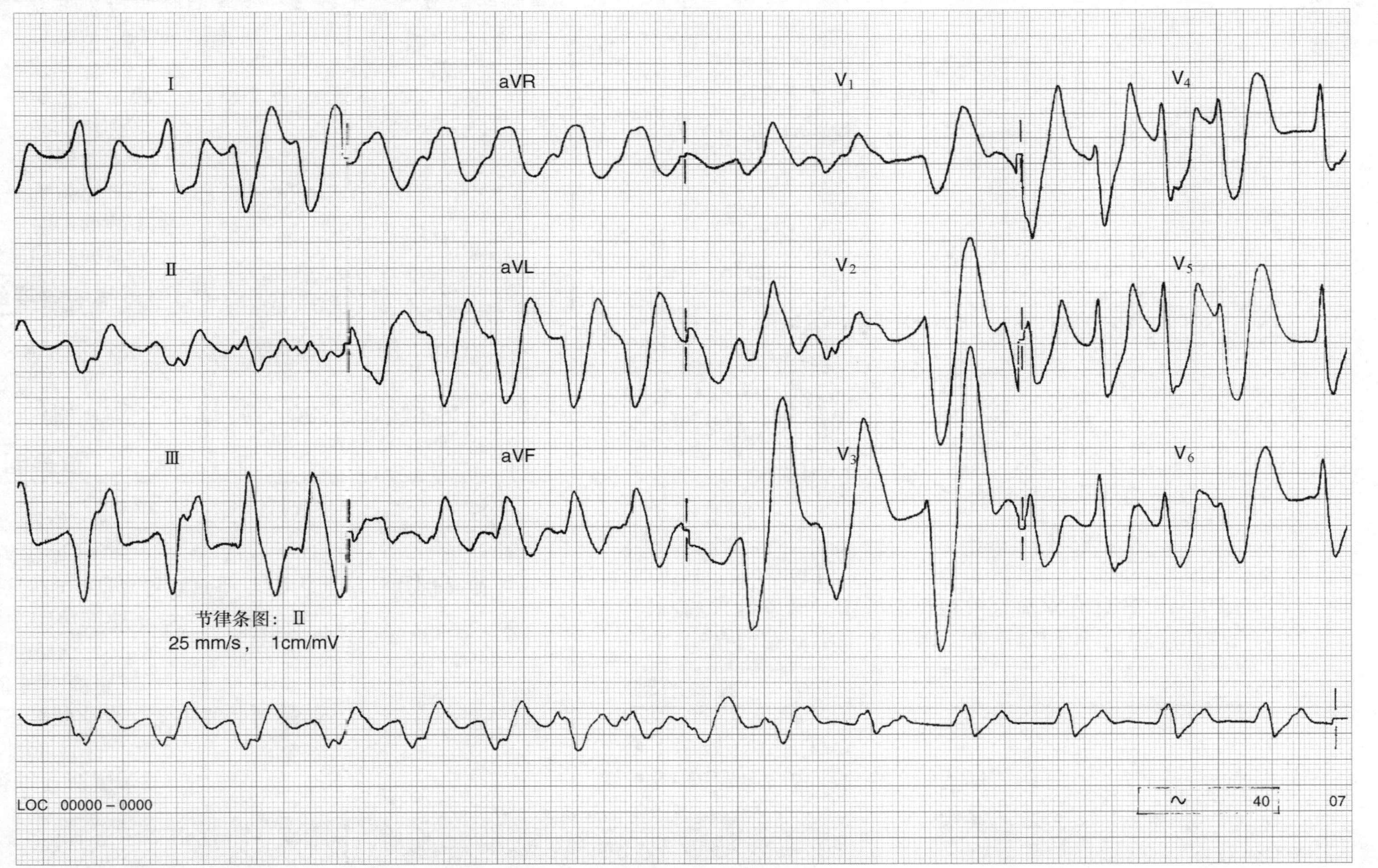

78 高钾血症（心电图极端变化）

- P 波低平或消失。
- PR 间期延长。
- 心房颤动。
- QRS 波群增宽，终末部分显著。
- R 波振幅减低。
- 电轴偏转。
- ST 段缩短或消失。
- T 波高尖（“尖得会刺痛坐在它上面的人！”）。
- 心室颤动。

心电图表现

- 节律点不明确，心室率为 90 次 / 分，电轴右偏。
- QRS 波群宽大畸形（图 78-1）。
- 节律条图终末部分的特征提示高钾血症诊断（图 78-2）。

临床注解

该男性为血液透析患者，此前刚刚远途钓鱼归来，高钾血症引起肌无力和心律失常。

血清钾 10.1 mmol/L，葡萄糖酸钙注射后 P 波恢复、QRS 波群变窄、ST 段显现、T 波呈现更典型的高钾血症的特征（图 78-3）。

血液透析后，恢复明显 P 波和窄 QRS 波形（图 78-4）。

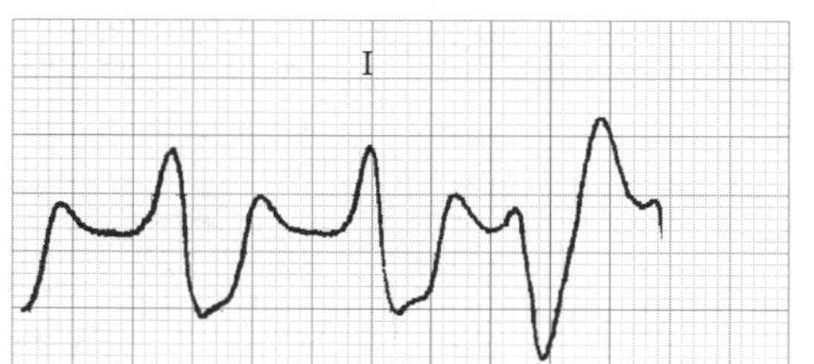

图 78-1　K^+=10.1 mmol/L

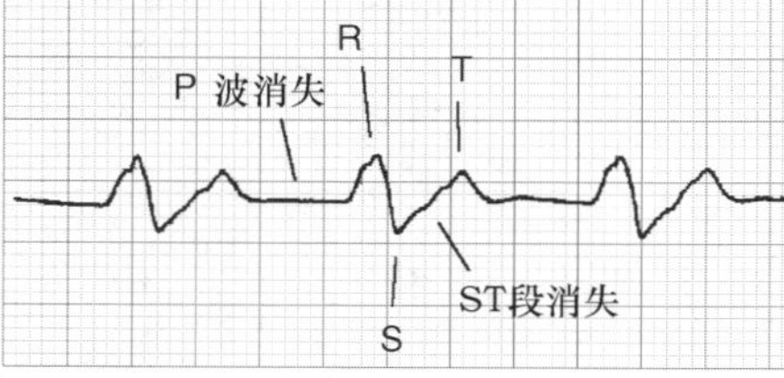

图 78-2　节律条图

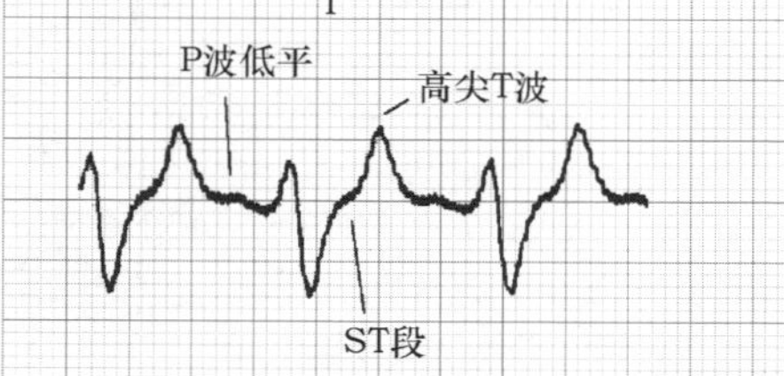

图 78-3　Ca^{2+} 注射后 10 min

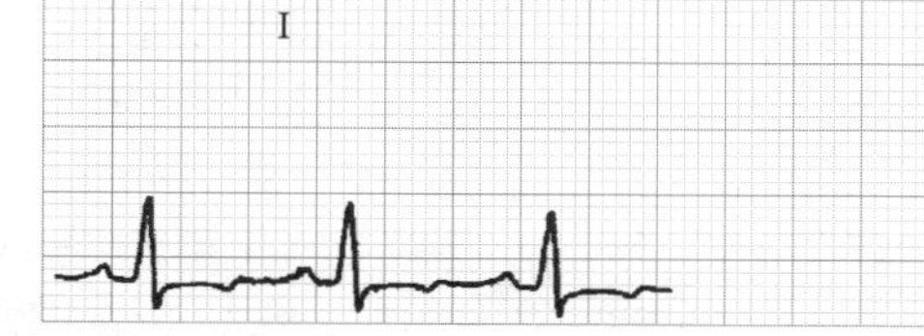

图 78-4　血液透析后 K^+=5.3 mmol/L

病例　79

19 岁女性，乏力和反复跌倒

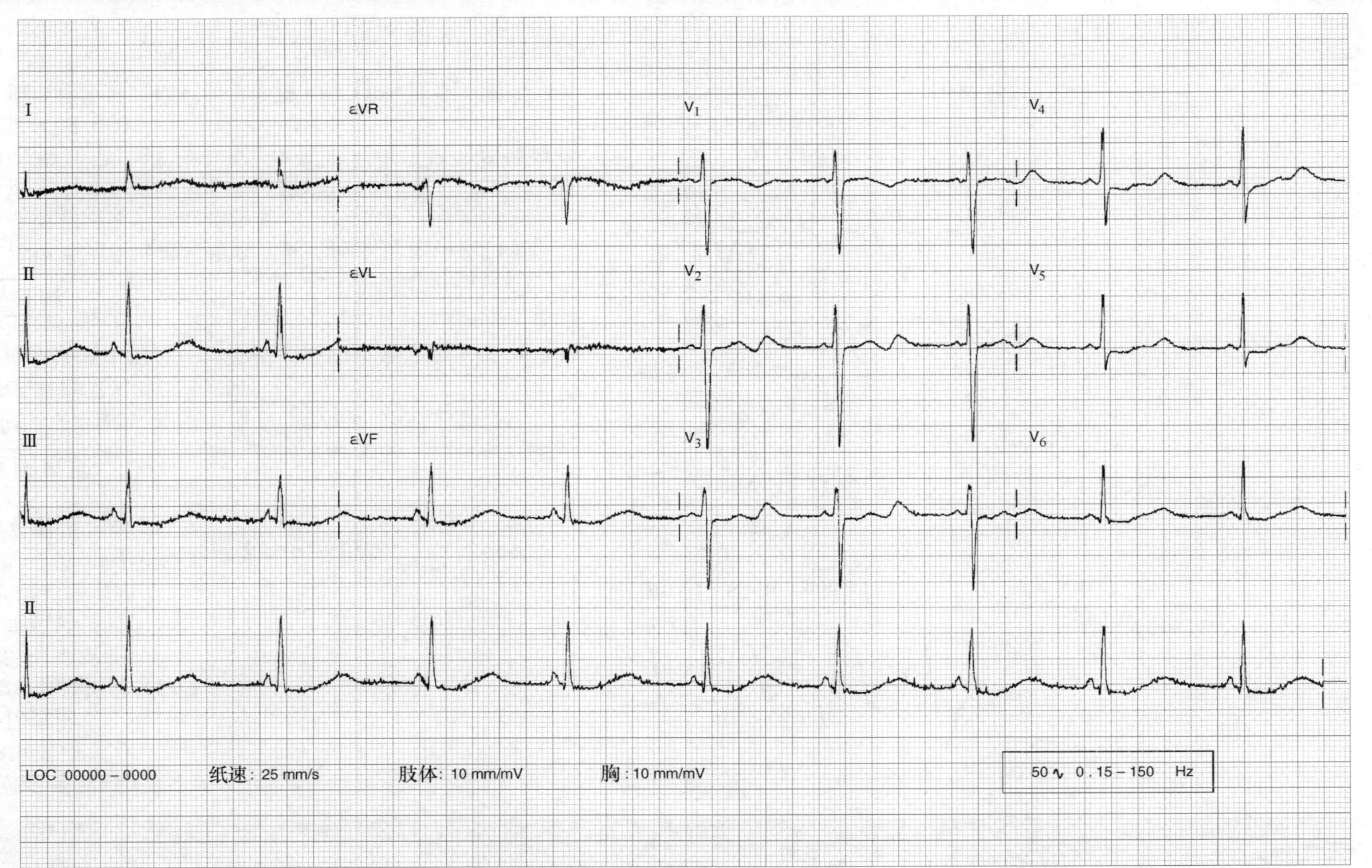

- P 波明显。
- PR 间期延长。
- T 波低平或消失。
- ST 段压低。
- U 波明显。
- 心律失常。

心电图表现

- 窦性心律，心率为 60 次 / 分，QRS 波电轴正常。
- 低钾血症改变（图 79-1）：
  ——U 波明显。
  ——T 波低平。
  ——轻微 ST 段压低（图 79-2）。

低钾血症容易呈现 QT 间期延长的假象（图 79-2），实际为 QU 间期。

低钾血症的常见原因

➔ 胃肠道丢失：
——呕吐。
——腹泻。
➔ 药物：
——利尿剂。
——皮质类固醇药物。
——支气管扩张剂。
——缓泻剂。

临床注解

该年轻女性患贪食症，其血清钾是 1.6 mmol/L。

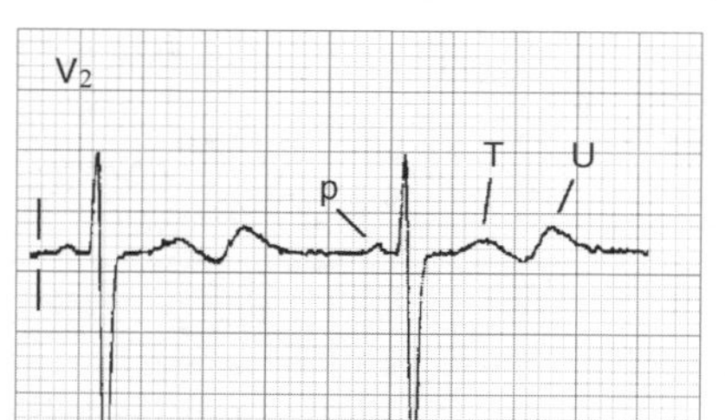

图 79-1　V_2 导联

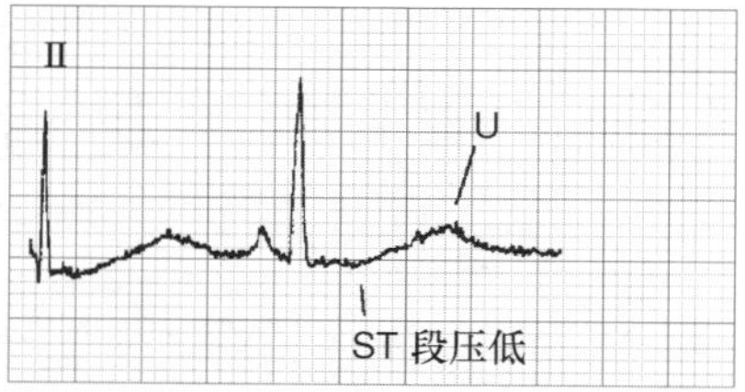

图 79-2　II 导联

病例 80

55 岁女性，背痛

80 低钙血症

- ST 段延长所致的长 QT 间期。
- ST 段紧贴等电位线。
- T 波小而对称。

心电图表现

- 窦性心律，心率为 60 次 / 分，QRS 波电轴正常。
- 低钙血症的特征：

——ST 段延长（图 80-1），QT 间期为 500 ms（图 80-2）。

——ST 段无偏移（图 80-1）。

临床注解

该女性血清钙为 1.7 mmol/L，并发现患有维生素 D 缺乏。

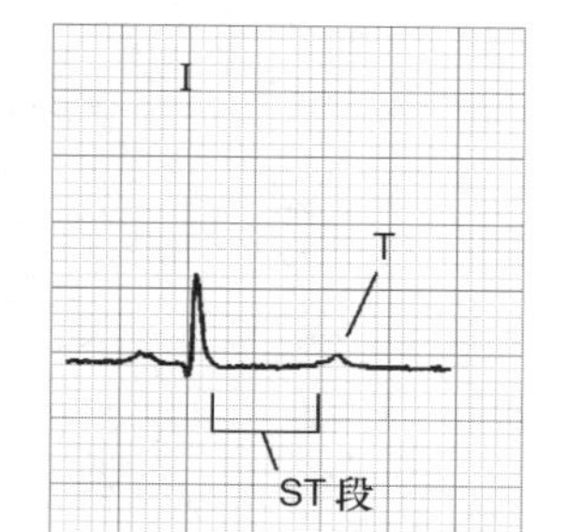

图 80-1　I 导联

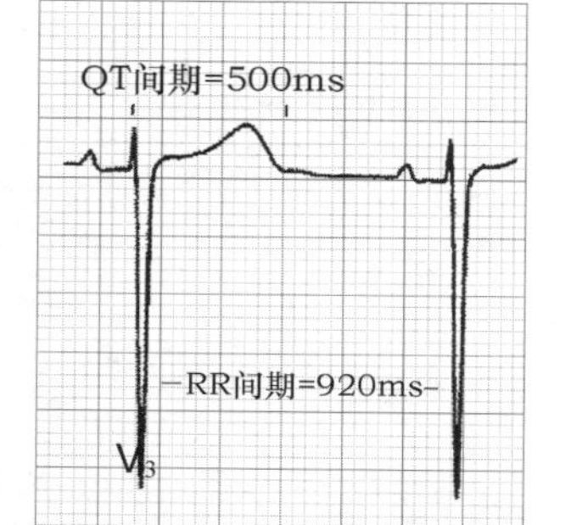

图 80-2　QTc=0.5/ $\sqrt{0.92}$ s=520 ms

低钙血症的常见原因

- ➔ 老年人以及足不出户者。
- ➔ 慢性腹泻。
- ➔ 抗惊厥药。
- ➔ 慢性肾功能不全。
- ➔ 甲状旁腺功能减退。

病例 81

46 岁女性，多尿、烦渴

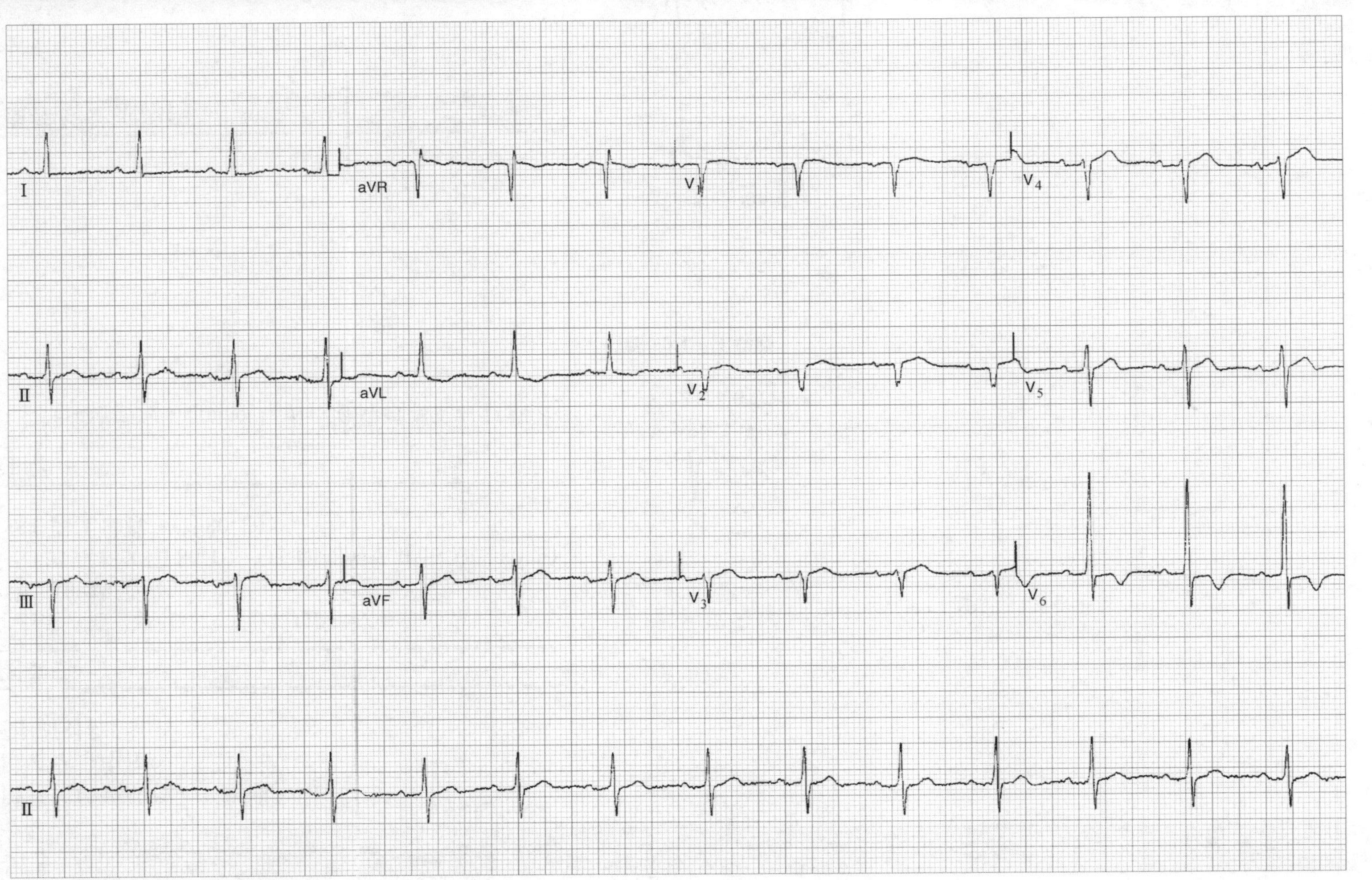

- 由 ST 段缩短或消失所致的 QT 间期缩短（QTc<360 ms）。
- T 波降支可能较升支陡直。

心电图表现

- 窦性心律，心率为 84 次 / 分，QRS 波电轴左偏－20°。
- 高钙血症特征（图 81-1）：
  ——ST 段很短。
  ——校正的 QT 间期为 330 ms（图 81-2）。
- 非特异性侧壁导联 T 波改变（图 81-3）。

临床注解

该女性被发现患有原发性甲状旁腺功能亢进合并高血压，血清钙 3.5 mmol/L。

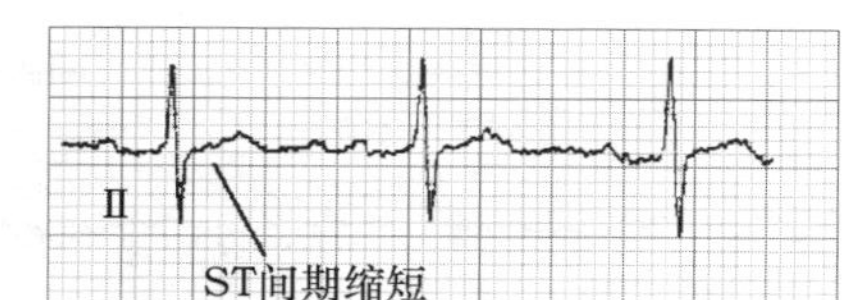

图 81-1　Ⅱ导联

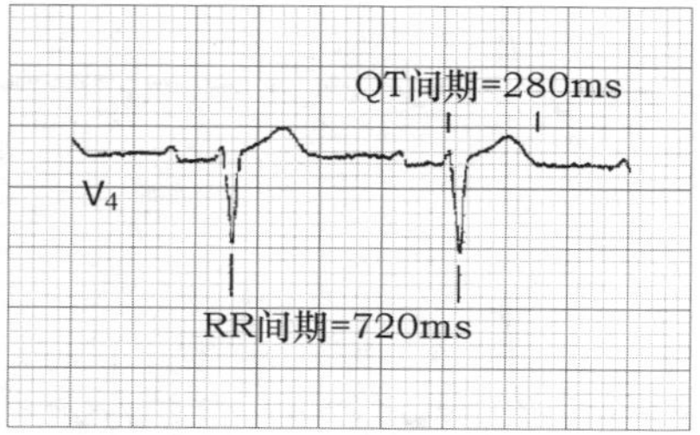

图 81-2　QTc=280/ $\sqrt{720}$ ms=330 ms

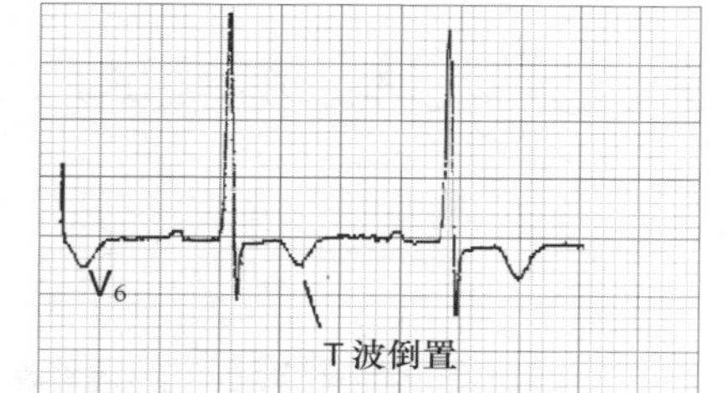

图 81-3　V_6 导联

引起校正的 QT 间期缩短的原因

- → 高钙血症。
- → 高钾血症。
- → 地高辛效应。
- → 迷走神经刺激。
- → 高体温。

病例 82

78 岁女性，心力衰竭、心房颤动

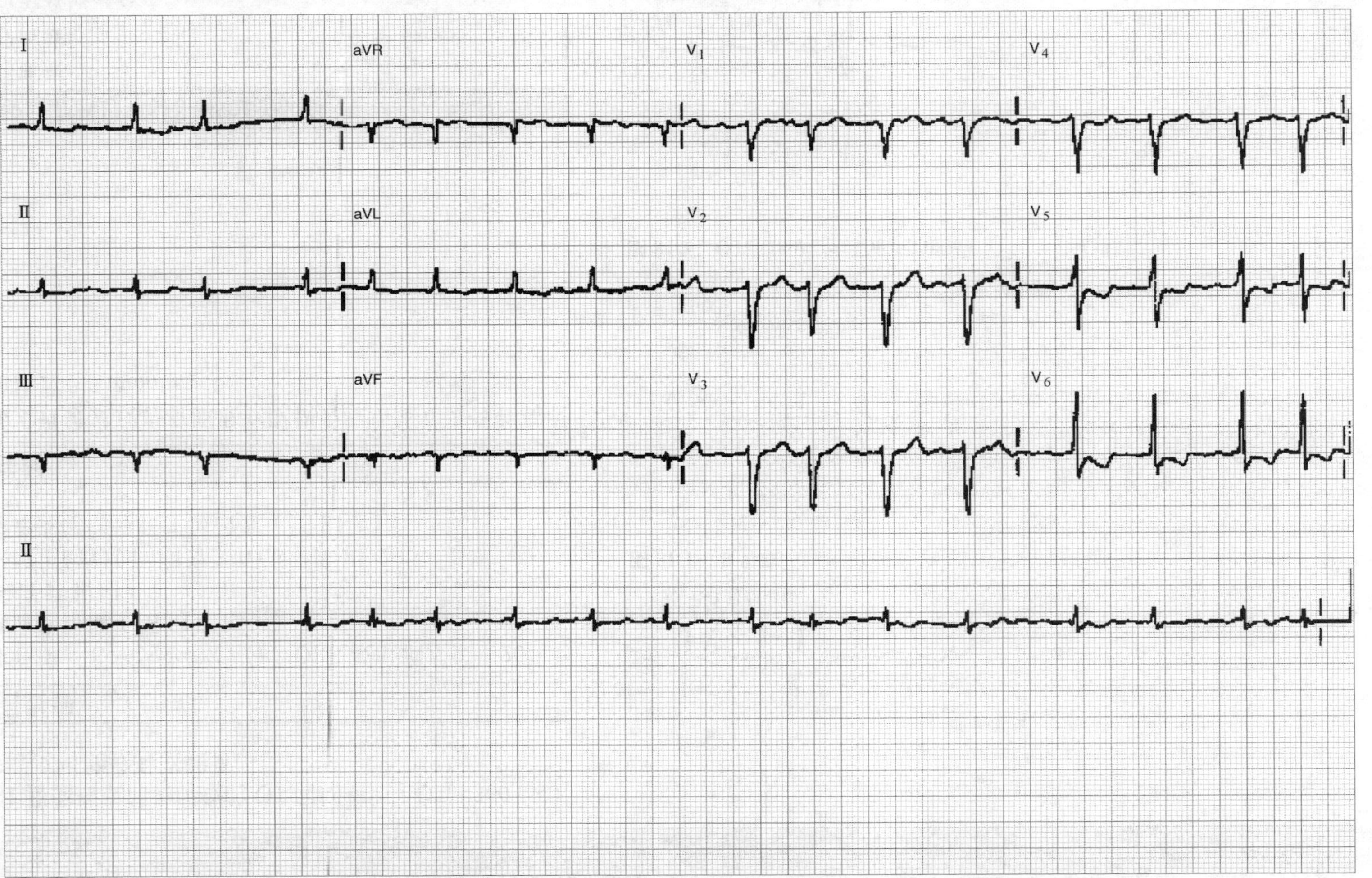

82　地高辛（洋地黄）效应

- T 波倒置。
- ST 段下斜型压低（“鱼钩”样）。
- ST-J 点压低（在 R 波高大的导联）。
- QT 间期缩短（<360 ms）。
- PR 间期延长（窦性心律时）。
- 地高辛中毒所致心律失常。

心电图表现

- 心房颤动，平均心室率为 102 次 / 分，心电轴正常（−20°）。
- 地高辛效应特征：
  ——T 波倒置（图 82-1）。
  ——ST-J 点压低（图 82-2）。
  ——ST 段下斜型压低（图 82-1）。
  ——QT 间期缩短为 320 ms，8 个小格（图 82-2）。

临床注解

该女性为增强心肌收缩力、控制慢性心房颤动心室率，遵医嘱服用地高辛治疗。

心电图的表现是因地高辛促进心肌细胞提前复极所致。此外地高辛还通过迷走神经介导的机制延缓房室传导、延长窦性心律下 PR 间期以及降低心房颤动状态下心室率。

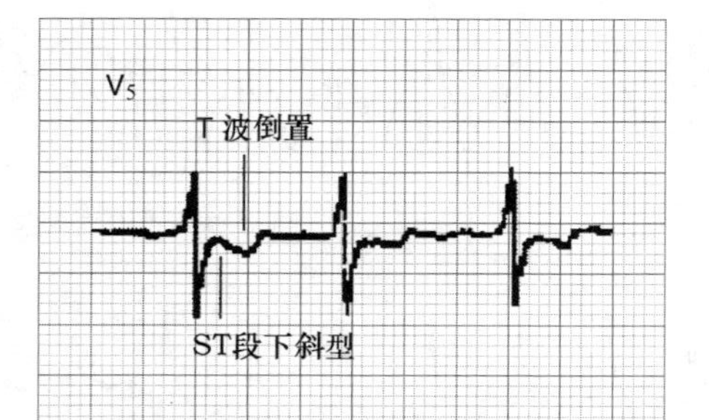

图 82-1　V_5 导联

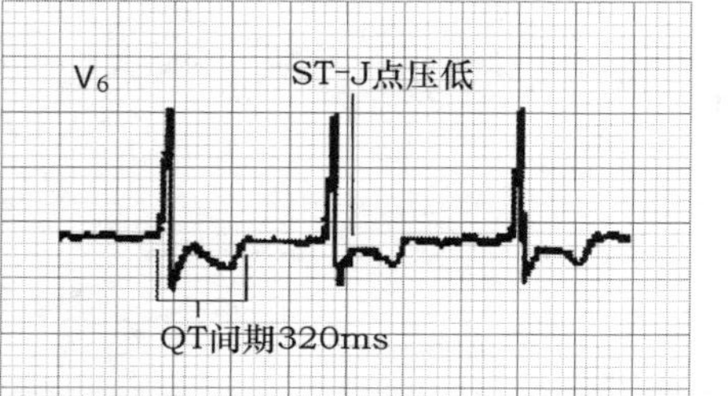

图 82-2　V_6 导联

病例 83

14 岁女孩，意识丧失、瞳孔散大

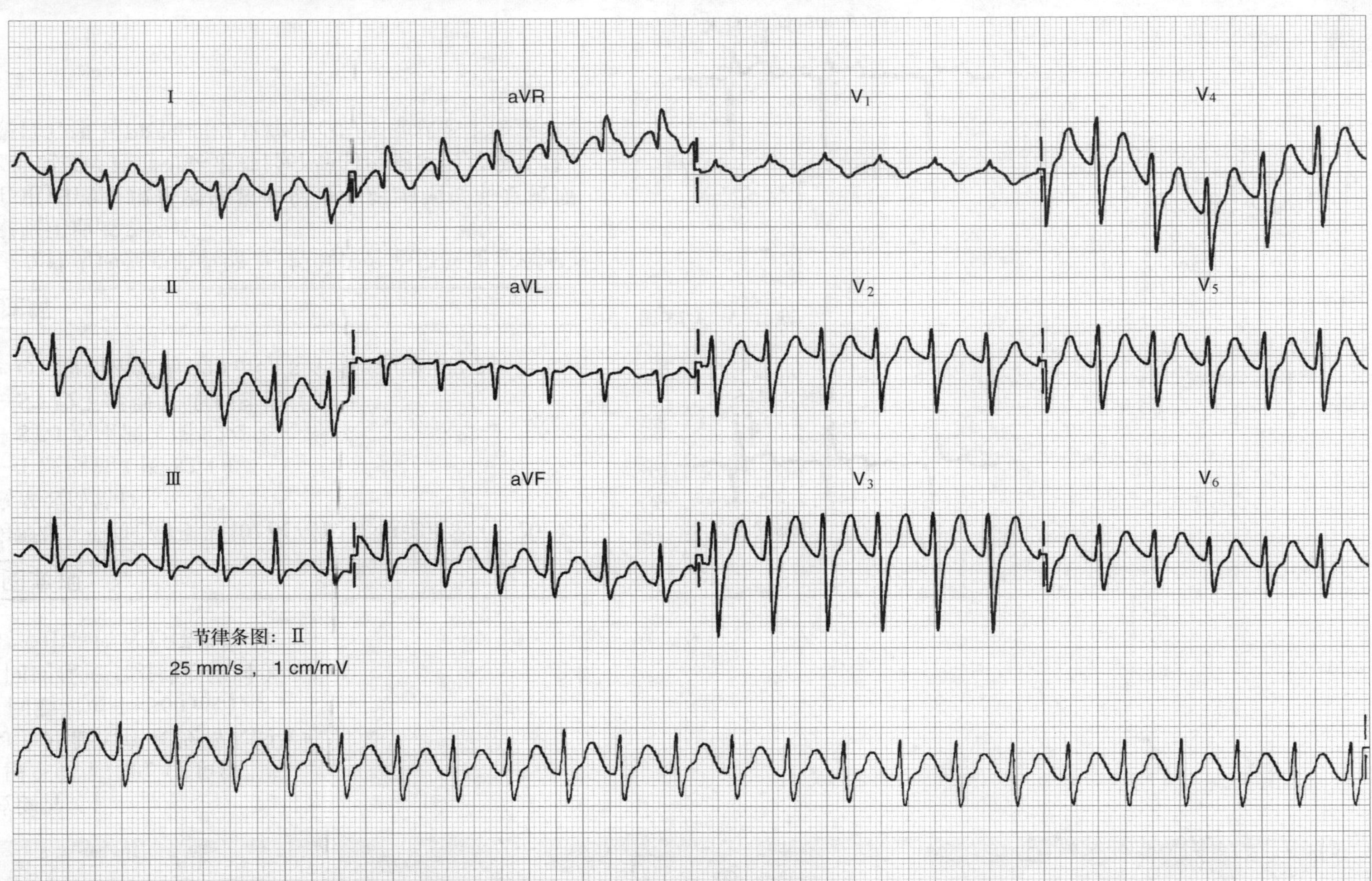

- 窦性心动过速。
- PR 间期延长。
- QRS 波增宽。
- QT 间期延长。
- QRS 波终末 40 ms 电轴为＋120°～＋270°。

心电图表现

- 心动过速性质待定，心率为 145 次 / 分（窦性心动过速？心房扑动 2∶1 下传心室？）。
- 三环类药物过量的特征（图 83-1 和图 83-2）：
  ——QRS 波增宽（150 ms）。
  ——校正的 QT 间期延长（QT=360 ms，QTc=570 ms）。
  ——Ⅰ导联 S 波、aVR 导联 R 波提示 QRS 波终末 40 ms 电轴右偏。

三环类药物中毒的体征

→瞳孔散大。
→口干。
→困倦。
→心动过速。
→低血压。
→尿潴留。

临床注解

该女孩口服了 50 片 75 毫克 / 片的度硫平（三环类抗抑郁药）。

QRS 波时限 >100 ms 时发生抽搐的机会增加，而 >160 ms 时发生相关的室性心律失常的机会增加[1]。QRS 波终末 40 ms 电轴为＋120°～＋270°，在不清楚是何种药物过量情况下，此心电图特点强烈提示三环类药物中毒[2]。

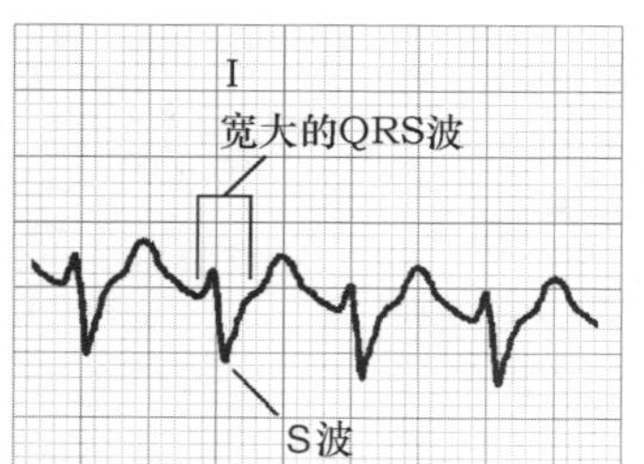

图 83-1　Ⅰ导联

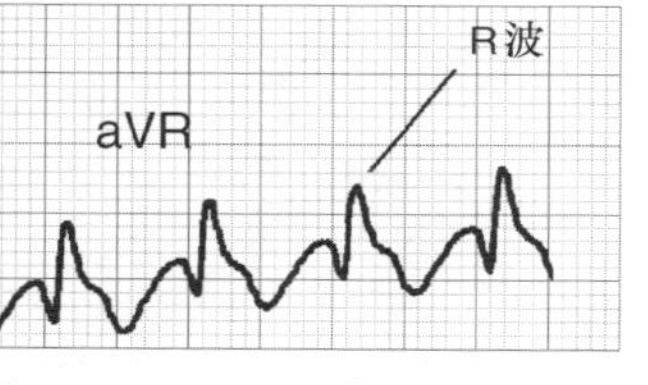

图 83-2　aVR 导联

[1] Boehnert M T，Lovejoy F H Jr 1985 Value of the QRS duration versus serum drug level in predicting seizures and ventricular arrhythmias after an acute overdose of tricyclic antidepressants. New England Journal of Medicine 313：474-479.

[2] Wolfe T R，Caravati E M，Rollins D E 1989 Terminal 40-ms frontal plane QRS axis as a marker for tricyclic antidepressant overdose. Annals of Emergency Medicine 18：348-351.

技术问题

病例 84

一份术前常规心电图

I aVR V_1 V_4

II aVL V_2 V_5

III aVF V_3 V_6

II

LOC 00006－0006 纸速：25 mm/s 肢体：10 mm/mV 胸：10 mm/mV

50 ∿ 0.5－150 Hz W

84 电干扰

- 一个频率 50 ～ 60 Hz 的规则波叠加在心电图记录上。

心电图表现

- 窦性心律，心率为 66 次 / 分，QRS 波电轴正常。
- 电干扰的特征（图 84-1）：
  ——规律的附加波使基线增粗。
- 除此之外心电图正常。

临床注解

电干扰通常因电极接触不良、接地问题或设备故障所致，干扰心电图记录，扭曲波形的细节。

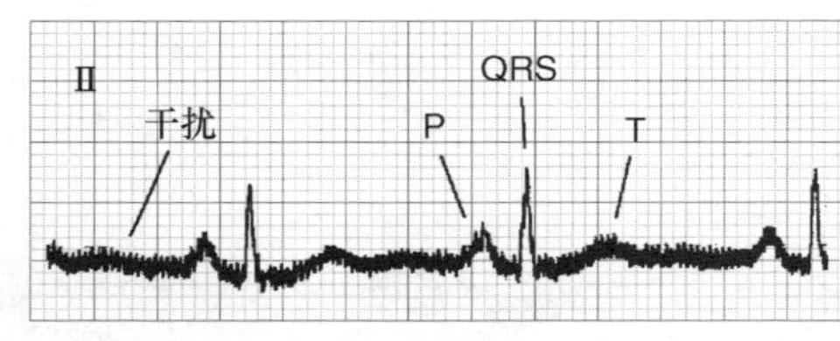

图 84-1　II 导联

病例 85

年轻男性，非特异性胸痛

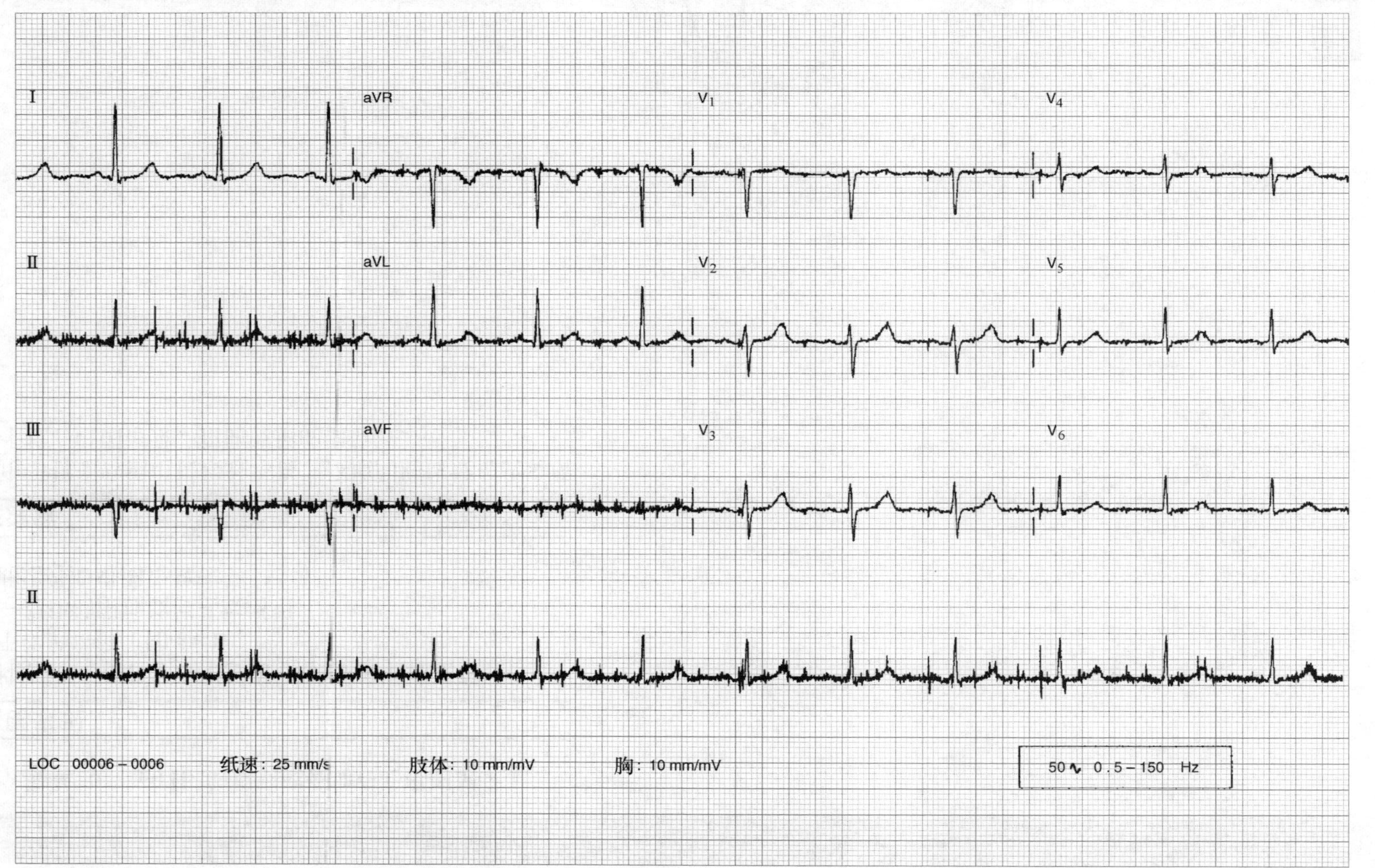

85　骨骼肌干扰

- 骨骼肌收缩产生的不规则高频信号。

心电图表现

- 窦性心律，心率为 72 次 / 分，QRS 波电轴正常。
- 骨骼肌干扰的特征（图 85-1）：
  ——高频信号。
- 除此之外心电图正常。

临床注解

骨骼肌干扰通常因患者精神紧张、肌肉紧绷所致。行心电图检查时应使患者保持平静，头部安放在枕上、双臂平放在身体两侧。对处在疼痛或紧张情绪中的患者，重做心电图以便得到理想的记录。

有时规律出现的骨骼肌干扰可能与某种震颤有关，例如出现在患有帕金森病的患者。

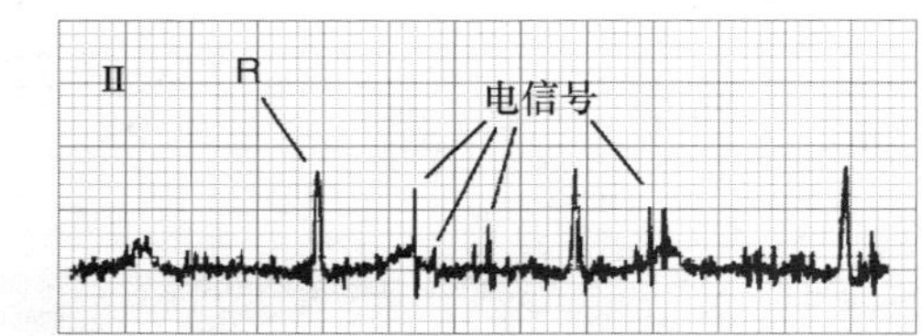

图 85-1　Ⅱ导联

病例 86

76 岁男性，运动耐受性差

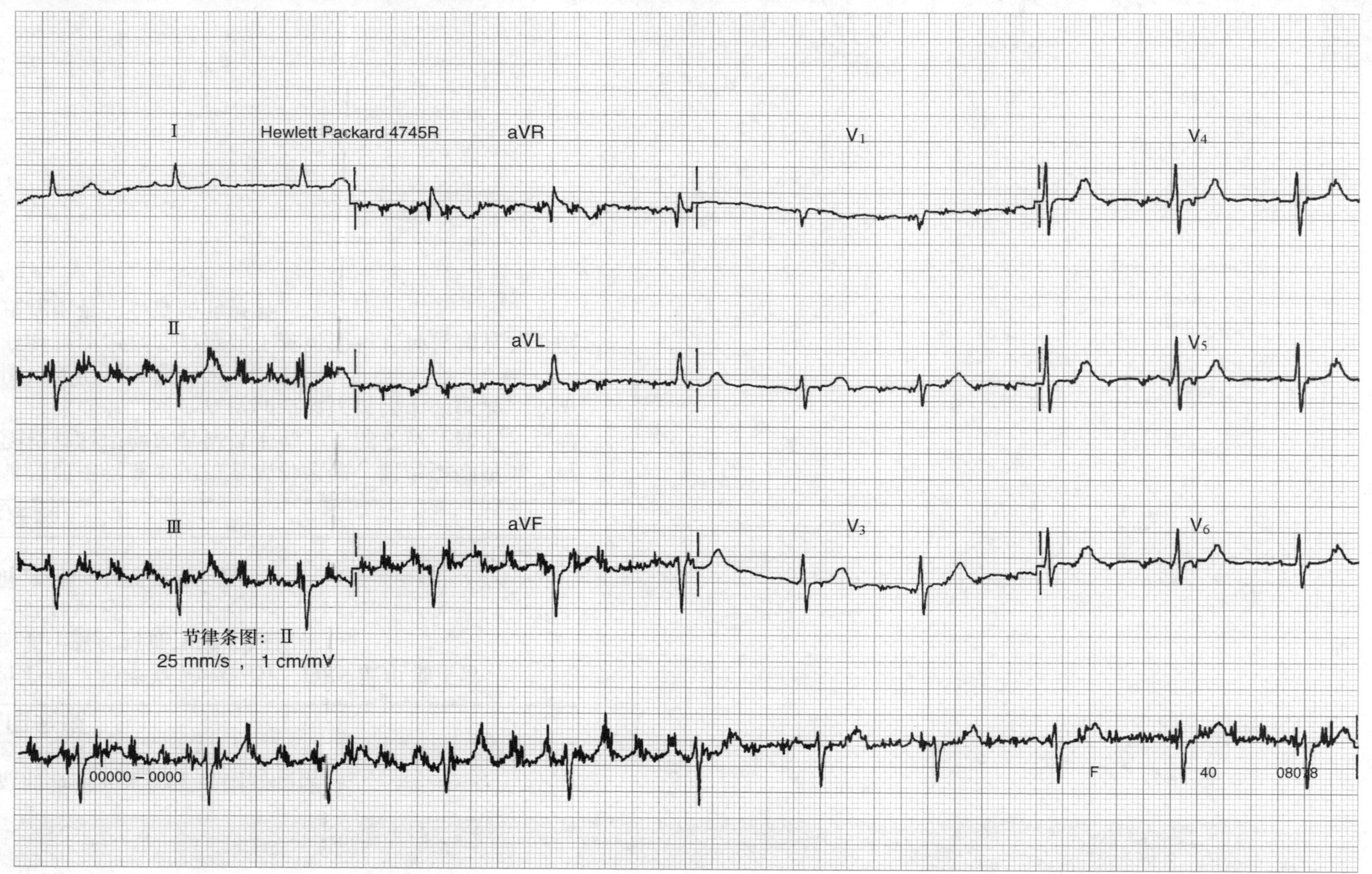

86 规律的骨骼肌干扰

- 骨骼肌收缩产生的规律的高频信号。

心电图表现

- 窦性心律，心率为 66 次 / 分，QRS 波电轴正常。
- 骨骼肌干扰的特点（图 86-1）：
  ——高频信号。
  ——规律出现，频率约为 4.2 Hz。
- 不完全性右束支传导阻滞特点（图 86-2）：
  ——V_1 导联 S 波上升支有切迹。
- 电轴左偏。

临床注解

虽然这份心电图不能作为帕金森病的诊断依据，但规律出现的、频率 4 ～ 6 Hz 的高频骨骼肌干扰信号高度提示该诊断。出现的运动耐受性差是由神经系统疾病导致的。

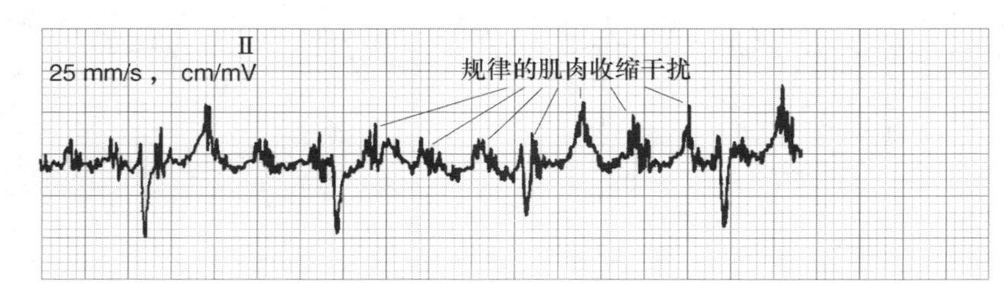

图 86-1 II 导联节律条图

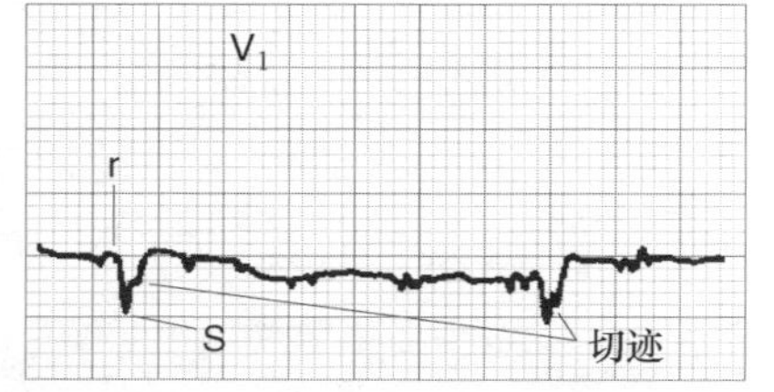

图 86-2 V_1 导联

病例 87

26 岁健康医学生，参加Ⅰ期临床试验

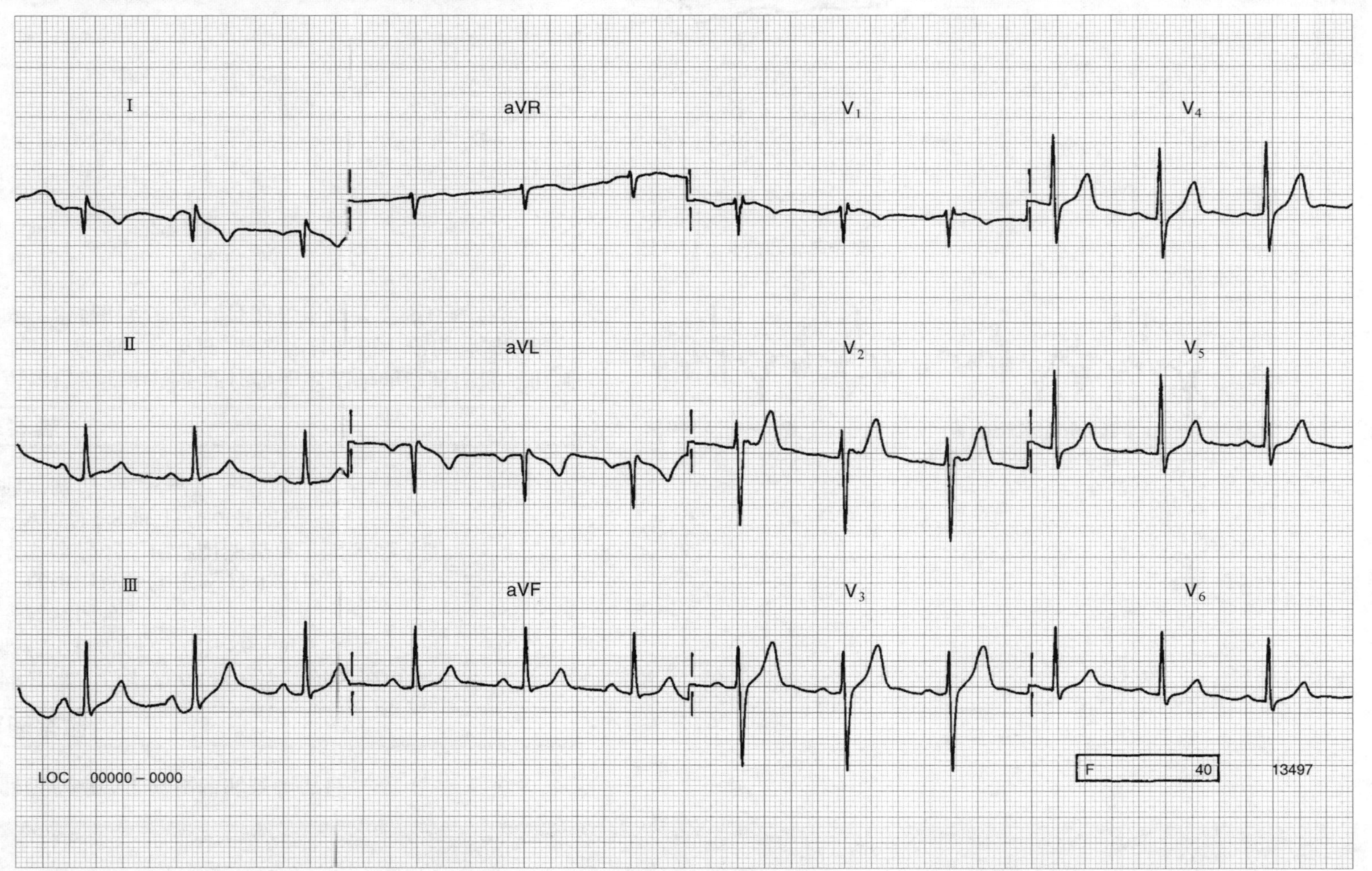

- Ⅰ导联 P 波倒置。
- 电轴右偏（通常）。
- 胸导联 R 波递增正常。

假“右位心”是因疏忽而接反左右上肢导联所致，通过普通胸导联可以将其与真正的右位心区别开来。

心电图表现

- 窦性心律，心率为 72 次 / 分，电轴右偏。
- 提示假“右位心”的心电图特征：
  - ——Ⅰ导联 P 波倒置（图 87-1）。
  - ——电轴右偏（Ⅰ导联负向）。
  - ——胸导联波形正常（图 87-2）。
- 不完全性右束支传导阻滞（图 87-3）：
  - ——V_1 导联呈 rSr′ 型。
  - ——QRS 波时限 <120 ms（3 个小格）。

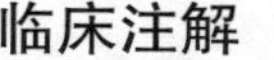

临床注解

左右上肢导联接反的结果是：Ⅰ导联镜像性倒置，aVR 导联与 aVL 导联、Ⅱ导联与Ⅲ导联波形互换，aVF 导联无变化。

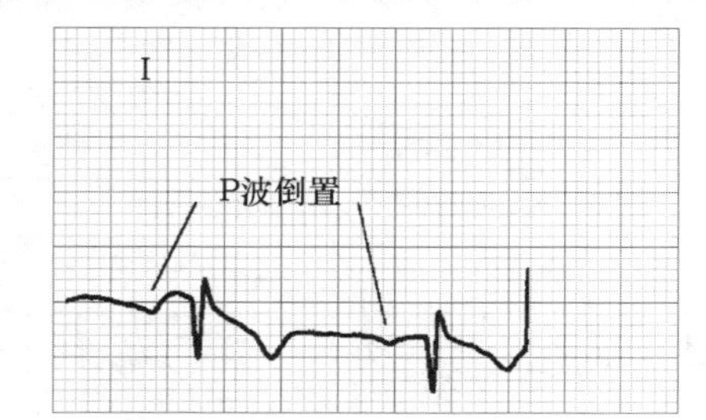

图 87-1　Ⅰ导联

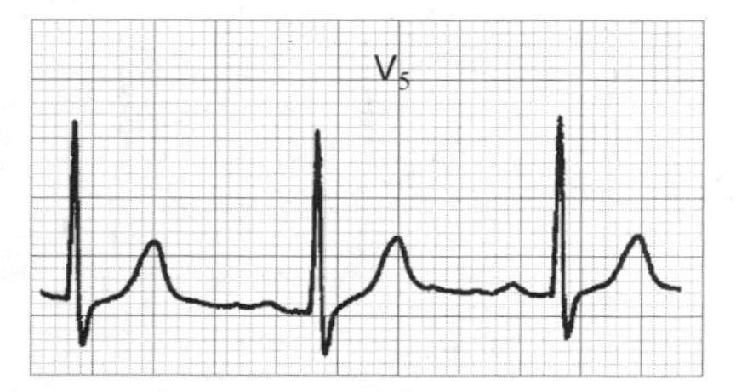

图 87-2　R 波正常

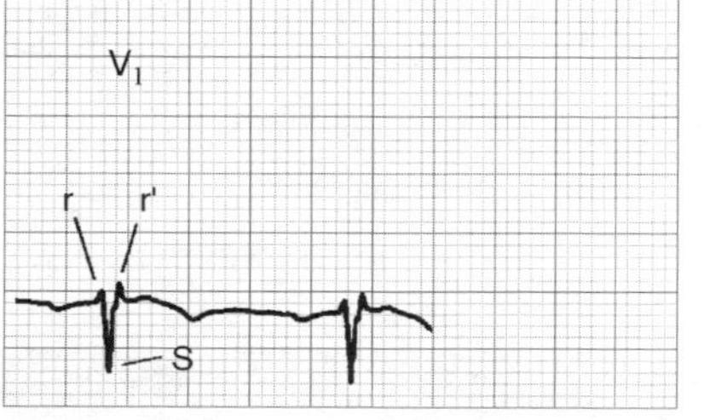

图 87-3　rSr′ 型

病例 88

55 岁男性，出现不适并感到剧烈胸痛

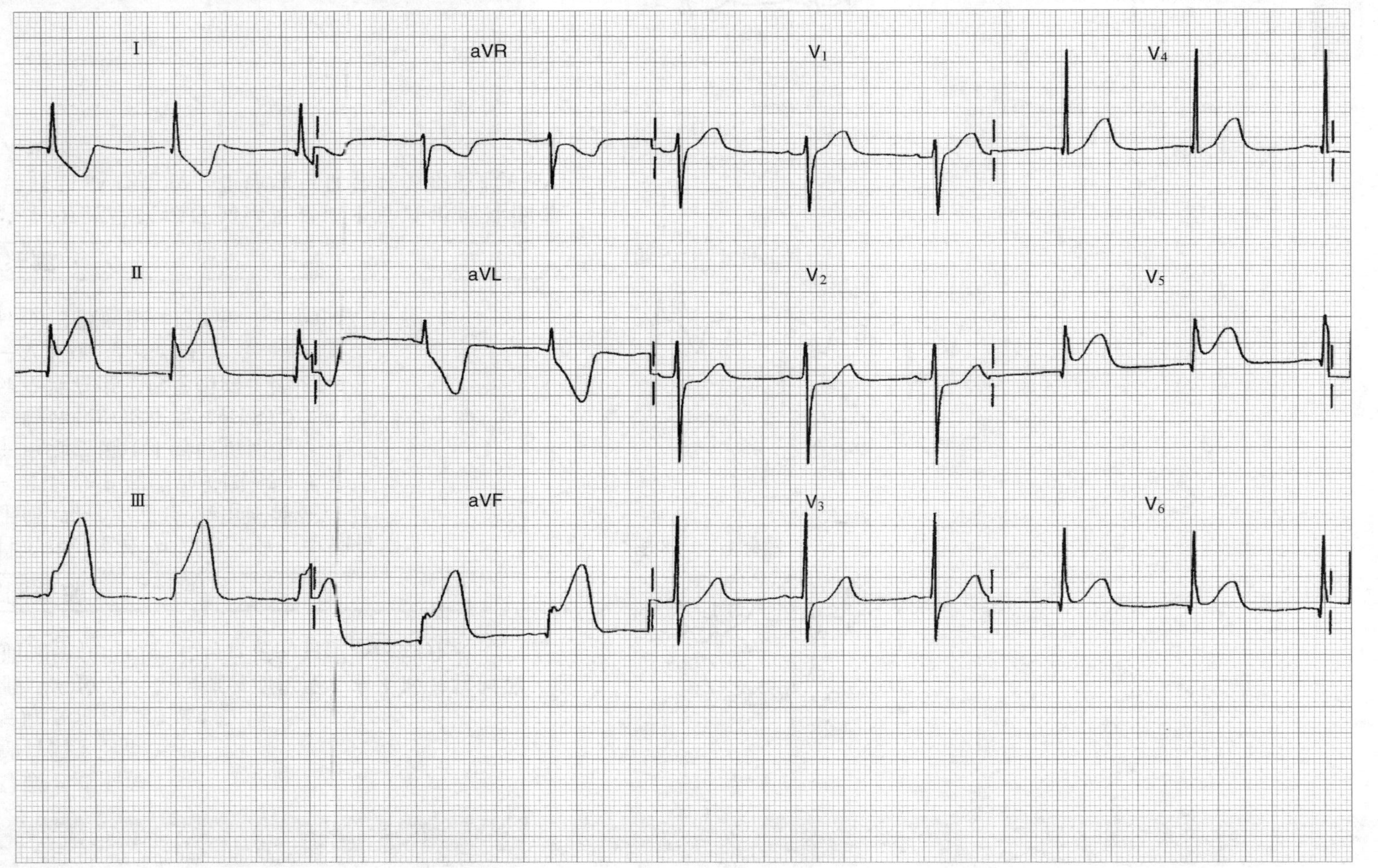

- R 波递增不连贯，与其他胸导联记录不一致。

心电图表现

- 窦性心律，心率为 60 次 / 分，QRS 波电轴正常（+30°）。
- 胸导联位置错误的特点：
  ——V_5 导联 R 波递增不符合规律，V_5 和 V_6 导联位置互换（图 88-1）。
- 急性前侧壁心肌梗死早期心电图特点：
  ——Ⅱ、Ⅲ、aVF、V_5 和 V_6 导联 ST 段抬高，T 波高大（图 88-2）。
  ——前壁 V_1 ～ V_3、Ⅰ和 aVL 导联，ST 段镜像性压低（图 88-3）。

临床注解

导联放错位置并非少见，特别是在遇到急诊时。急诊情况下，心电图的解读更关注重要的临床诊断的确定。技术性的错误常可以接受，因为在临床团队处理急诊后，还有机会再次取得更好的心电图。

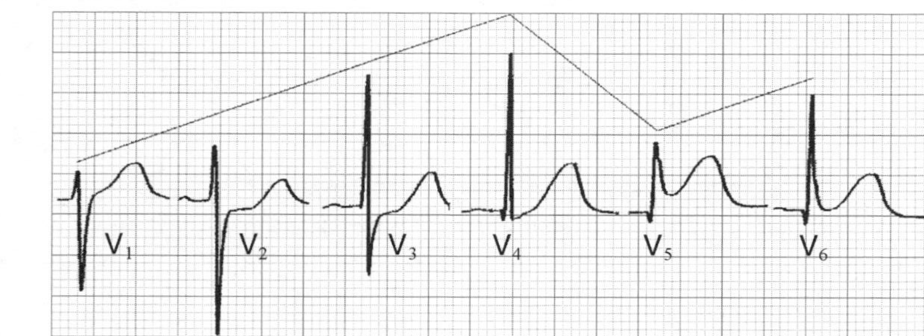

图 88-1　R 波递增不连贯

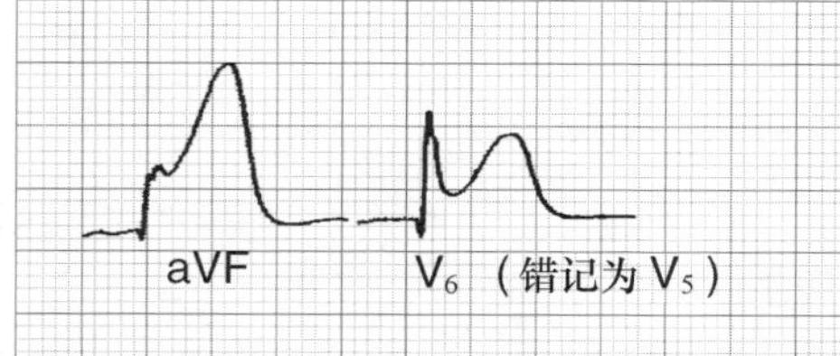

图 88-2　下壁和侧壁导联急性损伤性改变

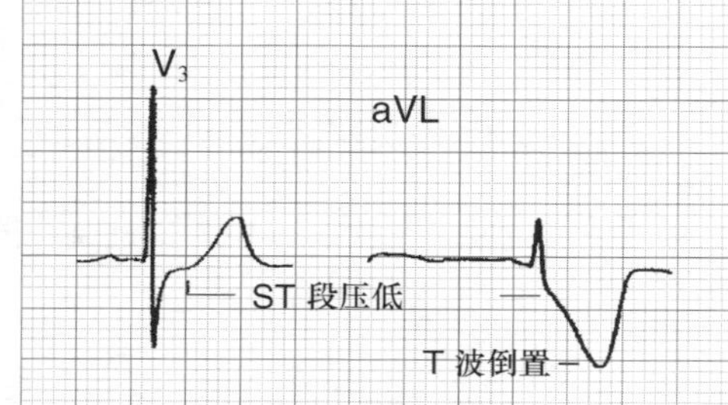

图 88-3　前壁和侧壁导联镜像性改变

其他

病例 89

21 岁男性飞行员

LOC 00000 – 0000　纸速：25 mm/s　肢体：10 mm/mV　胸：10 mm/mV

50 ∿ 0.15 – 150 Hz

年轻运动员的心电图特点：

- “早期复极”：
  ——明显的 J 波，在 V_5 和 V_6 导联最为清晰。
  ——ST 段轻度凹面向上抬高。
- T 波高尖且上升支和下降支对称（正常情况下 T 波是不对称的）。
- 偶尔 T 波在侧壁导联倒置。
- 胸导联明显的 U 波。
- 左胸导联窄且突出的 Q 波。
- 窦性心动过缓。
- 持续的幼年心电图改变——T 波在 V_1 ～ V_3 导联倒置。
- 满足左心室肥大的电压诊断标准。

心电图表现

- 窦性心律不齐，心率为 54 次 / 分，QRS 波电轴正常。
- 运动员心脏的心电图特点（图 89-1）：
  ——窄 q 波。
  ——V_2 ～ V_6 导联早期复极。
  ——T 波双支对称。
  ——U 波。
  ——高电压。

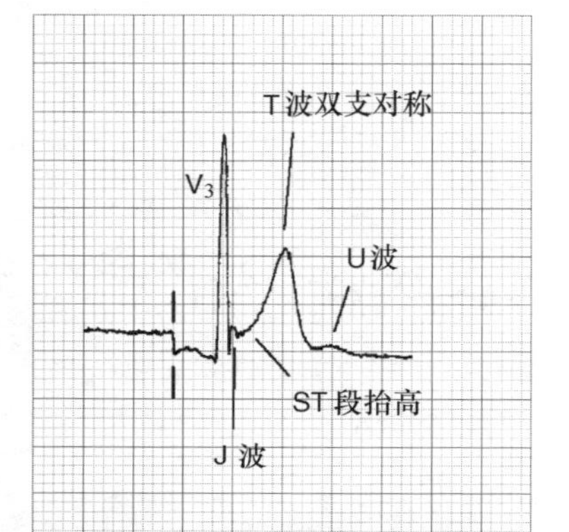

图 89-1 运动员心脏

临床注解

此年轻人是越野运动员和健身教练，心电图是其取得业余飞行员证书时所做。

超声心动图显示其存在向心性左心室肥大。

病例 90

60 岁男性，食管癌，出现呼吸困难和低血压

I aVR V_1 V_4

II aVL V_2 V_5

III aVF V_3 V_6

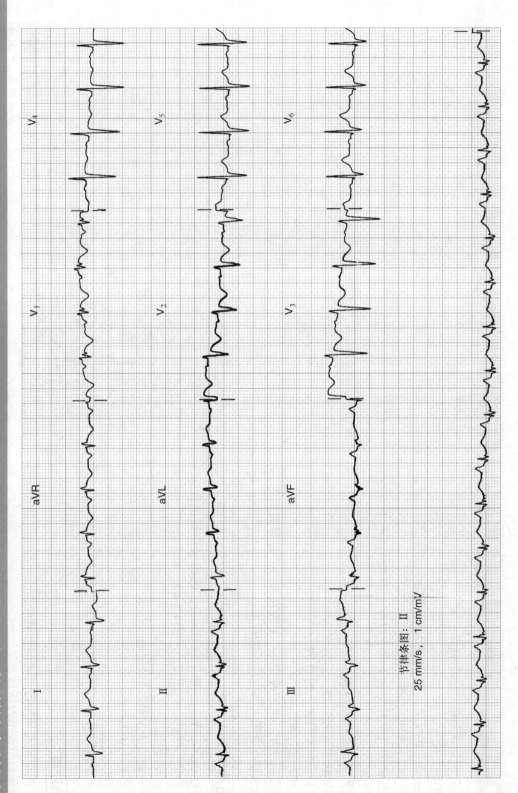

节律条图：II

25 mm/s， 1 cm/mV

大面积肺栓塞患者的心电图变化往往是一过性的，可见如下特点：

- $S_{Ⅰ}Q_{Ⅲ}T_{Ⅲ}$表现。
- 窦性心动过速。
- 不完全或完全性右束支传导阻滞。
- $V_1 \sim V_3$ 导联 T 波倒置。

其他改变：

- aVR 导联 R 波明显。
- V_6 导联 S 波明显。
- 低电压。

心电图表现

- 窦性心动过速，心率为 102 次 / 分，电轴至 −90°（或 +270°）。
- 急性肺栓塞的心电图特点：
  - ——Ⅰ导联明显的 S 波（图 90-1）。
  - ——Ⅲ导联 Q 波和 T 波改变（图 90-2）。
  - ——类似不完全性右束支传导阻滞的心电图改变（图 90-3）。
  - ——T 波在右侧胸导联倒置（图 90-3）。
  - ——窦性心动过速。

临床注解

该男性有一个巨大的肺动脉栓塞，并于次日死亡。图 90-4 中计算机断层成像肺动脉造影（CTPA）显示了食管下段肿瘤、肺动脉栓塞和肺梗死。

常见导致 $S_{Ⅰ}Q_{Ⅲ}T_{Ⅲ}$样心电图表现的原因

➔ 正常变异。
➔ 急性肺栓塞。
➔ 左后分支阻滞。

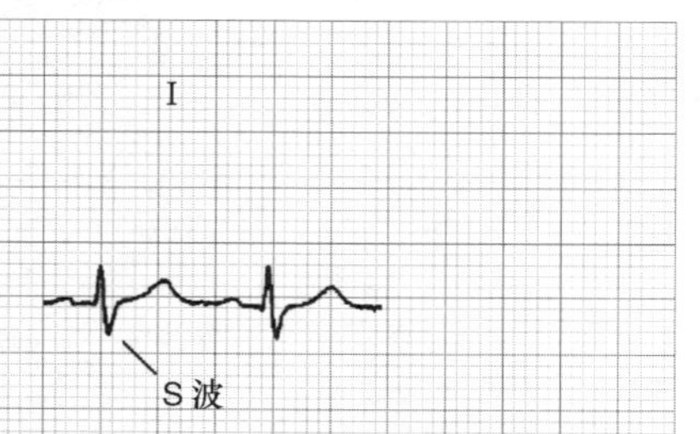

图 90-1　Ⅰ导联

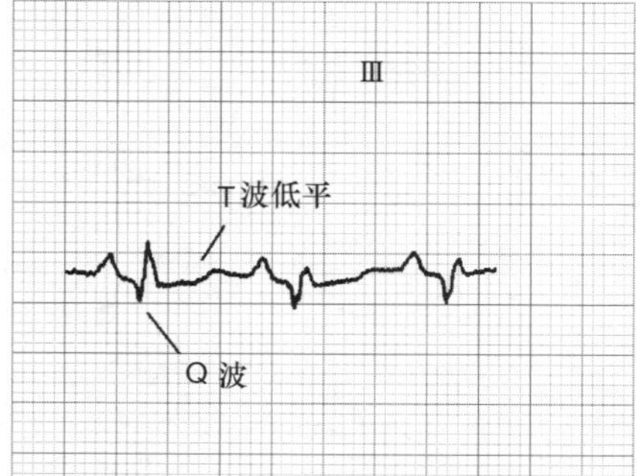

图 90-2　Ⅲ导联

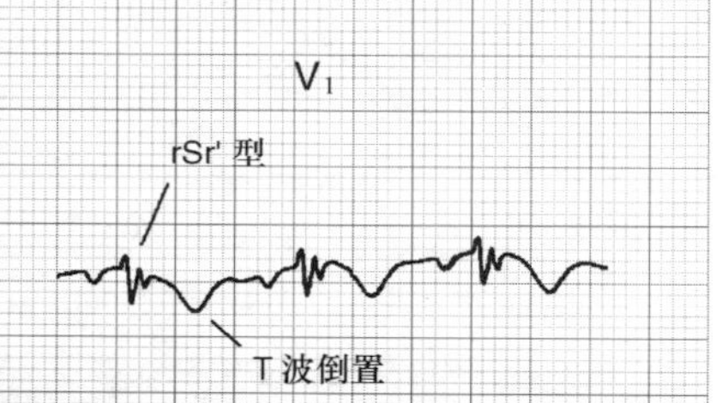

图 90-3　V_1 导联

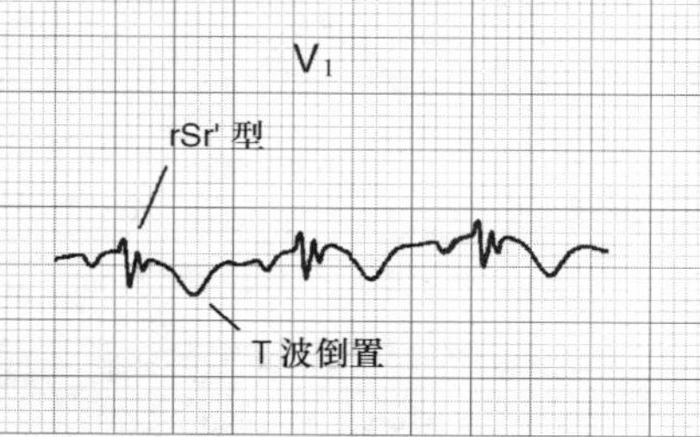

图 90-4　**CTPA**。显示了食管下段肿物（A）、右肺动脉分支中的栓塞（B）和肺梗死（C）

病例 91

72 岁男性，多发性骨髓瘤

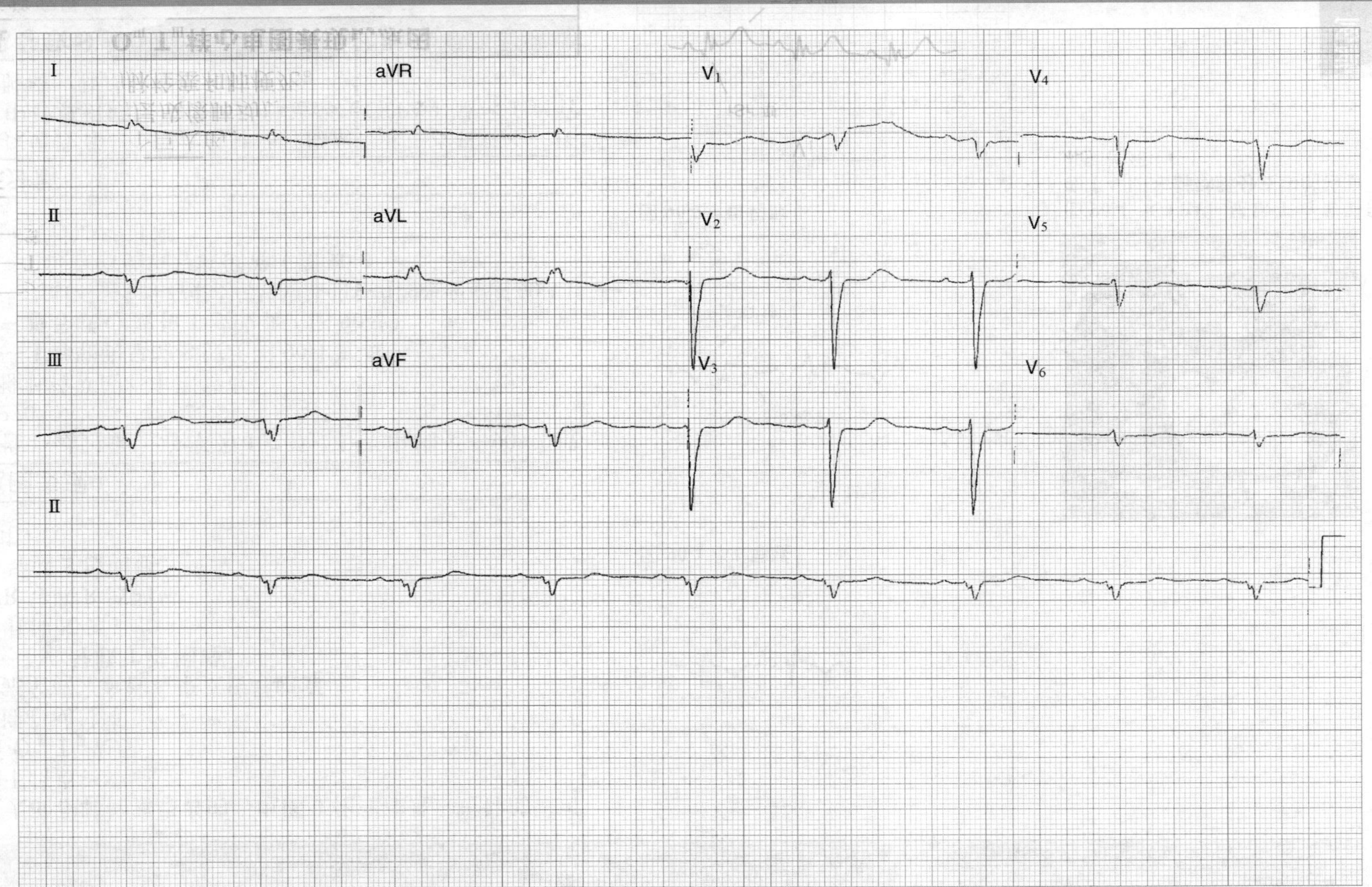

- 传导阻滞。
- 类似前间壁心肌梗死的改变（V_1～V_3 导联 r 波消失）。
- QRS 波和 T 波低电压。

心电图表现

- 窦性心动过缓，心率为 55 次 / 分，电轴左偏（－70°）。
- QTc 间期延长（530 ms）。
- 淀粉样变性的特点：
  ——QRS 波和 T 波低电压。
  ——左束支传导阻滞（图 91-1）。
  ——左前分支阻滞（图 91-2）。

临床注解

此老年患者患有 AL 型淀粉样变性。超声心动图显示其心肌呈现典型淀粉样变性、心肌颗粒状的表现，提示严重左心室功能受损。

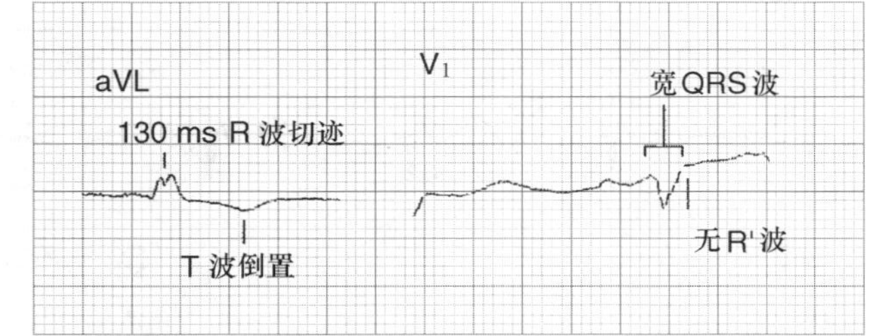

图 91-1　左束支传导阻滞（QRS 波时限 130 ms，V_1 导联无 R′ 波，侧壁导联未见 Q 波，继发性 T 波改变）

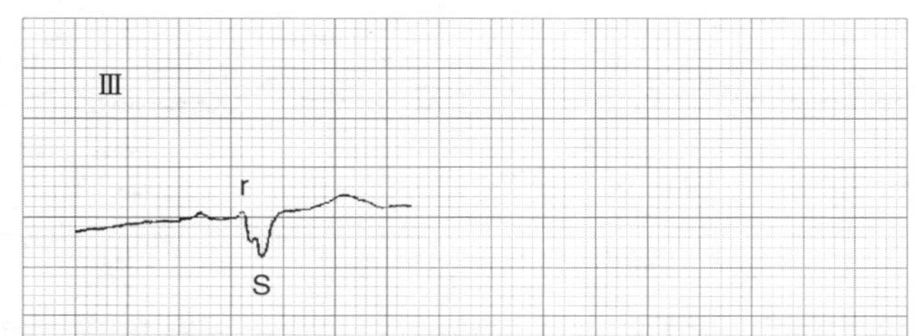

图 91-2　左前分支阻滞（电轴左偏，下壁导联呈 rS 型）

病例 92

35 岁男性，跑步后晕厥

92 致心律失常性右心室发育不良（ARVD）

- 类似完全性或不完全性右束支传导阻滞（RBBB）的图形。
- ε 波（紧随 QRS 波后，通常在 V_1 导联最明显）。
- 右胸导联 T 波倒置。

心电图表现

- 窦性心律，心率为 66 次 / 分，QRS 波电轴右偏（＋120°）。
- ARVD 的特点：

  ——类似不完全性 RBBB 的特点，V_1 导联外其他导联 QRS 波间期 <120 ms，ε 波的出现使心电图改变类似完全性 RBBB（图 92-1）。

  ——V_1 ～ V_4 导联 T 波倒置（图 92-2）。

临床注解

超声心动图显示，右室轻度扩张伴节段性运动不良。有创性心内电生理检查（EP）诱发出室性心动过速。患者接受索他洛尔治疗。

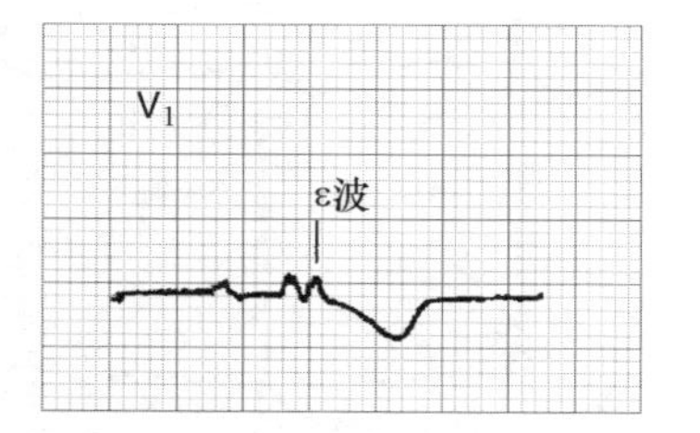

图 92-1　V_1 导联

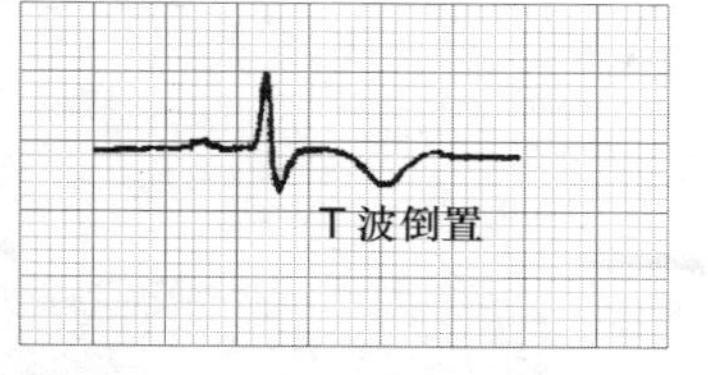

图 92-2　V_4 导联

病例 93

83 岁男性，8 年前患广泛前壁心肌梗死

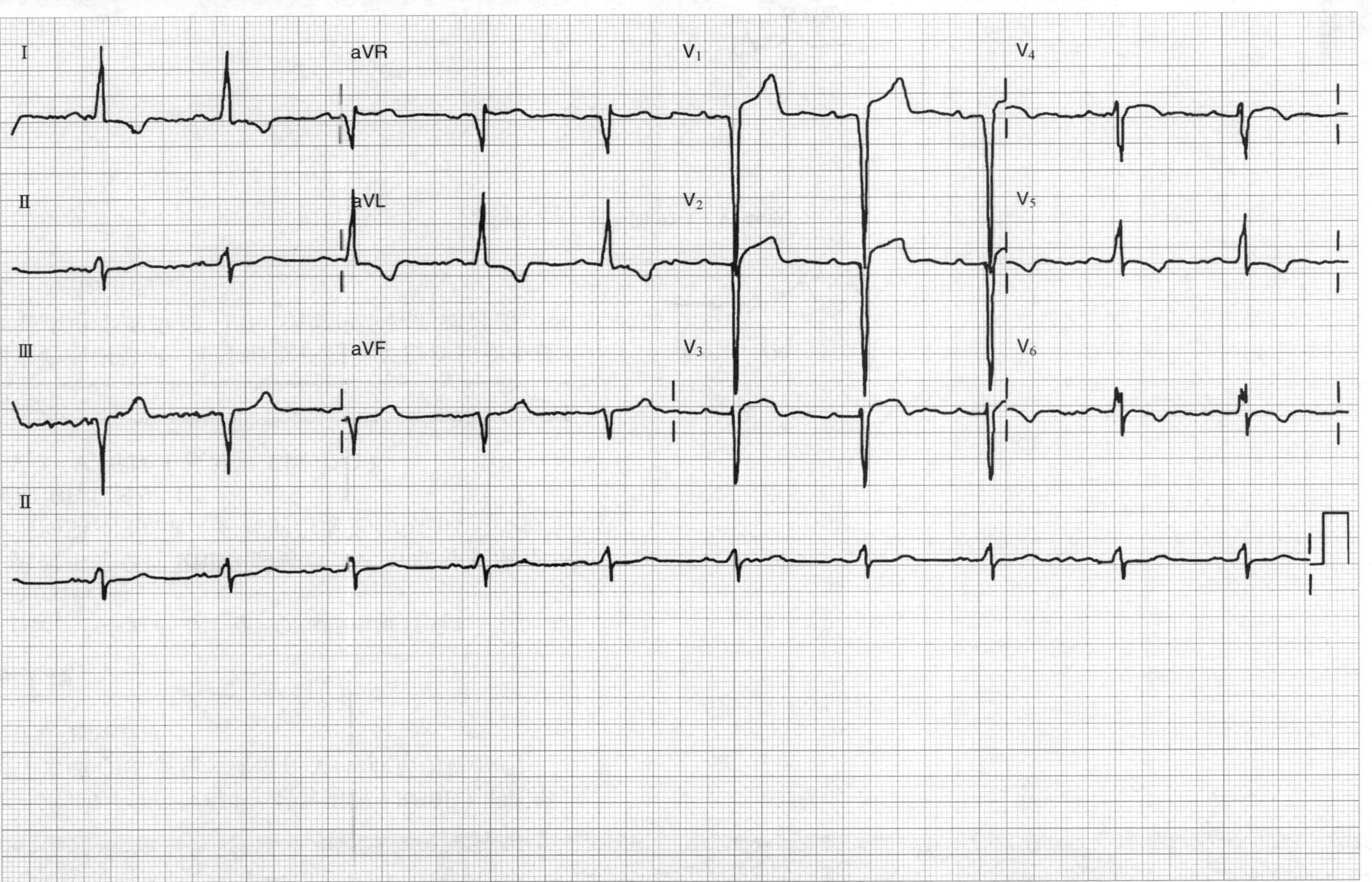

93 左心室室壁瘤

- 急性心肌梗死后 3 个月，心电图始终存在 Q 波和 ST 段持续抬高。

心电图表现

- 窦性心律，心率为 60 次 / 分，电轴左偏（−30°）。
- 左心室前壁室壁瘤的特点：
  ——前壁导联深 Q 波，ST 段抬高（图 93-1）。
- 左前分支阻滞的特点（图 93-2）：
  ——电轴左偏。
  ——下壁导联呈 rS 型。
  ——侧壁导联 R 波。
  ——Ⅰ和 aVL 导联 T 波倒置。
  ——V_5 和 V_6 导联无初始 q 波。
  ——V_5 和 V_6 导联有终末 s 波。

临床注解

此男性左前降支动脉完全闭塞。X 线胸片（图 93-3）显示一个大的、钙化的左心室室壁瘤。

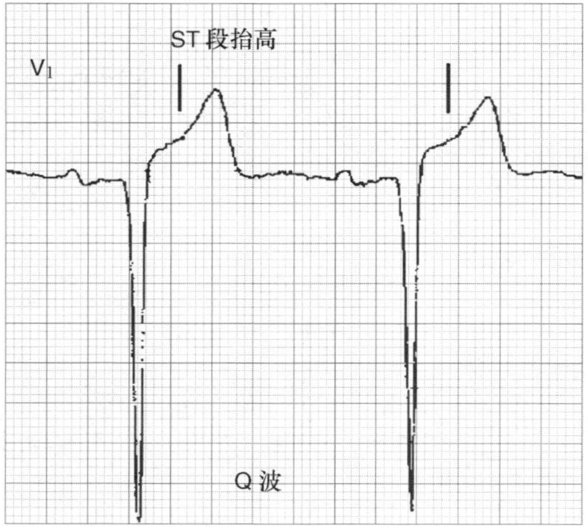

图 93-1　V_1 导联

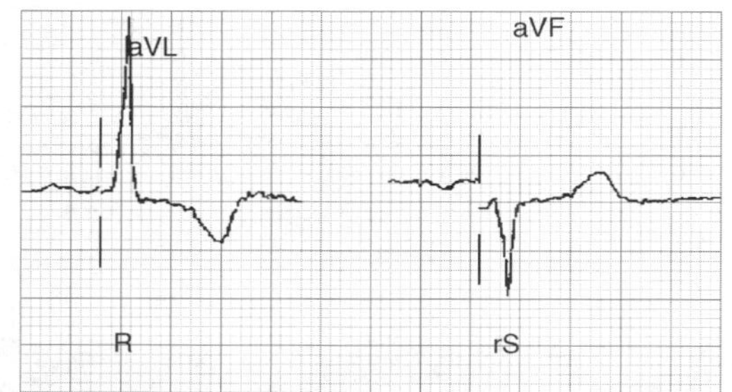

图 93-2　左前分支阻滞特点

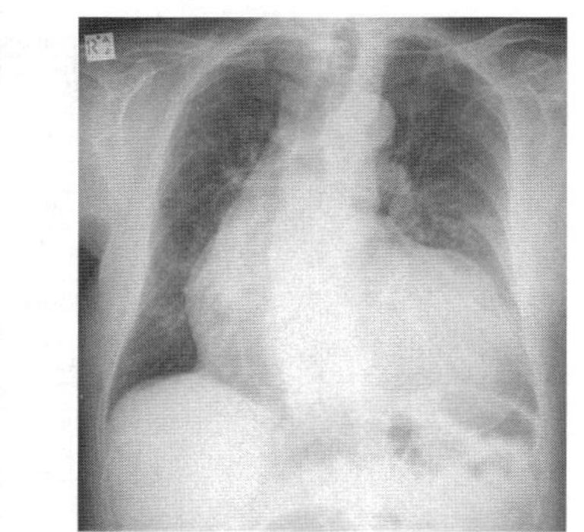

图 93-3　X 线胸片

病例 94

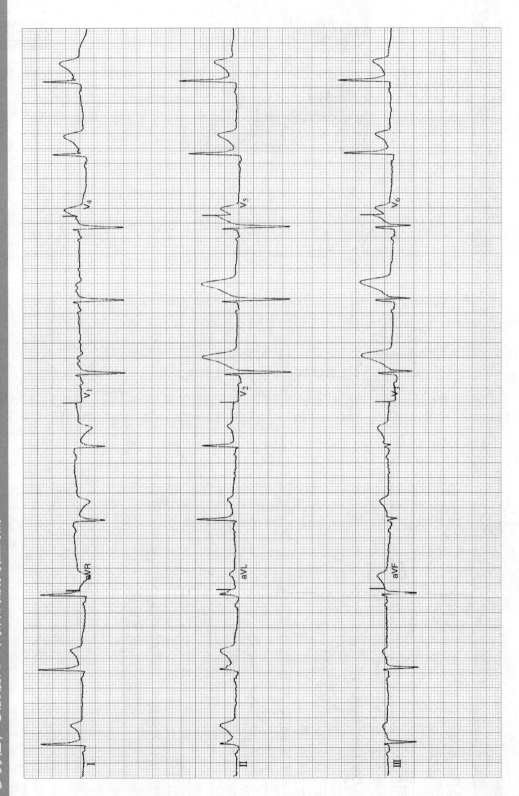

53 岁男性，心肌梗死 1 周后胸膜炎性胸痛

I aVR V_1 V_4

II aVL V_2 V_5

III aVF V_3 V_6

- 多导联凹面向上（“马鞍形”）ST 段抬高。
- T 波高尖。
- PR 段压低。

经典的表现是 V_4 ～ V_6 和Ⅱ导联出现明显的 ST 段抬高，aVR 导联 ST 段压低。

心电图表现

- 窦性心律，频率为 60 次 / 分，QRS 波电轴正常。
- ST 段在下壁（图 94-1）和前壁导联呈凹面向上抬高。
- PR 段压低（图 94-1）。

临床注解

该男性患有 Dressler 综合征（心肌损伤后综合征——一种心肌梗死或其他心包损伤的延迟并发症），在几天内会缓解。

急性心包炎时 ST 段的抬高是由于心外膜心肌受损所致。

急性心包炎的第一阶段首先出现 ST 段抬高，之后出现广泛 T 波倒置（急性心包炎的第二阶段）。

心包炎的常见病因

- ➔病毒。
- ➔急性心肌梗死。
- ➔恶性肿瘤。
- ➔尿毒症。
- ➔结核病。
- ➔心肌梗死后综合征（Dressler 综合征）。
- ➔结缔组织病。
- ➔甲状腺功能减退。

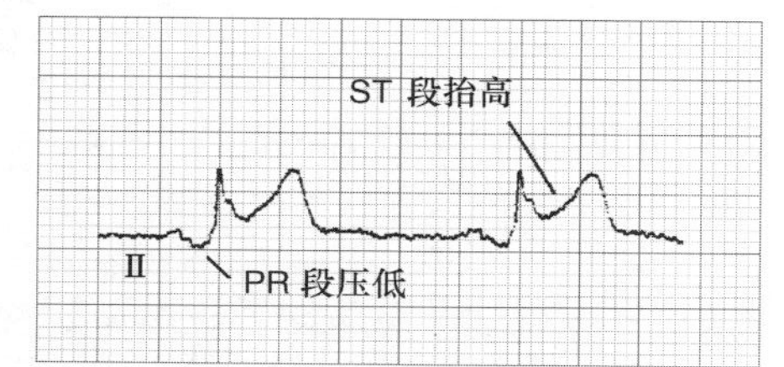

图 94-1　Ⅱ导联

病例 95

38 岁女性，呼吸困难，颈静脉怒张，Kussmaul 征阳性

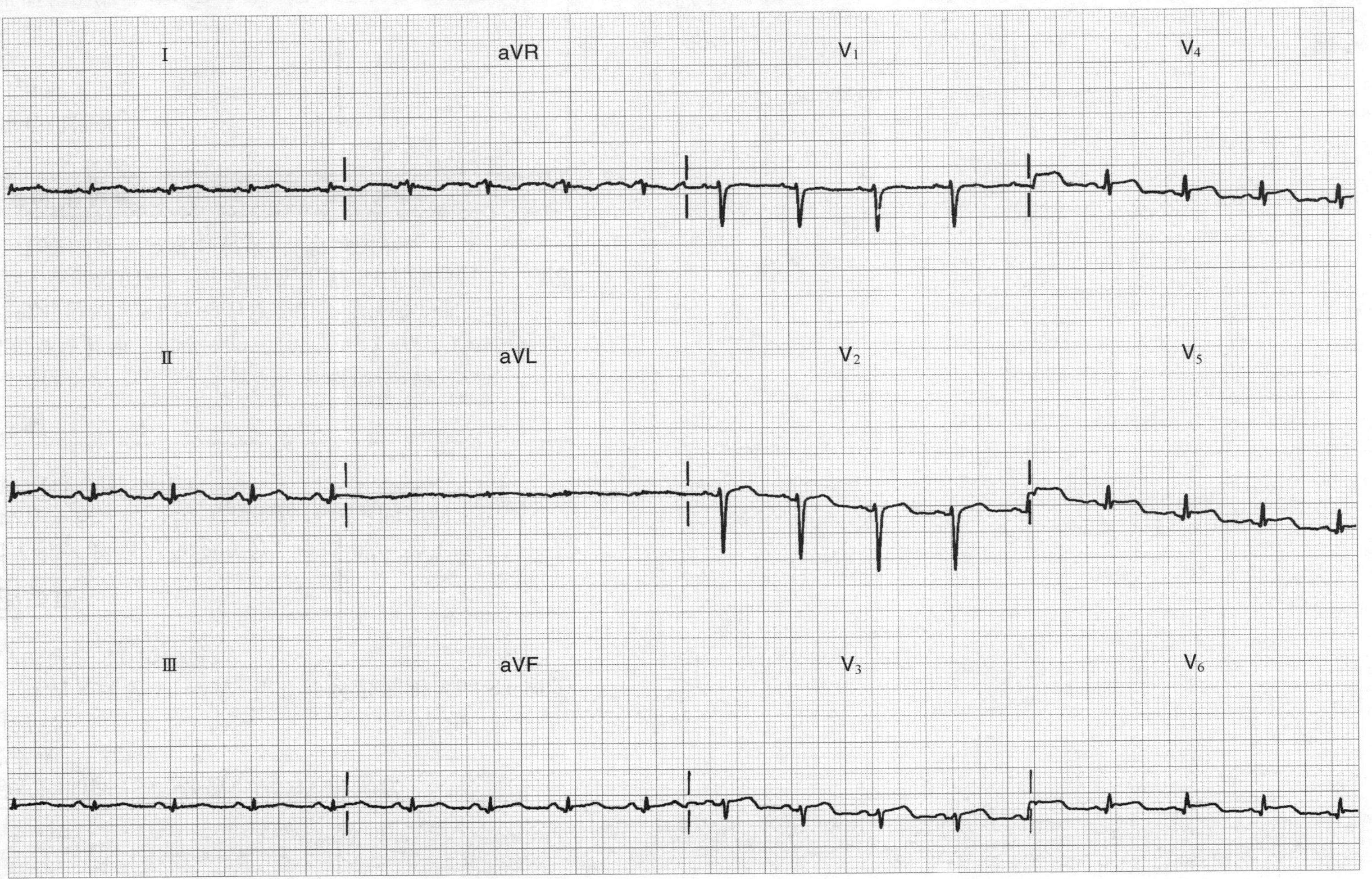

- 低电压。
- T 波低平或倒置。
- 心包炎的特点（广泛的 ST 段抬高）。
- 电交替（心电图波形高低交替出现）。

心电图表现

- 窦性心动过速，心率为 108 次 / 分，QRS 波电轴正常。
- 低电压提示心包积液（图 95-1）。
- 前壁（图 95-2）和下壁导联轻度 ST 段抬高提示心包炎。

临床注解

该女性由于系统性硬化病相关的心包炎导致心脏压塞。在抽出 200 ml 草绿色液体后患者临床症状很快缓解。其 X 线胸片（图 95-3）呈现心包积液典型的“球型”心。

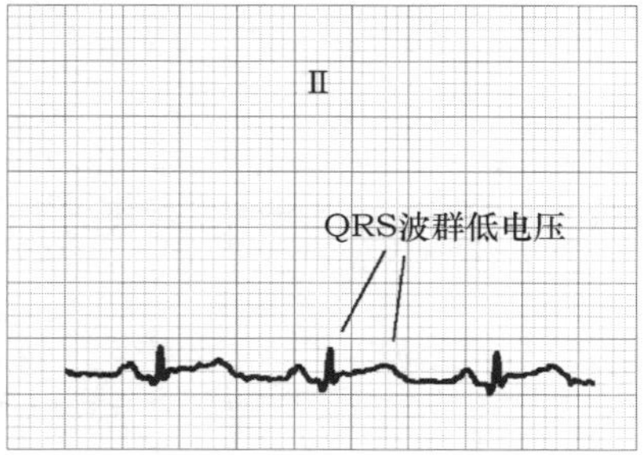

QRS 波低电压的原因

→ 肥胖。
→ 大乳房。
→ 乳房植入硅胶。
→ 心包积液（如本例所示）。
→ 左侧胸腔积液。
→ 慢性阻塞性呼吸道疾病。
→ 急性肺栓塞。
→ 甲状腺功能减退。
→ 心脏淀粉样变性。

图 95-1　II 导联

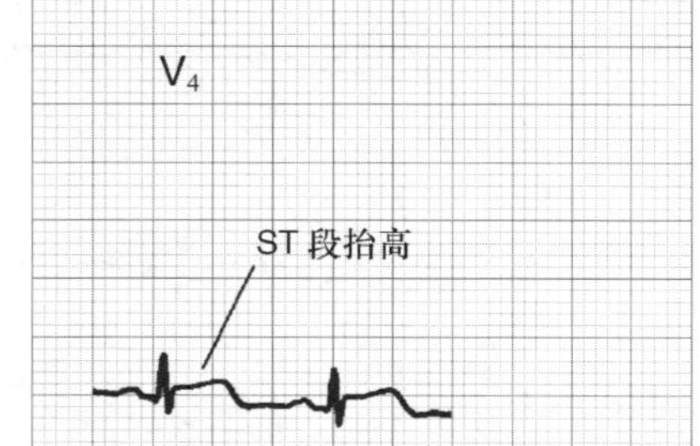

图 95-2　V_4 导联

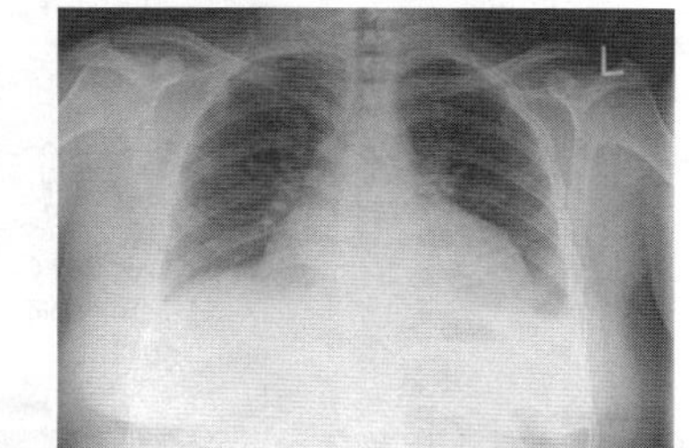

图 95-3　X 线胸片

病例 96

60 岁老年男性，呼吸困难，颈静脉怒张

01:10 CART: 2034 25 mm/s 10 mm/mV

I II III aVR aVL aVF

V_1 V_2 V_3 V_4 V_5 V_6

96 心包积液伴电交替

- 低电压。
- T 波低平或倒置。
- 心包炎的特征（广泛导联 ST 段抬高）。
- 电交替（心电图 QRS 波电压高低交替）。

心电图表现

- 窦性心律，心率为 120 次 / 分，QRS 波电轴正常（45°）。
- 电交替（图 96-1）。

临床注解

该男性肺癌已广泛转移，在此心电图记录后不久死亡。

电交替是由于心脏在心包积液中来回漂移所致，相对少见。

心包积液的常见原因

- → 特发性（也可能是某种病毒感染）。
- → 感染（病毒、细菌、真菌、支原体、立克次体）。
- → 恶性病（通常是恶性肿瘤转移）。
- → 心肌梗死。
- → 创伤（包括医源性损伤）。
- → 自身免疫性疾病。

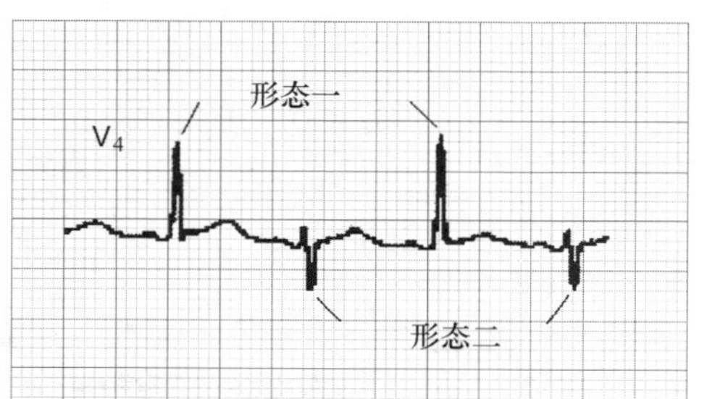

图 96-1　V_4 导联。电交替

病例 97

16 岁男孩，类似“晕厥”病史

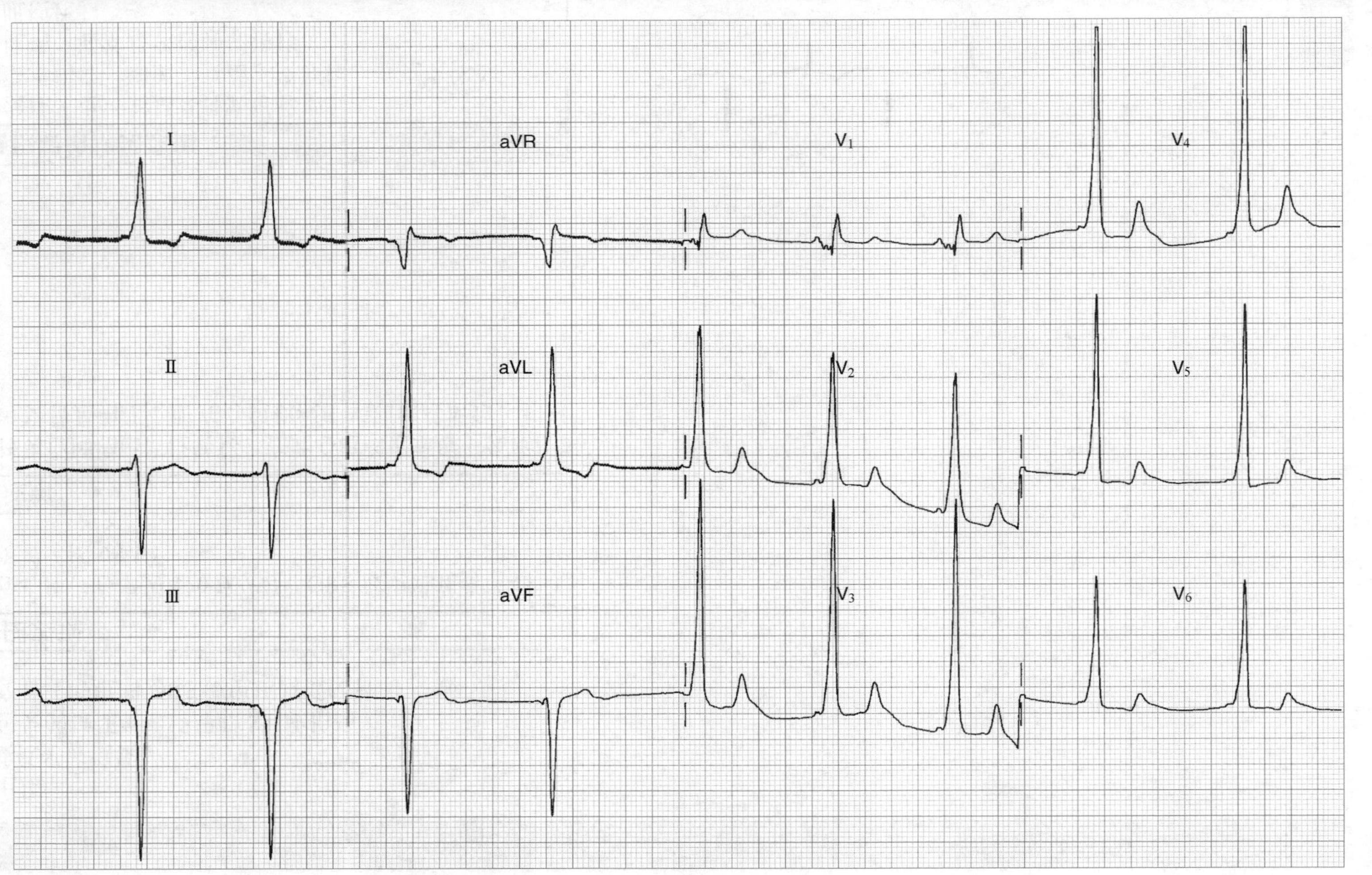

97 Wolff-Parkinson-White 综合征（1）（心室预激）

房室间旁路［肯特（kent）束］可导致以下心电图改变：

- PR 间期缩短（<140 ms）。
- QRS 波群上升支时限延长（起始 δ 波）。
- QRS 波轻度增宽。
- 继发性 ST 段和 T 波改变。
- QRS 波电轴偏转。
- 容易反复发作心动过速。

心电图表现

- 窦性心律，心率为 60 次 / 分，电轴左偏 −50°。
- 预激综合征（Wolff-Parkinson-White 综合征）的心电图特点（图 97-1）：
  ——短 PR 间期（80 ms）。
  ——宽 QRS 波群。
  ——δ 波。
- 继发性 ST-T 改变（图 97-2）。

结合电轴左偏和 V_1 ～ V_3 导联主波均正向考虑左后间隔旁路。

预激综合征类似其他疾病的心电图表现

➔ 右心室肥大：
——V_1 导联 R 为主。
➔ 心肌梗死：
——负向 δ 波。
——ST-T 改变。
➔ 束支传导阻滞：
——δ 波非常明显。
➔ 室性心动过速：
——逆向型房室折返性心动过速。

临床注解

此患者还采集到发生心房颤动时的心电图，收录于室上性节律一章（预激综合征伴心房颤动，病例 21）。

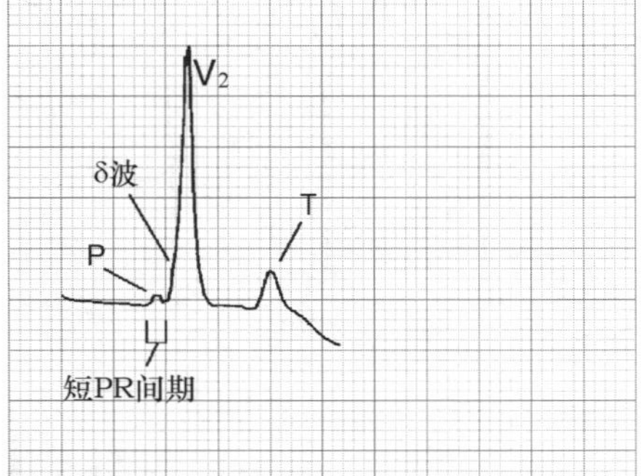

图 97-1 V_2 导联

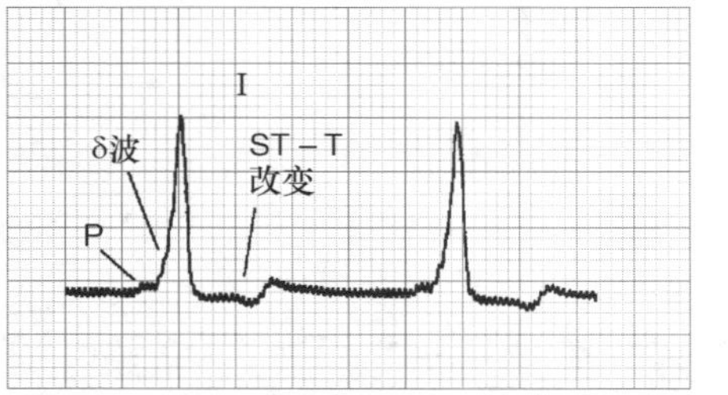

图 97-2 I 导联

病例 98

11 岁男孩，阵发呼吸困难

98 Wolff-Parkinson-White 综合征（2）

最常见的旁路是左侧旁路。

心电图表现

- 窦性心律，心率为 84 次 / 分，电轴＋90°。
- 预激综合征的心电图特点（图 98-1）：
  ——PR 间期缩短（80 ms）。
  ——QRS 波群增宽。
  ——δ 波。
- 继发 ST-T 变化（图 98-2）。

电轴右偏和 V_1 ～ V_3 导联正向提示左侧旁路。

临床注解

该记录来自于室上性节律一章中的同一患者（预激综合征、顺传型房室折返性心动过速，病例 19）。

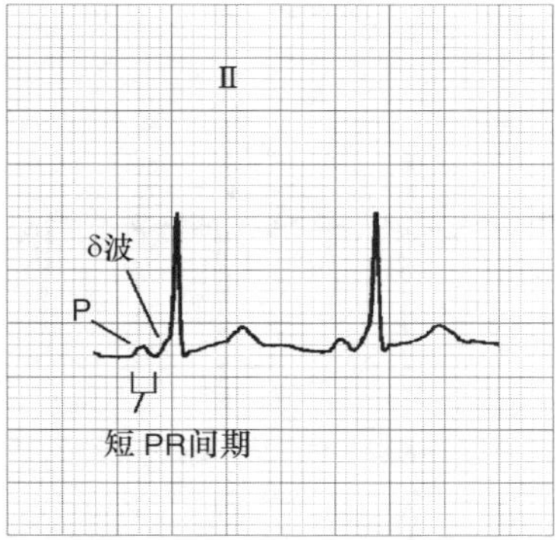

图 98-1　Ⅱ导联

旁路的定位

	V_1	V_2	QRS 波电轴
左后间隔旁路（A 型）	+ve	+ve	左偏
右侧旁路（B 型）	−ve	−ve	左偏
左侧旁路（C 型，最常见）	+ve	+ve	右偏
右后间隔旁路	−ve	−ve	左偏
前间隔旁路	−ve	−ve	正常

ve：QRS 波群主波方向

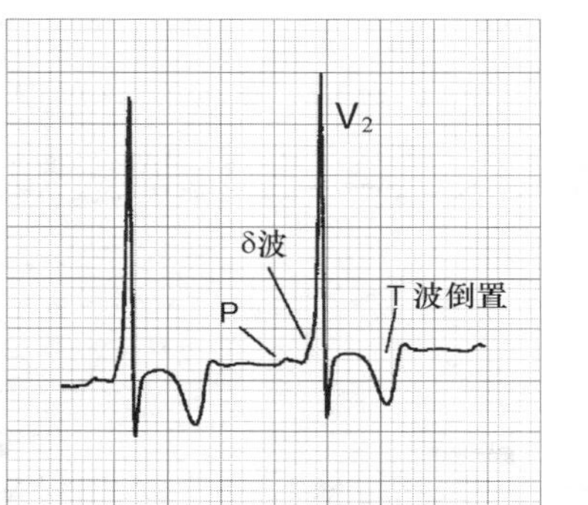

图 98-2　V_2 导联

病例 99

50 岁男性，阵发心悸

- PR 间期缩短（<140 ms）。
- P 波电轴正常（不同于起源房室结附近的房性逸搏）。
- QRS 波群正常（无 δ 波）。

心电图表现

- 窦性心律，心率为 75 次/分，QRS 波电轴正常（$+70°$）。
- 左心室肥大（LVH）的心电图特征（图 99-1）：
- $S_{V_2}+R_{V_5}>35$ mm。
- 以 R 波为主的导联 ST 段压低，T 波倒置（类似左心室劳损）。
- Lown-Ganong-Levine 综合征的心电图特征（图 99-2）：
  ——短 PR 间期，120 ms。
  ——QRS 波形态正常。
  ——P 波电轴正常（aVR 导联负向，下侧壁导联正向）。

临床注解

有此综合征的患者中，部分是由于存在房室结旁旁路，部分是由于房室结传导增强。

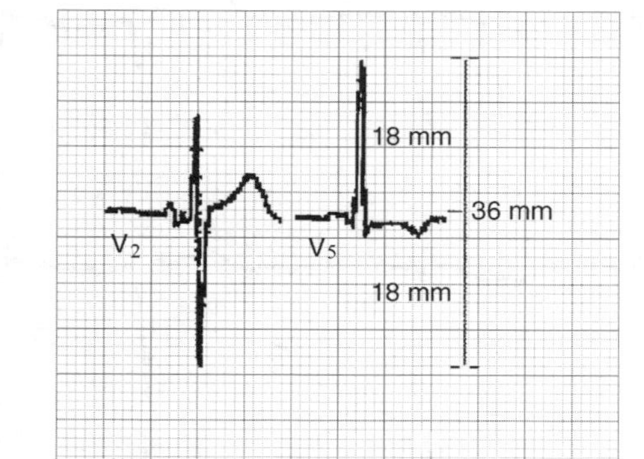

图 99-1 LVH 的特点

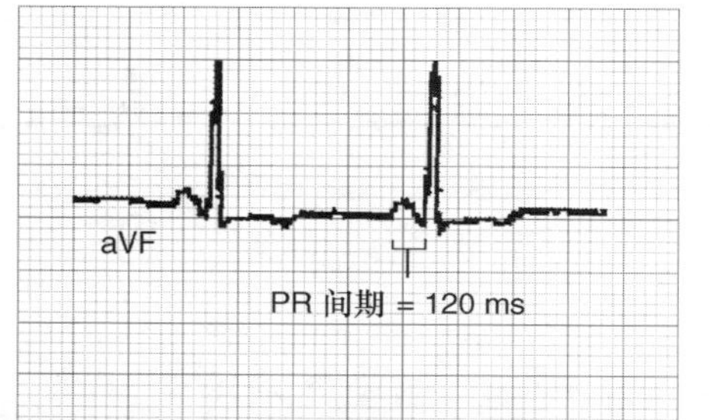

图 99-2 短 PR 间期

病例 100

18 岁女性，竞走中突发晕厥

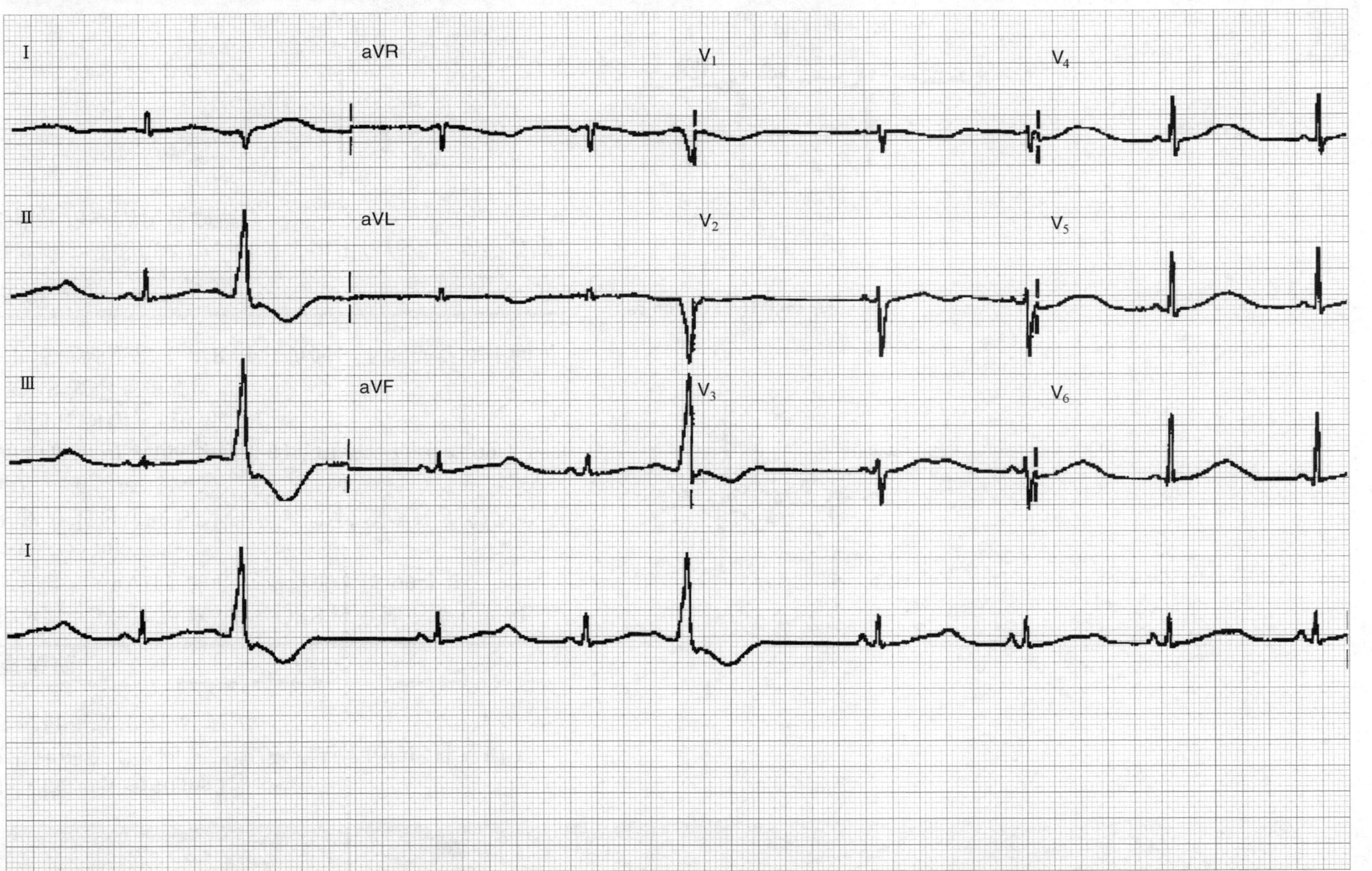

100 先天性长 QT 间期综合征（LQTS）

- 校正 QT 间期时限 > 440 ms。
- 明显异常的 U 波（振幅 > T 波的 10%）。
- 尖端扭转型室性心动过速。

心电图表现

- 窦性心动过缓，心率为 55 次 / 分，QRS 波电轴正常。
- 两个室性期前收缩（VPB）（图 100-1）。
- LQTS 的心电图特点：
  ——QT 间期延长，未校正达 680 ms（图 100-2）。
  ——明显的 U 波（图 100-3）。

临床注解

心肌离子通道功能异常导致先天性 LQTS 中心肌复极时间延长。在这类患者中交感神经张力增高（通常为运动触发）是触发心律失常的原因，尤其是尖端扭转型室性心动过速者。

不同受累的家系染色体异常不同，但主要有以下两个表型：

1. Romano-Ward 综合征（LQTS 不伴耳聋，为常染色体显性遗传）。
2. Jervell-Lange-Nielsen 综合征（LQTS 伴先天性耳聋，为常染色体隐性遗传）。

为了确保心肌在下一次除极前完全复极，当心率加快时，QT 间隔缩短。因此，要判断 QT 间期是否正常，需用心率对 QT 间期进行校正。

QTc=QT（s）/ $\sqrt{\text{RR 间期（s）}}$

在上述病例中：

QTc=0.68/ $\sqrt{1.08}$ =0.65 s（650 ms）

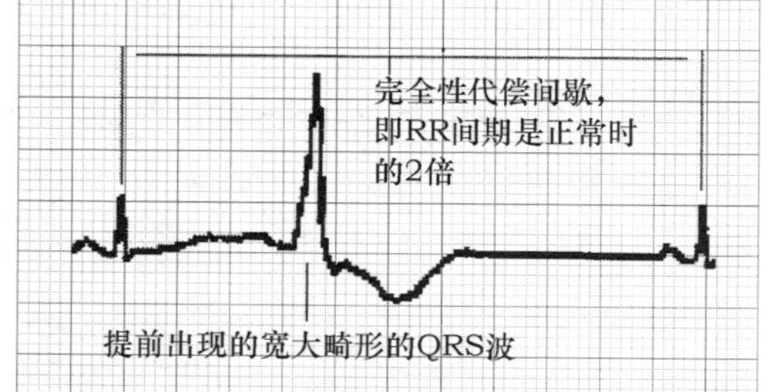

图 100-1　节律条图。VPB

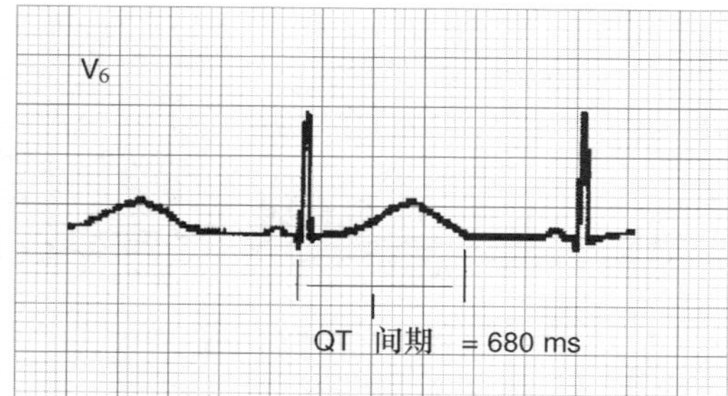

图 100-2　V_6 导联。QT 间期延长

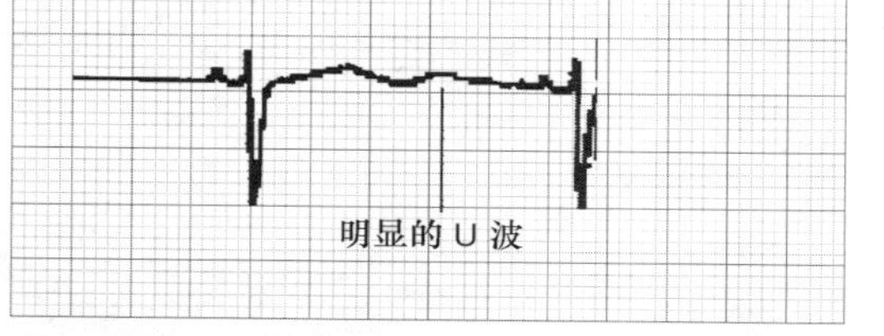

图 100-3　V_2 导联。U 波

病例 101

45 岁肥胖妇女，胸痛

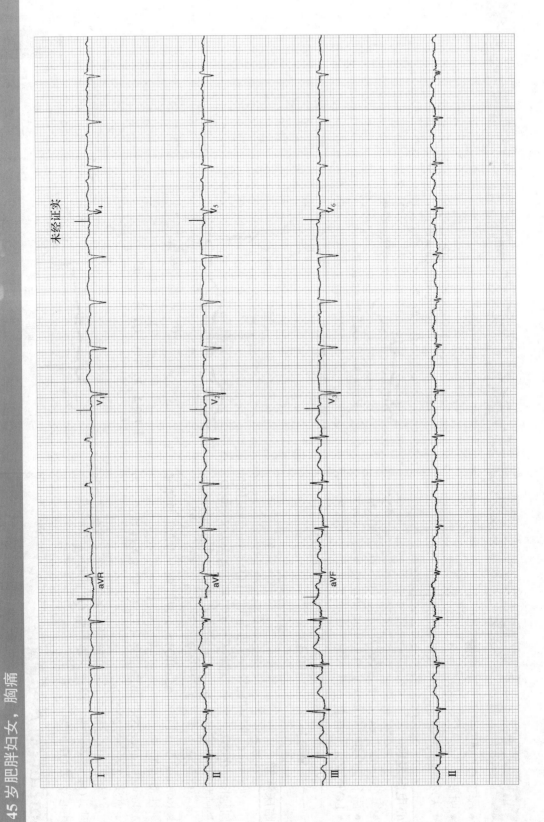

未经证实

I aVR V_1 V_4

II aVL V_2 V_5

III aVF V_3 V_6

II

101 右位心

- Ⅰ导联 P 波倒置。
- 电轴右偏（通常）。
- QRS 波振幅从 V_1 ～ V_6 导联逐渐变小。

心电图表现

- 窦性心律，心率为 96 次 / 分，电轴右偏。
- 右位心的心电图特征：

——Ⅰ导联 P 波倒置（图 101-1）。

——胸导联异常（图 101-2）：

（1）无 R 波递增。

（2）从 V_1 到 V_6 导联 QRS 波振幅逐渐变小。

临床注解

胸痛往往由肌肉骨骼疾病引起。该女性的 X 线胸片（图 101-3）显示右位心和内脏转位。图中可见右膈下胃泡。

右位心者记录心电图时通常将左右上肢导联电极交换，且胸导联电极放置在左右交换后的同一位置。

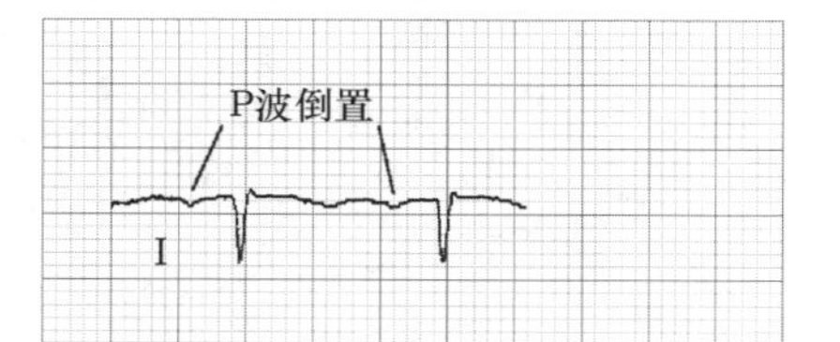

图 101-1　Ⅰ导联 P 波倒置

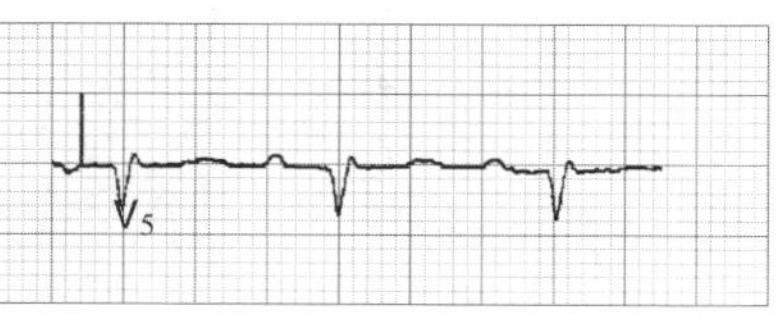

图 101-2　左胸导联 r 波

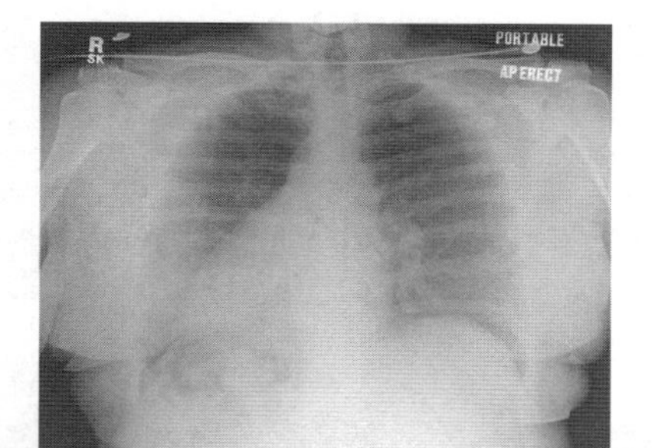

图 101-3　X 线胸片

病例 102

45 岁男性，缺血性心肌病心脏移植后

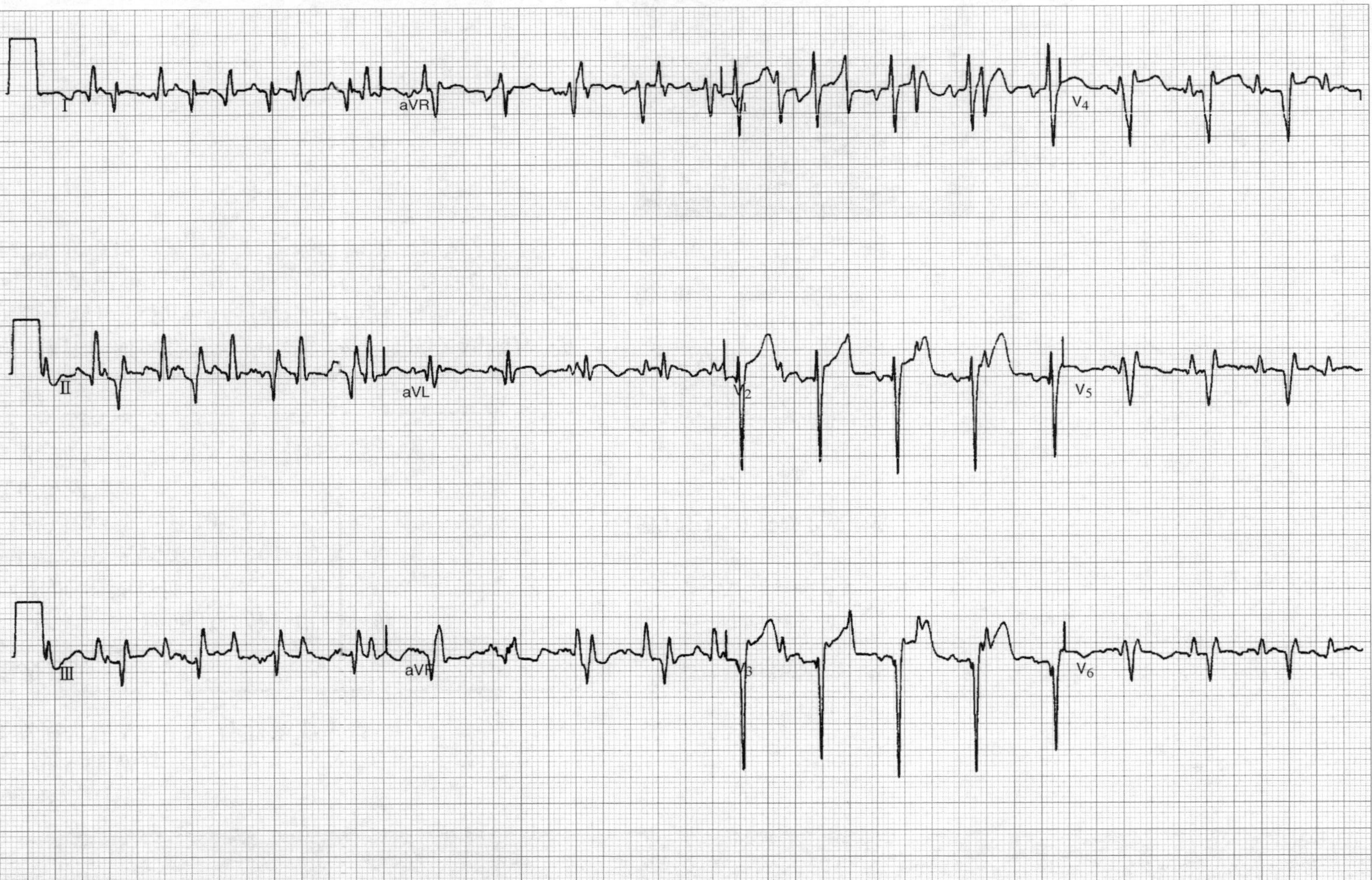

102 辅助性（异位或“背驮式”）心脏移植

- 在一份心电图上记录到两个独立心脏的工作。
- 其中一个是右位心的心电图。

心电图表现

- 宿主心脏：
  ——窦性心动过速，心率为 110 次 / 分，电轴极端偏转（−160°）。
  ——陈旧性广泛前侧壁心肌梗死，I 导联和 V_3 ~ V_6 导联可见深 Q 波（图 102-1）。
- 供体心脏：
  ——窦性心律，心率为 125 次 / 分，心电轴正常。
  ——右位心的心电图特点：

（1）I 导联 P 波倒置（图 102-2）。

（2）V_1 ~ V_6 导联 QRS 波群振幅递减（图 102-3）。

临床注解

辅助心脏置于右髂窝，与宿主心脏并联泵血。而在更为常见的原位心脏移植中，会摘除宿主心脏并将供体器官放置在原位。

宿主心脏电轴极端偏转是由于既往广泛的左心室心肌梗死所致。

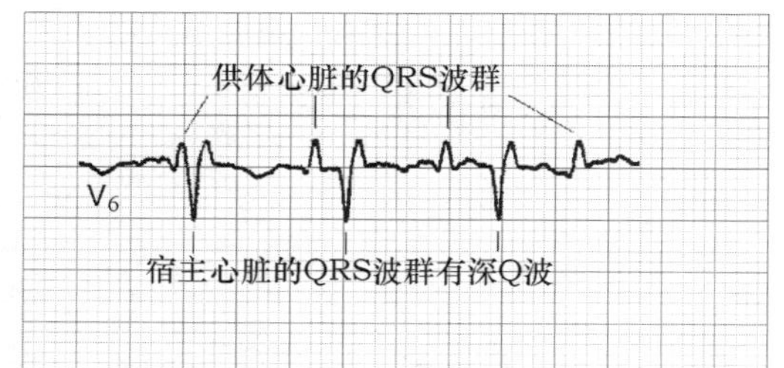

图 102-1　V_6 导联

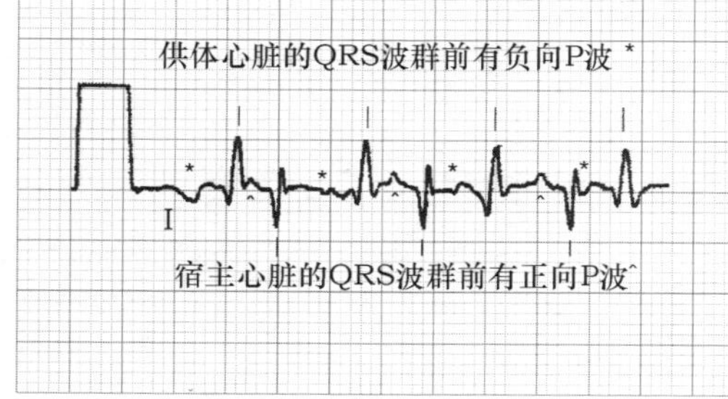

图 102-2　I 导联

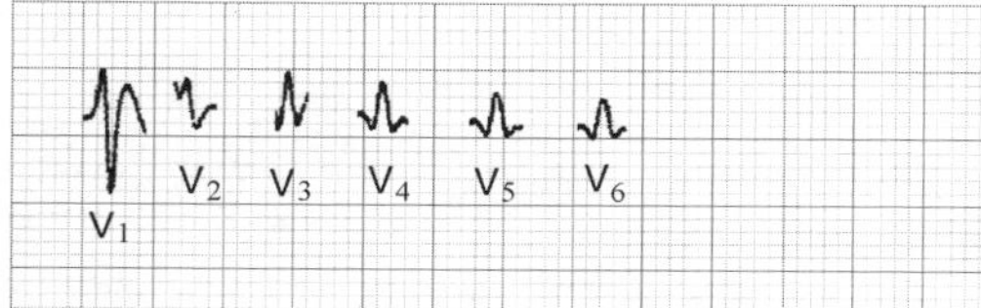

图 102-3　供体胸导联 QRS 波波形